护士礼仪与人际沟通

丁海玲　李莹莹　刘凌霄　王　莹　主编

山东大学出版社
SHANDONG UNIVERSITY PRESS
·济南·

图书在版编目(CIP)数据

护士礼仪与人际沟通 / 丁海玲等主编. --济南：
山东大学出版社，2024.8. --ISBN 978-7-5607-8421-2

Ⅰ. R192.6

中国国家版本馆 CIP 数据核字第 20246M4X10 号

策划编辑　唐　棣
责任编辑　唐　棣
封面设计　王秋忆

护士礼仪与人际沟通

HUSHI LIYI YU RENJI GOUTONG

出版发行	山东大学出版社
社　　址	山东省济南市山大南路 20 号
邮政编码	250100
发行热线	(0531)88363008
经　　销	新华书店
印　　刷	济南巨丰印刷有限公司
规　　格	787 毫米×1092 毫米　1/16
	16 印张　362 千字
版　　次	2024 年 8 月第 1 版
印　　次	2024 年 8 月第 1 次印刷
定　　价	56.00 元

《护士礼仪与人际沟通》
编 委 会

主　　编：丁海玲　李莹莹　刘凌霄　王　莹

副主编：栗海清　伊洪莉　冷敏敏　高西美　杨庆娟

编　　委：(以姓氏笔画为序)

丁海玲　齐鲁理工学院

王　莹　齐鲁理工学院

王　悦　齐鲁理工学院

伊洪莉　山东第一医科大学附属省立医院

刘凌霄　济南护理职业学院

刘婵娟　齐鲁理工学院

李莹莹　齐鲁理工学院

李逸非　齐鲁理工学院

杨庆娟　山东省立第三医院

冷敏敏　山东第一医科大学附属省立医院

宋广发　齐鲁理工学院

张　艳　齐鲁理工学院

张凤仪　齐鲁理工学院

录慧君　齐鲁理工学院

侯晓东　齐鲁理工学院

栗海清　济南市第六人民医院

高西美　齐鲁医院

常翠鸣　齐鲁理工学院

梁　晨　齐鲁理工学院

窦玮萱　齐鲁理工学院

演示者：李逸非　梁　晨　录慧君

前　言

　　本教材根据中国国家卫生健康委员会、国家发展和改革委员会、教育部等相关部门制定的《关于促进护理服务业改革与发展的指导意见》，以"贴近学生、贴近岗位、贴近社会"为原则，从理论和实践两个方面介绍了护士职业礼仪、护士日常社交礼仪、护士临床工作礼仪等礼仪规范以及人际关系、人际沟通、护患冲突等相关知识，同时将专业知识与素质教育元素有机融合，在正文中穿插"探源溯流""拓展阅读""嘉言善行""榜样力量""课堂互动""实践活动"等模块，增加了教材的科学性、指导性、实用性和前瞻性。

　　本书共有三篇，包括护士礼仪、人际沟通、实训指导。本教材的内容具有以下特点：①普遍性和特殊性相结合，在基础社交礼仪的基础上，完善和拓展护士礼仪，体现了职业的特殊性；②文字与视图相结合，大量的图片增强了可视性，便于学习及应用；③理论性和实践性相结合，增加了不同场景的临床案例，便于读者进行探索式学习与体验。

　　国内各级护理管理者、临床护士、各大护理院校的学生是本教材的读者对象。本教材也可供在各类养老机构、第三方服务公司、医疗护理培训机构、民营或涉外医疗机构、社区卫生服务中心、医疗健康服务或咨询公司及体检机构工作或学习的护理人员使用。

编　者

2024 年 6 月

目　录

第一篇　护士礼仪

第二篇　人际沟通

第三篇　实训指导

第一篇　护士礼仪

绪　论

导入情景

情景描述

"好险！差点儿出大事了！"19 岁小伙子的家人一边感谢护士，一边对小伙子说，"要不是这里的护士负责任，可能小命就丢了。"3 月 6 日晚上 10 时左右，"120"急救车送来一位受外伤的 19 岁小伙子。伤者是由于两辆电动自行车相撞而受伤的，小伙子直叫肚子痛，护士对其进行了 CT、血液检查等系列检查后，发现他左上腹部有轻微外伤，CT 显示脾脏有轻微肿大，无明显异常，暂无大碍。小伙子想离开医院，但护士建议他再做一份 X 线检查，并留院观察。

小伙子觉得自己的身体自己了解，怎么也不愿意留院观察，正巧他姨妈曾经是该院的患者，深知该院护士责任心强，对该院极其信任。在其姨妈的劝导下，小伙子听取护士建议留院观察。凌晨 2 点左右，小伙子再次感觉肚子痛，经过医生的仔细检查，发现其脾脏破裂。脾脏在全身免疫系统中的作用十分重要，脾脏破裂引起大出血很容易导致死亡,必须给予高度重视,而对此类病症的及时诊断及正确处理尤为重要。时间紧急,小伙子被推进手术室,紧急实施手术,保住了其年轻的生命。术后,小伙子家属对护士千恩万谢,护士们说:"这是护士的职责,不用谢!"

第一节 做一个受人尊敬的医务人员

现代医学模式是"生理-心理-社会"的健康模式,医疗已从单纯地治疗疾病转变为主张"以人为本,以人的健康为中心"的全人、全程诊疗护理模式,医务人员的职能、工作范围和工作内容均发生了巨大的变化。结合医疗工作的特点,倡导礼仪文化,注重医德修养,规范个人行为,培养审美情趣,把礼仪知识、美学知识、人际交往及行为规范等作为医务人员的行为准则,将有利于提高医务人员的综合素质。要做一个受尊敬的医务人员,必须有高尚的医德、精湛的医术、良好的个人素质。

一、高尚的医德

医德是医务人员的职业道德。在社会主义条件下,医德是社会主义道德在医疗卫生领域的具体体现,是医务人员必须遵守的准则和规范,它必须以正确的人生观、价值观及世界观为基础,来确立自己的职业道德和行为规范。

(一)热爱本职,恪尽职责

热爱本职是防病治病、救死扶伤的前提,也是对医务人员的基本要求。爱因斯坦曾经说过:"热爱是最好的老师,事业取得成功的钥匙是兴趣和热爱。"最高的使命要求医务人员必须认真负责,一丝不苟,胆大谨慎,准确无误,尽职尽责。

(二)尊重患者,一视同仁

尊重患者就是要做到热情关心、服务周到、语言文明、态度和蔼可亲。在与患者交往中,要充分尊重患者的人格和尊严,满足患者的愿望和合理要求,做到急患者之所急,想患者之所想。具体体现在:①尊重患者的生命;②尊重患者的人格;③尊重患者的权利。

帮助患者恢复健康是医务人员义不容辞的职责。不论患者地位高低、权力大小、容貌美丑、关系亲疏、经济好坏,都要一视同仁,平等相待。

(三)文明用语,礼貌待人

语言是人们交流思想和感情的主要工具,在治疗和护理中占有十分重要的地位和作用,医务人员的言谈举止是其内心世界的外在表现,常言道:"良言一句寒冬暖,恶语伤人六月雪。"语言是心灵的窗户,温和可亲的语言,能使患者感到温暖,增强战胜疾病的信心和毅力。态度生硬,出口伤人,可增加患者的压力,则会导致其丧失就医的信心。因此医务人员在与患者交往中,要服饰整洁,举止端庄稳重。在病房和巡视时,医务人员要做到"四轻",即说话轻、走路轻、操作轻、关门轻。医务人员必须注意语言表达的艺术性。

（四）廉洁奉公，遵纪守法

医务人员担负着救死扶伤、治病救人的职责，必须明确患者的利益高于一切，严格要求自己，保持清正廉洁，不可把职业变成牟取私利的筹码。应当自觉遵纪守法，不应以医谋私、以权谋私、以术谋私。因此，每个医务人员一要加强医德修养，二要加强法制观念，三要自觉接受各方面的监督，四要爱护公共财产，如医疗设备、医疗器械、医疗仪器。这些财产既是诊断疾病、治疗疾病的物质基础，又是诊疗和护理不可缺少的设备，所以爱护公物、公私分明是每个医务人员应有的道德品质。

（五）互学互尊，团结协作

互学互尊、团结协作是指在临床医疗护理过程中，医护之间、护际之间、科室之间的团结协作，是临床医疗、护理工作的客观要求。任何一个患者的救治、任何一项科研成果的取得，都是各部门、各科室和各专业人员共同努力的结果，切忌互相猜测，故出难题，刁难他人。

二、护士的职业道德

（一）举止端庄，言语文明

护理人员的言行举止是体现护理道德的主要途径，它不仅直接影响着护理人际关系，也直接反映出护理的质量、护理人员的自身形象和医院形象。所以护理人员要做到仪态端庄、精神饱满、衣着整齐、举止大方、语言温柔、动作轻柔。

（二）爱岗敬业，自尊自强

热爱护理专业，做好本职工作。自尊自爱、自强不息、有高度的事业心和工作责任感，这是护理工作首要的道德品质，也为全心全意为患者服务提供了保障。

（三）尊重患者，平等待人

以患者的利益为出发点和归宿，这是护理人员最根本的道德规范和道德品质，也是建立良好的护患关系的基础和前提。尊重患者包括尊重患者的人格、权利和生命价值，维护患者的权益。平等待人指护理人员对待患者时，不分国籍、宗教、民族、政党、文化等，都一视同仁，平等对待。

（四）高度负责，精益求精

俗话说得好，"三分治七分养"。护理工作的好坏直接关系到患者的安危和千家万户的悲欢离合。每个护理人员都要清醒地意识到自己的行为对患者、对社会所负有的道德责任。这就要求护理人员必须拥有高度负责的态度和精湛的技术。

（五）互尊互助，团结协作

随着医学的发展，医学的分工越来越细。对于促进患者早日康复，单凭护理人员的努力是不够的，这就要求医疗、护理、行政管理、后勤保障等各项工作紧密联系在一起。护理人员除了要与患者及其家属建立起良好的关系外，还应处理好与医疗人员、实验技术人员、行政管理人员之间的关系，相互尊重，团结协作。

三、护士的基本素质

护士的基本素质包括专业知识和技能、人文素养和沟通能力、心理素质和应对能力、职业道德和伦理观念以及团队协作和领导能力等方面。这些素质共同构成了护士执业的核心能力,对于保障患者安全、提高护理质量具有重要意义。

(一)专业知识和技能

护理工作需要具备扎实的医学和护理专业知识,包括人体解剖学、生理学、病理学、药理学等基础知识,以及基础护理技术、健康评估技术等专业技能。护士需要熟练运用这些知识和技能,为患者提供安全、有效的护理服务。

(二)人文素养和沟通能力

护理工作是一项充满人文关怀的工作,护士需要具备高度的同情心、责任感和尊重他人的意识。同时,护士还需要具备良好的沟通能力,能够与患者及其家属建立有效的沟通,理解他们的需求和期望,提供个性化的护理服务。

(三)心理素质和应对能力

护理工作具有一定的压力和挑战性,护士需要具备稳定的心理素质和应对能力。在面对紧急情况和复杂病情时,护士需要保持冷静、果断,采取有效的措施保障患者的生命安全。

(四)职业道德和伦理观念

护理工作是一份高度道德化的职业,护士需要遵守职业道德规范,尊重患者的权利和尊严,保护患者的隐私。同时,护士还需要具备正确的伦理观念,能够在复杂的伦理问题中作出正确的判断和决策。

(五)团队协作和领导能力

护理工作通常需要其他医护人员、患者及其家属等多方的配合,护士需要具备良好的团队协作能力和领导能力。在团队中,护士需要发挥自己的专业优势,积极参与决策和协调,为团队贡献力量。

第二节　做一个具有职业美感的医护人员

随着社会的进步,人们对临床护理工作中的美学提出了更高的要求。职业形象美是护士的内在美与外在美交映生辉的整体美,是护士的品德修养和知识素养在言谈举止中的自然流露。职业形象美对护理职业具有重要的意义,良好的职业形象在护理中能唤起患者对护理人员的信赖感,从而增强战胜疾病的信心。如何塑造美好的职业形象呢?

一、注重外在美的塑造

外在美是塑造职业形象美的外在表现,包括相貌美、服饰美、语言美和行为美。

（一）相貌美

护士的相貌美包括自然美与修饰美。护士工作时应化妆，但切忌浓妆，因为浓妆与护士形象美的要求相距甚远，非但不能使护士的形象美锦上添花，而且还会破坏整体形象美。护士的相貌美还包括护士的表情美。护士美好的内心世界及护士对患者和蔼的态度主要通过面部表情传递给患者，表情在塑造职业形象美方面非常重要，甜美的微笑不仅是护士送给患者的一剂良药，也给护士形象增添了无穷的魅力。

（二）服饰美

护士的着装，能显现出护士的素养，折射出护士的修养层次。护士的工作服与燕尾帽，代表了护理专业的特征，能体现护士特有的精神风貌，这就要求护士的衣着应当整洁端庄、大方适体、松紧适度。燕尾帽、袜、鞋要干净、协调。护士的妆饰要适度，头发前不遮眉，后不过领，不佩戴首饰及粗大的耳环、项链，使其自然、大方、健康、高雅，让患者感到亲切、和蔼、可亲；切忌打扮得花枝招展，使人感到庸俗和浅薄。

（三）语言美

语言是做好护理工作的重要手段。这就要求护士一定要注意语言的艺术修养，提高交流技巧。比如对不同的患者应使用恰当的称呼，强调语言的通俗性、文明性、礼貌性。但通过临床观察，仅仅强调语言的内容并不能完全达到好的交流效果。在临床工作中要求护士不但要说而且要会说，7％言辞＋38％声音＋55％体态语言被认为是最完美的语言表达方式。应该把这种完美的表达方式应用于语言交流中，使护理工作事半功倍。

（四）行为美

行为美能显现护士的修养，折射出护士的品位，赢得患者的信任。护士的行为美包括姿态美和操作美。在护理工作中要求护士做到举止大方，站姿挺拔，坐姿端庄，走姿平稳，蹲姿优雅，手姿得体，动作应协调连贯，给人以动态的美感。护理操作时要求一举一动都要体现稳重、准确、轻柔和敏捷；抢救患者时忙而不乱，有条不紊地执行各种医嘱来体现技术娴熟美与业务精确美。

二、重视内在美的修养

（一）心灵美

护士的心灵美实际上是一种境界，是职业形象美的根基。南丁格尔说过："护士其实就是没有翅膀的天使，是真、善、美的化身。"护士不但要有聪慧的头脑和灵巧的双手，更要有一颗金子般善良的心。护士的心灵美是情感美、情操美、诚实美、宽容美的综合体现。护士的心灵美首先体现在护士对患者的无私的关爱、深切的同情心和高度的责任感上，以满腔热情服务患者。表现在实际工作中，就是不怕脏和累，尽职尽责为患者服务。不论患者的出身、职业、地位、性别、外貌如何，都应一视同仁地给予帮助，使他们在痛苦中得到安慰，在失望中得到鼓励。

（二）人格美

护士的人格美往往体现在护理工作的细微之处，如护士对患者的心态、心情及身体状况的悉心体察和照料有时甚至比患者自己考虑得还要周到。护士要对患者在不同情境中的心态和情态有较深的了解，并在此基础上能够理解患者的言行，用正确的方式使患者平静下来，使工作目标得以实现。

思维导图

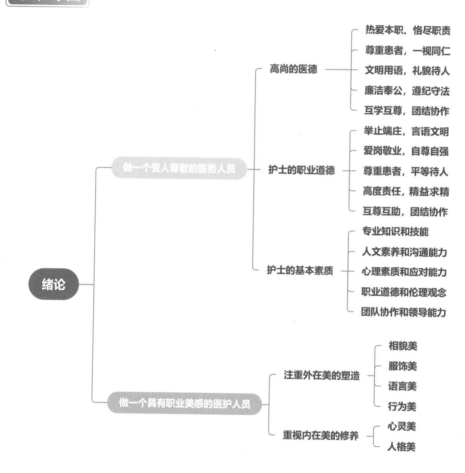

第一章 礼仪与护理礼仪

教学目标

知识目标：

1.简述礼仪的发展简史。

2.识记礼仪的基本概念,礼仪的类别、特点、作用。

能力目标：

1.制订提高自身礼仪修养的计划。

2.能在实际工作中运用护理礼仪规范,提高从事护理工作的实际能力。

思政目标：

1.培养学生的现代交际素质,适应现代社会及护理职业的需要。

2.养成认真、热情、主动的工作态度。

3.树立对医学的"洁净"观,不怕"脏"和累,爱岗敬业。

导入情景

情景描述

护士小李周末去美容院把头发染成了酒红色,周一早上上班,化了个漂亮的淡妆,穿上连衣裙,出门前喷上香水,精神焕发地去上班。早上交接班,有的同事笑着对她说:"小李,你真是香气袭人呀。"有的同事开始不停地打喷嚏。

请思考:作为一名护士,小李的仪容修饰是否恰当?

中华五千年的灿烂文化及光辉历史,成就了中国"礼仪之邦"的美誉,讲"礼"重"仪"是中华民族世代相传的优良传统。"不学礼,无以立。"礼仪,作为在人类历史发展中逐渐形成并积淀下来的一种文化,已成为人类为维系社会正常生活并且共同遵守的最基本的道德规范。护理礼仪作为护理工作者在进行医疗护理工作和健康服务过程中应遵循的行为标准,不仅是护理工作者素质、修养、行为、气质的综合体现,也是其职业道德素养的具体表现。把护理礼仪较好地运用于护理工作中,不仅有利于建立和谐的护患及医护关系,而且有利于营造优良的医疗护理环境,提高护理服务质量。

第一节　礼　仪

一、礼仪的基本概念

(一)礼仪的含义

什么是礼仪?在现代社会中,所谓礼仪,是指人们在社会交往中形成的相互表达尊重、敬意和友善并以建立和谐关系为目的的行为准则、程序方式和各种要求的总和。

其中,"礼"是内在的,是人们对自己、对他人的尊重、敬意的态度;而"仪"是外在的,通过一定的形式、程序、动作等表现出来的"礼"。因此,"礼"是"仪"的根本,而"仪"则是"礼"的现象功用。所以,只有"礼"和"仪"完美结合,才是完整的礼仪。

(二)礼貌、礼节和仪式

在日常生活中,和礼仪相关的名词还有礼貌、礼节和仪式,它们和礼仪相互联系,又有所区别。

礼貌是指人在相互交往过程,人们通过仪表、仪容、仪态以及语言和动作向交往对象表示谦虚和恭敬。礼貌体现时代的风尚和人的道德品质,体现了人们的文化层次和文明程度。在不同的时代、不同的国家、不同的民族以及不同的行为环境中,虽然礼貌表达的形式和要求有所不同,但其基本要求是一致的,即应当做到诚恳、谦恭、和善和适度,与之相反的是傲慢、粗野、蛮横和轻率。

礼节通常是指在交际场合相互表示尊重、友好的惯用形式,是礼貌的具体表现形式。它包括待人接物的方式、招呼和致意的形式、公共场合的举止风度、各种重大社交活动的规范程序等。没有礼节就无所谓礼貌,有了礼貌必然伴有具体的礼节。礼仪是对礼节、仪式的统称,礼貌是礼仪的基础,礼节是礼仪的基本组成部分。礼仪,实际上是由一系列的、具体的、表现礼貌的礼节所构成的。

仪式是礼仪的程序形式,指在比较大的场合举行的具有专门程序的规范化的活动。一般都是较为隆重的,如发奖仪式、签字仪式、开幕式等。

(三)礼仪的本质

礼仪的本质是尊重他人,约束自己。礼仪作为一种行为规范,它的本质要求人们按照公众认可的行为准则来规范自己的行为,以使人们的生活秩序安定与和谐。礼仪在实施过程中,包含施礼者和受礼者的双向情感交流,充满着人情味,这种人情味体现着施礼者与受礼者之间的相互尊重,包括对对方的个性、地位、历史、外貌、性别、年龄、选择等的尊重。这是一种尊重互换、情感互动。教育家苏霍姆林斯基说:"只有尊重别人的人,才有权受人尊重。"孔子所谓:"己所不欲,勿施于人。"这就是尊重礼仪的基本信条。

要对别人表示尊重,就必须约束自己,约束自己的行为和要求,并设身处地为他人着想,考虑对方的需求和愿望,才能理解体谅别人,最终达到尊重他人的目的。毫无关心他人之心,那么,就根本谈不上礼仪。可以说礼仪的本质就在于尊重他人,约束自己。

嘉言善行

礼仪不良有两种:第一种是忸怩羞怯。第二种是行为不检点和轻慢。要避免这两种情形,就只有好好地遵守下面这条规则:不要看不起自己,也不要看不起别人。

——约翰·洛克

礼仪发展到今天,增添了更多新的内涵,各个国家和民族都形成了自己独具特色的礼仪文化和礼仪规范。不少国家和行业已把礼仪作为每个人的"必修课",从基础教育开始,培养公民的礼仪意识和修养,就业前还需经过严格的礼仪训练等。当今世界也形成了一些被普遍认可和接受的礼仪惯例。个性与共性共存是当今世界礼仪的特点。

二、礼仪的基本原则

礼仪的基本原则是人们在社会交往中处理人际关系的出发点和应遵从的指导思想。只有懂得和遵循礼仪的原则,才能在社会交往活动中如鱼得水,得心应手。

(一)尊重原则

礼的本质在于尊敬之心,尊重他人是礼仪的核心内容。在社会交往和接待活动中,必须以相互尊重为前提,尊重对方的人格,不妨碍和损伤对方的利益,同时又要保持自尊。对人要诚心诚意,做到宽厚、宽容、大度,尊重交往对象。尊重是礼仪的情感基础,只有人与人之间彼此尊重,才能保持和谐愉快的人际关系。古人云:"敬人者,人恒敬之。"就是说,尊敬别人的人,人们会永远尊敬他。彼此相互尊重,人与人之间的关系才能和谐,才会减少摩擦和纷争。

拓展阅读

别样的尊重

这是一堂人体解剖课,一群刚入学的医学生在教授的引领下,来到一具标本前。标本是一位老人,他临终前自愿把遗体捐给医学院,虽然子女们都反对。玻璃盖被轻轻掀开,教授对学生们说:"让我们一起向这位陌生的逝者默哀鞠躬吧!"学生们愣了一下,随后不约而同地摘下帽子和围巾行礼默哀。3分钟后,老教授说:"虽然这是一具尸体标本,可因为有过丰富的生命,依旧有尊严,依然值得尊重,不容轻视和戏谑!遗体捐赠者无偿将自己的遗体奉献给了医学教育,所以被誉为'大体老师''无语良师',值得我们向他表示深深的敬意和谢意!"

(二)遵守原则

礼仪是人们在长期的社会交往中所形成的共同遵守的道德规范与行为准则,反映了人们的共同利益和要求。在社会生活中,每个社会成员都有责任和义务共同维护和自觉遵守,都应该用礼仪来规范自己在交往活动中的言行举止,约束自己的一言一行、一举一动。只有遵守礼仪规范,才能赢得他人的尊重,确保交际活动达到预期的目标。如果违背了礼仪规范,就会受到公众的指责和舆论的谴责,交际也难以成功。

(三)自律原则

礼仪的自律原则,要求人们从内心树立良好的道德信念和行为规范,并约束自己的行为,自觉按照礼仪规范去做,而无需他人的提示和监督,这是礼仪的基础和出发点。学习、应用礼仪,最重要的就是要按照礼仪规范自我要求、自我约束、自我对照、自我反省,要求别人做到的自己首先要做到,"己所不欲,勿施于人",严以律己、宽以待人,不断提高自我约束、自我克制能力,在礼仪上做到自觉自律。

(四)适度原则

度是事物质和量的统一,是事物保持自己质的量的限度、幅度、范围。适度的礼仪,也就是要根据礼仪的行为准则和道德规范,把交往中的言行举止控制在礼仪规范所要求的范围内,合乎情理,恰如其分。因为凡事过犹不及,礼仪运用太过或不到位,都不能表达敬重之情。适度主要体现在:第一,感情适度。在与人交往时要彬彬有礼,不低三下四;要热情大方,不轻浮谄谀;要自尊但不要自负,要坦诚但不能粗鲁,要信人但不要轻信,要活泼但不能轻浮。第二,谈吐适度,忌粗鲁。在与人交谈时要热情友好,不虚伪客套;要坦率真诚,不言过其实;要信任,但不轻信;要谦虚,但不拘谨。第三,举止适度。在与人交往时要优雅得体,不矫揉造作;要尊重习俗,不粗俗无礼;要老练持重,不圆滑世故。第四,装扮适度。在社交场合,衣着打扮要与人的身份、地位、所处的环境、自身的条件、穿戴时节相适应。

(五)宽容原则

宽容就是要心胸宽广、大度,能原谅别人的过失,设身处地为他人着想。在现代社会,宽容已被视作现代人的一种礼仪素质。"海纳百川,有容乃大""金无足赤,人无完人",只要不是原则性的错误或者工作重大的失误,对人都应宽宏大量,不能求全责备,更不能吹毛求疵。当自己的利益与他人的利益发生矛盾时,要克己奉公,而不是斤斤计较,甚至咄咄逼人;当别人有缺点或出现错误时,避免攻击和侮辱,应以友善和诚恳的态度提出改进建议,给其改正的机会;当遭到别人误解时,要用宽容来消除怨恨。宽容应该是原则性与灵活性的有机结合,而不是随波逐流,人云亦云,更不是纵容,怕得罪人,不讲原则。

拓展阅读

宽容的暗示

相传古代有位老禅师,一天晚上在禅院里散步,突见墙角边有一把椅子,他一看便知有位僧人违反寺规越墙出去溜达了。老禅师也不声张,走到墙边,移开椅子,就地而蹲。少顷,果真有一小和尚翻墙,黑暗中踩着老禅师的背脊跳进了院子。当他双脚着地时,才发觉刚才踩的不是椅子,而是自己的师父。小和尚顿时惊慌失措,张口结舌。但出乎小和尚意料的是,师父并没有厉声责备他,只是以平静的语调说:"夜深天凉,快去多穿一件衣服。"从那以后,小和尚再也没有犯过类似的错误。

课堂互动

想想生活当中有没有于自己有恩的人,讲讲你的故事,向他们表示感谢吧!

(六)从俗原则

俗话说:"十里不同风,百里不同俗。"由于不同的国家、地区、民族有着不同的文化背景和风俗习惯,在人际交往中,必须坚持入乡随俗,与绝大多数人的做法保持一致,切勿目中无人、自以为是。交往各方都应尊重相互之间的风俗、习惯,了解并尊重各自的禁忌,如果不注意禁忌,就会在交际中引起障碍和麻烦。

(七)真诚原则

真诚是决定一个人吸引力高低的首要因素,是人与人相处的基本态度,是一个人外在行为与内在道德的统一。交际活动作为人与人之间信息传递、情感交流、思想沟通的过程,交往对象在交际中应做到诚实守信,不虚伪、不做作。运用礼仪时,务必诚信无欺,言行一致,表里如一。只有如此,才能表达对交往对象的尊敬与友好,才会更好地被对方所理解接受。与此相反,倘若仅把礼仪作为交往的一种道具和伪装,口是心非,言行不一,弄虚作假,投机取巧,或是当面一个样,背后一个样,则是有悖于礼仪的基本宗旨的。

三、礼仪的内容与作用

(一)礼仪的主要内容

根据礼仪涉及的对象、目的及适用范围的不同,礼仪的内容多种多样。

1.个人礼仪

个人礼仪包括言谈、仪容、服饰、仪态等方面的礼仪要求,是建立良好的人际关系的基础。

2.家庭礼仪

家庭是以婚姻和血缘关系为基础的社会构成单位。礼仪从家庭走向社会,是礼仪的拓展,家庭礼仪教育是礼仪的良好开端。其内容主要包括家庭间的称谓、问候、祝贺、赠礼、家宴等。

3.日常生活礼仪

一个有教养的人,除了要注意个人的形象外,还要注意平时似乎不起眼的生活小节,即日常生活中的礼仪,如吃、住、行及公共场合的礼节等。

4.社交礼仪

社交是社会生活的重要内容,只要人们走出家门,就会遇到交往问题,处理得当就会密切人际关系,增进友谊。社交礼仪包括介绍、称呼、握手、致意、拜访、接待、交谈、馈赠等一系列的行为规范和准则。

5.公务礼仪

公务礼仪是在公务活动中理应遵守的礼仪规范。它有着自身的特殊性。讲究公务礼仪,可以提高公务活动的效率和成功率。公务礼仪通常包括工作礼仪、事务礼仪等。

6.商务礼仪

商务礼仪与一般的人际关系礼仪不同,它体现在商务活动中的各个环节。从事商务活动的企业和个人,如果能时时按照礼仪的要求去开展工作,这对塑造自身的良好形象有着重要的作用。商务礼仪主要包括商务接待、商务洽谈仪式等。

7.习俗礼仪

不同的国家、不同的民族存在着不同的民俗习惯,了解各民族的礼仪有助于促进交往的成功。习俗礼仪的主要内容包括日常生活礼仪、岁时节令礼仪、婚嫁丧葬礼俗等。

8.涉外礼仪

涉外礼仪主要是指外事行为的规范。外事行为规范既有国际惯例,也有各国根据自己的具体情况制定的有关规则。外事礼仪是在国际交往中必须掌握的礼仪风俗,遵守国际惯例、遵守所在国的礼仪习俗,是国际交往的重要原则之一。涉外礼仪主要有:涉外行为礼仪、涉外会晤礼仪、涉外宴请礼仪及常见的活动礼仪等。

9.职业礼仪

职业礼仪是从事一定职业的人们在职业生活中所应当遵从的礼仪规范以及与之相适应的礼仪意识。护理礼仪属于职业礼仪的范畴,指的是护理工作者在工作岗位上所应当遵守的行为规范。行为规范是指一个人的举止、仪表、服饰、谈吐等方面所应当遵循的具体要求。护士行为规范是指护士在工作岗位上为了能更好地完成本职工作,为了能更好地为患者服务所应当遵循的具体要求。

(二)礼仪的作用

现代社会中,无论是个人还是组织都非常重视礼仪知识的学习和运用。礼仪之所以受到社会各界的高度重视,主要是因为它对社会、对个人具有多方面的重要作用,其中最主要的作用有以下几个方面:

1.教育导向的作用

人的成长过程就是不断学习和受教育的过程。礼仪通过评价、劝阻、疏导、示范等教育形式,纠正人们不正确的行为习惯,倡导人们按礼仪规范的要求去活动。遵循礼仪规范的人,客观上对其他人具有榜样示范作用,使人们在实际交往活动中耳濡目染,见贤思齐。一个人从不懂礼仪到懂得礼仪、从知之不多到知之甚多,行为由不自觉到自觉,主要是受到礼仪的教育和懂礼仪的人们的影响,按礼仪的要求去自觉规范自己的行为。我国历史上"负荆请罪""程门立雪""张良纳履"等生动的故事,至今仍被传为佳话,并潜移默化地发挥着教育功能。它教给人们在交往中如何尊重别人、如何谦恭礼让、如何使人际关系和谐等,进而提高一个人的道德情操。

2.沟通协调的作用

礼仪作为社会交往的规范和准则,可促进人际关系的沟通和人们的社会交往,改善人们相互关系。现代社会人际交往日益增多,人们通过社交来调节生活、建立友谊、交流感情、融洽关系、增长知识、扩展信息。要正确交流就要讲究礼仪,人与人之间的相互观察和了解,一般是从礼仪开始的。只有讲究礼仪,共同用礼仪来规范彼此的交际活动,才能更好地表达对对方的尊重之情,增进相互之间的了解和友谊。

3.规范维护的作用

社会生活中无论是生产活动还是日常生活,每个人的行为都要遵守一定的社会行为准则和规范,否则社会就会陷入混乱而无法正常运行。礼仪约束着人们的态度和动机,规范着人们的行为方式,协调着人与人之间的关系,维护着正常的社会秩序,在社会交往中发挥着巨大的作用。可以说社会的运行稳定,社会秩序的井然有序,人际关系的协调、融洽,家庭邻里的和睦安宁,都要依赖于人们共同遵守礼仪的规范和要求。正是因为礼仪有规范和维护的功能,人人都应自觉地遵守礼仪规范,并逐渐成为社会的风尚和良好的道德习惯,从而形成一种十分强大的道德力量,保证社会正常的生产和生活秩序。

4.塑造形象的作用

形象是一个人的外观、形体、言行、社交活动在对方心目中形成的综合化、系统化的印象,是影响交往是否成功的重要因素。出于自尊的原因,人人都希望自己在他人心目中有个好的形象,以得到别人的信任和尊重,使人际关系和谐、融洽。礼仪是塑造形象非常重要的手段。它讲究和谐,重视内在美和外在美的统一,使美好的心灵与美丽的外表、优美的举止形成一个有机的整体。车尔尼雪夫斯基曾说,要想成为一个有修养的人,必须具备三个品行:渊博的知识、思维的习性和高尚的礼节。在社交活动中,言谈讲究礼仪,可以变得文明;举止讲究礼仪,可以变得高雅;穿着讲究礼仪,可以变得大方;行为讲究礼仪,可以变得美好。总之,一个人讲究礼仪就可以变得充满魅力。一个单位、一个企业讲究礼仪就可以在公众心目中塑造出良好的形象,使自己在激烈的市场竞争中立于不败之地,产生很好的社会效益和经济效益。现代人的竞争是综合素质和能力的竞争,人要生存并求得发展,必须学会适应和拓展环境。礼仪是人际交往的第一印象,也是人的整体形象好或差的一个重要评判指标,一个人如果不懂最基本的礼貌礼节,那么机遇很有可能与他擦肩而过。

5.推动社会精神文明发展的作用

我国著名思想家颜元说过:"国尚礼则国昌,家尚礼则家大,身尚礼则身修,心尚礼则心泰。"人们往往把礼仪看作是一个国家、一个民族文明程度的重要标志,看作是一个民族的精神面貌和凝聚力的体现,看作是一个人道德水准高低、有无教养的尺度。礼仪是精神文明的一个重要组成部分,是推动社会进步、推进社会主义精神文明建设的一种良好形式。学习礼仪、遵守礼仪,可以净化社会风气,提升个人和社会的精神品质,展示良好形象,推动精神文明建设,促进社会的和谐发展。

四、礼仪的起源和发展

(一)中国礼仪的起源和发展

中华民族文化传统源远流长。礼仪作为中华民族文化的重要内容之一,有着悠久的历史。在五千年的历史演变过程中,逐渐形成了一套完整的礼仪修养和礼仪规范,其精髓深入人心,内化为中华民族的自觉意识并贯穿于行为之中。

1.中国礼仪的起源

据人类学和历史学的研究,中国人的礼仪主要源于历史上的原始祭祀。据《辞海》注释,"礼"字的本意是敬神,右边是祭物,表示把盛满祭物的祭具放到祭台上,献给神灵以求福佑。这是因为在原始社会,生产力水平极其低下,人类处于原始、蒙昧的状态,对日月星辰、风雨雷电、山崩海啸等自然现象无法解释,从而对自然界产生神秘感和敬畏感,形成了对大自然的崇拜,并按人的形象想象出各种神灵作为崇拜的偶像。比如久旱思雨,人们想象"龙"主风调雨顺,便崇拜龙,祈求龙降雨水等。久之,便产生膜拜心理,祈祷神灵保佑平安,降福消灾。随着崇拜、祈祷的名目增多,便形成许多礼仪,例如祭天礼仪、祭地礼仪、祭祖礼仪等。这种礼仪最明显的表现是古代婚姻仪式中的拜天、拜地、拜父母。

礼仪还源于人们协调关系的需要。人类为了生存和发展,在与大自然抗争的同时,人类的内部关系,如人与人、部落与部落、国家与国家之间的关系,也是必须解决好的问题。在群体生活中的男女有别、老少各异,尊老爱幼既是一种天然的人伦秩序,又是一种需要保护和维护的秩序。可以说,维护群体生活的自然人伦秩序是礼仪产生的最原始动力。在此基础上,礼仪扩大到了人际关系的其他方面。

礼仪又是约定俗成的。礼仪在许多情况下并不是哪个人创造的,而往往是在个人与个人的交往过程中,在社会生活中共同认定而形成并被大家一直遵守和沿用的。

2.中国礼仪的发展

礼仪的发展受礼俗的影响很大。中国礼仪一般由两部分组成:一为礼制,二为礼俗。礼制是国家规定的礼仪制度,礼俗是民间习惯形成的礼仪习俗。礼俗是先于礼制的。最初的礼制是承袭先进部落的礼俗制定的,然后以此规范万民百姓。在礼制的发展过程中,也不断吸取民间的优良礼俗,同时淘汰一些过时无用的礼制。礼仪是在历史的传承与对民俗的借鉴中不断改造发展起来的。礼制中亲亲尊长、敬老爱幼、迎来送往、冠婚丧祭诸仪节,都有沿袭为制的特征。礼制把原来礼俗的规格提高了,使其庄严神圣,而且要求规范统一。礼制的主要功能是维护国家的统一和兴旺发达,而礼俗使社会在井然有序中又充满温馨和美好的人生情趣,二者互补互用,共同保证了人际交往和社会生活的有序进行。

（1）奴隶社会的礼仪。随着生产力发展,原始社会逐步解体,人类进入了奴隶制社会,礼仪也被打上了阶级的烙印。奴隶主为了维护其统治,将原始的祭祀仪式发展成为符合奴隶制社会需要的伦理道德规范。礼仪成为维护奴隶主尊严和权威、调整统治阶级内部关系、麻醉和统治人民的工具。我国最早的三部礼仪典籍《仪礼》《周礼》《礼记》（合称"三礼"）,全面系统地反映了周代的礼仪制度,标志着周礼达到了系统、完备的阶段。在这一礼仪体制中,祭祖已被列为国家正式活动,从而表明这时的礼仪已经表现出对于人的行为的制约和控制。奴隶社会的尊君成为礼仪的核心,奴隶和奴隶主没有平等可言,妇女更得不到起码的尊重。奴隶主通过礼仪制度不断地强化人们的尊卑意识,以维护统治阶级的利益,巩固其统治地位。在这个时期,我国出现了孔子、孟子、荀子等一大批礼学家,第一次形成了一整套完整的礼仪制度,提出了许多重要的礼仪概念和规范,确定了我国崇古重礼的文化传统。

（2）封建社会的礼仪。奴隶社会的尊君观念在封建社会发展为"君权神授"的理论体系,即皇权是神给的,所以"天不变,道亦不变"。"道"指的是著名的"三纲五常","三纲"即君为臣纲,父为子纲,夫为妻纲,"五常"即仁、义、礼、智、信,形成了完整的封建礼仪道德规范。到了宋代,封建礼制有了进一步发展,产生了封建礼学理论,并把道德和行为规范作为封建礼制的中心,"三从""四德"就是这个时期妇女道德礼仪的标准,妇女的地位进一步下降。明清时代延续了宋代以来的封建礼仪,并进一步完善。封建礼仪集政治、法律、道德于一身,是统治阶级最重要的统治工具,但是它也为调整人类社会的相互关系,为中华民族形成具有特色的伦理道德准则提供了标准,在历史上发挥了一定的积极作用。

拓展阅读

1.礼乐制

相传周朝的礼乐制度是周公制定的,周公制礼作乐,对中国几千年来的传统文化影响深远。

2.封禅

封为"祭天",是指天子登上泰山筑坛祭天;禅为"祭地",是指中国古代帝王在泰山下的小山,如梁父山除地设坛祭地。

封禅的意思是指中国古代帝王在太平盛世或天降祥瑞之时的祭祀天地的大型典礼,一般由帝王亲自到泰山上举行。

3.五礼

五礼形成于西周。吉是祭祀之礼,祭天、祭地、祭人鬼;凶是哀悯吊唁之礼,典型如葬礼;军是军事礼仪,如检阅军队,部队出征时的仪式;嘉有喜庆的含义,如君王登基、婚礼;宾即宾客,指接待宾客,如外交往来。

（3）近代社会的礼仪。从 1911 年辛亥革命开始至 1949 年中华人民共和国成立为止，这一时期的礼仪属于近代社会的礼仪。辛亥革命结束了在中国延续几千年的君主专制制度。政治制度进一步打破，使西方文化大量传入中国，于是，人们掀起了改革封建礼教的热潮，强烈要求革除陈旧落后的礼仪，倡导既便于人们相互交往，又能体现相互尊重的新礼仪。这一时期的礼仪，抛弃了传统的礼仪制度和规范，体现西方文化中民主、自由、平等原则。因此，资产阶级的平等思想、文化习俗和审美观念，开始推进到社会生活的各个方面，人们的思想得到了解放，提倡新的习俗、新的礼仪。在礼仪的内容上，采取了一系列革除旧礼仪的措施，如剪除长辫、禁止缠足、保障人权、禁止鸦片、改变称呼、废止跪拜礼等；同时还规定了新的国家礼制和民间礼貌，实行新的礼仪，如鞠躬、握手、鼓掌等。这些礼仪反映了当代礼仪的简单化和规范化，由于借鉴和吸取了适合中国国情的西方礼仪之长，顺应了社会潮流和世界潮流的发展趋势，因而有效地促进了中华民族和世界各民族的友好交往。

（4）当代社会礼仪的发展。1949 年 10 月 1 日，中华人民共和国成立以后，新型的社会关系和人际关系的确立，标志着我国的礼仪进入了一个新的历史时期。首先，我国当代礼仪继承了中国的优良传统礼仪，主要表现在促进家庭和睦、邻里互助的风俗，扩大社会文化的功能。我国最新民俗：新兴社会交往和经济联系的民俗；增加生活情趣，活跃文化娱乐的社会礼俗；以敬老尊长、孝敬父母、赡养双亲、尊师重教为核心的尊长礼仪；以诚心待人、言而有信、豁达宽厚、礼让谦恭为核心的社交礼仪。以上优良传统礼仪在当代社会得到了继承和发扬，促进了社会主义精神文明建设，因而是当代礼仪的重要内容。其次，随着社会体制的变革，不断赋予当代礼仪新的内容。最后，不断吸取世界先进和文明的礼仪。改革开放以来，随着国际交往日益频繁，外国形形色色的价值观念和生活方式随之传入我国，我国兼收并蓄世界上一切国家的先进、文明礼仪，使之成为我国当代礼仪的组成部分。

拓展阅读

礼仪制度

礼仪制度能够调节各种社会关系，是加强礼仪教育的重要基础。加强礼仪制度建设，要坚持以社会主义核心价值观为引领，继承优秀传统，立足当代实践，增强中国特色。强调全面性，既完善国家层面的重大纪念庆典活动礼仪制度，又规范社会层面的生产生活礼仪制度；既完善全社会共同遵守的礼仪规范，又制定体现各行各业特点的行为准则。呈现民族性，体现以爱国主义为核心的民族精神，传承发扬中华优秀传统礼仪文化，在内容和形式上彰显中国精神、中国价值、中国力量，树立文明古国、礼仪之邦的良好形象。彰显时代性，体现以改革创新为核心的时代精神，符合现代文明基本理念，凸显中华传统礼仪文化的时代价值，并利用网络信息技术丰富其表达方式和呈现样式。

榜样力量

"遵循孔孟之道,教化黎民百姓",遵化县由此得名。作为联合国命名的千年古县,遵化县历史上涌现出了众多"崇德尚礼、明德惟馨"的先贤。他们行止有礼、言谈有仪,尽显礼仪魅力,为我们知礼、懂礼、践礼、行礼树立了榜样和标杆。

尊嫂育侄行仁孝,赈灾救民品德高——陈瑛

陈瑛,清代遵化城西石门镇人。待人诚恳宽厚,有长者风。热心善举,倡捐助赈,在所不惜。尊嫂育侄行仁孝,赈灾救民品德高。

陈瑛在家排行为三,上有父母在堂,中有两位哥哥做顶梁。因父母年老得子,其年少时,不仅父母对其偏爱宠养,两位哥哥对他也是关心备至。因此,他的童年无忧无虑,甚是快乐。

在父母、哥嫂的呵护下,陈瑛年龄虽小,却重礼孝亲,读书刻苦,孜孜不倦,立志不负父母的养育和哥嫂的关爱。

天有不测风云。这一年的夏天,瞬间狂风漫卷,雷雨大作。大哥下地干活还没回家,一家人慌作一团,翘首企盼着大哥快些回来。二哥搓着双手,在家中来回踱步了一阵,拿起蓑衣冲出家门,消失在风雨中。

风雨终于停了下来,一家人没有迎来大哥高大厚实的身躯,二哥的哭声却在门外响起来。原来大哥见倾盆大雨很难在短时间停下来,便深一脚,浅一脚地冒雨往家赶,不慎坠入河中,溺水身亡。

一家人相拥而泣,年老体弱的父母难以承受失子之痛,不久相继离世。二哥因冒雨寻找哥哥,受了风寒,又亲眼见大哥的尸身浮于河中,痛苦难消,日日怨自己没能早一点出门,迎回大哥,积怨成疾,也卧床不起了。

一家人生活的重担一下子压到了陈瑛的肩膀上,他不得不暂时中断学业,回家扛起了两位哥哥的责任,成了一家人养家糊口的顶梁柱。

二哥的身体渐渐不支,二嫂一边照顾丈夫,一边教育儿女,经常长吁短叹。大嫂望着年幼的儿子,更是日日以泪洗面。

没多久,二哥急火攻心,很快就病入膏肓了。临终前,他拽着小弟陈瑛的手,久久不放。

此时此刻,家中唯一的成年男人只有陈瑛了,他擦干眼泪,挺起了胸膛。料理完二哥的后事回来,他在家中摆设香案,将二位嫂嫂请到厅堂上坐,倒身下拜:现在父母升天,两位哥哥也走了,二位嫂嫂就是家中的长辈,自己愿听从嫂嫂的教诲,做家中的大梁,撑起一片天,给嫂嫂和侄辈一个避风的地方。

自此后,陈瑛每日起床,都会像问安父母一样,向二位嫂嫂请安问计,对嫂嫂百依百顺,关心体贴。

这一年的冬天，北风呼啸，大雪纷飞，陈瑛晨起照常来大嫂的房间问安，他发现嫂子脸色蜡黄，神态疲惫。细问才知道，嫂子昨晚偶染风寒，上吐下泻，咳嗽了一整夜不说，还高烧不退。他立即去请大夫，怎奈大夫说，大雪封门，难以行走。他说尽了好话，大夫就是不肯出诊。无可奈何的陈瑛，不得不回家来。见嫂嫂仍疼痛难忍，便套好车，铺了棉被，扶嫂子上车，赶往那家医馆。途中冰天雪地，道路不平，牲口也是一步三滑，一个时辰才走了一半的路。陈瑛见嫂嫂双眉紧锁，烧得直说胡话，已经不省人事，便脱下棉衣，裹住嫂嫂的身体，背起嫂嫂艰难地奔医馆而来。大夫被感动了，迎出门来，接嫂嫂入内，诊脉后，对陈瑛说，自己太大意了，应该出诊才对，多亏你送得及时，不然真的要出人命了。大夫立即对症下药，嫂嫂的身体得以痊愈。

陈瑛勤劳耕作之余，不忘对侄辈的教育。他天不亮就下地干活，等日头升起来，嫂嫂、侄辈起床后便回家。先来到二位嫂嫂的房间问安，随后带着侄辈一起来到书房读书学习。晚上归家仍是与侄辈儿一起读书，从不倦怠。

有一次，侄辈不好好读书，嬉戏打闹，将书本撕坏了。陈瑛禀告嫂子后，带侄辈来到父母、哥哥的墓地。他跪在坟前哭诉父母、哥哥的不幸遭遇，声泪俱下，侄辈们双双跪下来，起誓发愿，定会珍惜母亲、叔叔赐予的读书机会，不再顽皮捣蛋，立志光耀陈家。

有耕耘就有收获，陈瑛的勤劳，让家境渐进小康。他富有后，积极回报乡民。其间，凡是乡里做善事，提倡捐献，陈瑛都会积极响应。

有一年，蝗虫泛滥，颗粒未收，乡民们忍饥挨饿，流离失所。陈瑛立即召集乡里的爱心人士，在石门镇上设立留养局，将家中几百石的粮食捐出来，建粥棚，收留遭灾后无家可归的灾民们，帮助乡民渡过了难关。

(二)西方礼仪发展和特点

所谓西方礼仪，是指以英国、法国等欧洲国家为代表的具有西方民族特点的礼仪文化。它萌芽于古希腊，形成于17～18世纪的法国，其间又受到古希腊、古罗马、法兰西等国文化的影响。

1."礼仪"一词的由来

英语的"礼仪"一词，就是从法语"Etiquette"演变来的。在法国，"Etiquette"原意是法庭上用的通行证，它的上面记载着进入法庭应遵守的事项。法庭无论是在古代还是在现代，为了展示司法活动的威严性，保证审判活动能够正常有序进行，总是安排得庄严肃穆，要求所有进入法庭的人员必须十分严格地遵守法庭纪律。后来，其他公共场合也都制定了相应的行为规则，这些规则由繁到简，构成了一个系统，逐渐得到大家的认可。在社会交往中，人们只有遵守一定的规则和准则，才能体现人所特有的风范，才能保证社会正常维系和发展，所以当"Etiquette"一词进入英文列表后，便有了"礼仪"的含义，意即"人际交往的通行证"。后来这些规范又传到美国新大陆，迅速成为殖民地人们重要的人际关系的行为标准，英国式的宫廷礼仪在美国社会化，并迅速传播。美国"国父"华盛顿写了本关于生活礼仪的手册,希望达到社会教化的目的。由此,美国社会生活礼仪有了基本的指导原则,而其中的主要部分也成为今天国际礼仪重要内容的依据。

2.西方礼仪的特点

由于各国的国情、文化和习俗的不同,西方礼仪有其自身的特点:

(1)强调个性,崇尚自由。西方礼仪处处强调以人为本,个人至上,个人在法律允许的范围内有绝对的自由。在社会交往中,强调以个人为单位,以个人为对象,个人的尊严神圣不可侵犯,十分注意维护个人的自尊。在待人接物时,把个人作为社交的主体,习惯以自己的立场作为行为的中心,很少因他人和环境的影响而说违心话,办违心事,认为人人都有自己的事,谁都不能勉强他人或被他人勉强。在社会生活中崇尚个人力量,追求个人的利益。他们认为冒犯对方的隐私权是非常失礼的行为。所以在涉外交往中"对女士不问岁数,对男士不问钱数"成为交往的惯例。

(2)尊重妇女,女士优先。在一切社会交往场合,为表示尊重妇女,特别强调女士第一,遵守女士优先的原则。交际活动中,总是给予妇女以种种特权,关心妇女、帮助妇女、保护妇女。在社交中,不尊重妇女是十分失礼的,甚至被大家视为缺乏教养而引起公愤。例如,男女一道进出电梯,不管相识与否,男士都要让女士先行,在公共汽车上让座于女性更是起码的要求。

(3)简单务实,不求客套。西方礼仪强调交际务实,认为在交际活动中,既要讲究礼貌,表示对对方的尊重,又要简洁便利、实事求是。交往中,不提倡过分的客套,不欢迎过度的自谦、自贬,尤其反对自轻、自贱。例如,一个西方人到朋友家做客,他如果说不想喝茶,就肯定不想喝,切勿采用中国式的客套,强行为其倒茶、端茶。

(4)平等、自由、开放。西方礼仪强调"自由、平等、博爱",在交往中提倡人人平等,包括男女平等、尊重老人、爱护儿童。对儿童不是溺爱、娇惯,助长儿童的依赖性,而是尊重和培养儿童的自主精神。有事情时需与儿童商量,不对儿童武断地下命令;儿童有错误时需如实指出,一般不训斥、打骂。在交往中,西方人士一般思想活跃,兴趣广泛,幽默风趣,开放自然,敢于发表自己的意见,富于竞争精神,具有外向型倾向。

随着社会的发展,各个国家和民族都有自己独具特色的礼仪文化和礼仪规范。个性与共性共存是当今世界礼仪的特点,因此,既要继承传统礼仪精华,也要不断汲取优秀民族礼仪的长处,只有各尽所长,取长补短,才能在纷杂的人际交往中获得尊重与敬仰。

第二节　护理礼仪

一、护理礼仪的基本概念

(一)护理礼仪的含义

护理礼仪属于职业礼仪范畴,是护士在本职工作岗位上向患者提供护理服务时必须遵守的准则、程序和行为规范的体系总和。它既包括一般交往礼仪的内容，又融入了护理职业的特殊要求；既是护士个人修养和职业素质的外在行为表现，也是护士职业道德的具体要求。

礼仪的核心是"律己敬人"，而尊重、关心患者亦是护理工作的出发点。无论病情轻重，无论地位高低，护士都能以礼相待，以诚相对，给予患者细心周到的护理服务，这才是具备现代品质的优质护理。礼仪的运用不仅关乎护士的形象，决定护理服务的质量，更极大地左右着人们对护士个人才干甚至护士群体专业水平的评价，从而影响整个医院和医疗服务行业的社会形象。从这个意义上说，礼仪对于现代护士是须臾不能离开的。

拓展阅读

形象与前途

元朝有个文人叫胡石塘，很有才华，在当地颇有名气，但为人不拘小节。后来他到京城应试，受到元世祖忽必烈的亲自召见。上朝时，胡石塘的斗笠戴歪了自己却丝毫不在意。忽必烈问他："你平常学的是哪些学问?""全都是治国平天下的大道理啊。"胡石塘自豪地回答。皇帝笑道："你连自己的斗笠都戴不好，谈什么治国平天下呢?"结果，胡石塘的过人才华没有得到认可，皇帝始终没有任用他。可见，礼仪也是一种才干，很大程度上影响着他人对自己的正确评价。

（二）护理礼仪的主要内容

现代护理礼仪是在现代社交礼仪的基础上，结合护理专业的特点逐渐形成并发展起来的。护士礼仪融入了很多一般社交礼仪的原则和内容，它们之间既相互联系、相互影响，又因为工作性质和服务对象的不同而有所区别。严格来讲，现代护士礼仪尽管有自身的独特之处，但尚缺乏系统性，需要在护理实践活动中不断发展其形式和内容，使之逐渐完善。

1.护士仪容礼仪

护士仪容礼仪主要探讨护士在日常生活和职业生活中仪表的要求和具体规范，包括头发、五官的修饰和如何通过化妆保持良好的职业形象等内容，以及如何通过训练达到护理职业礼仪的要求。

2.护士仪态礼仪

护士仪态礼仪主要探讨护士各种身体姿态的具体要求，包括站姿、坐姿、行姿、蹲姿等以及护士在不同社交场合的身体姿势，如行礼、致意、鼓掌、握手等方面的行为规范，并研究在不同场合如何正确合理地运用以传情达意，确保护士举止的优雅得体，并自如地应用在护理工作中。

3.护士服饰礼仪

服饰指的是着装和配饰,护士服饰礼仪主要探讨护士在不同场合下着装和配饰的原则、作用以及如何正确选择合适的服饰来维护高雅圣洁的护士形象。

4.护士言谈礼仪

护士言谈礼仪主要介绍护理言谈的基本特征、一般原则以及如何通过语言训练,帮助护士学习运用言谈技巧,使用恰当得体的语言,获得有效语言沟通的效果。

5.护士日常交际礼仪

护士日常交际礼仪主要介绍护士在日常交际活动中所必须掌握的礼仪规范,包括邀请、会面礼仪,电话和手机礼仪,馈赠礼仪,餐饮和交通礼仪,以及涉外交往礼仪规范等。

6.护理工作礼仪

护理工作礼仪主要探讨和研究护士在工作场合如何从礼仪的角度进行人际交往、实施护理服务。其包括护患、护际、护医交往礼仪,护理操作礼仪,门诊、各病区护理工作礼仪等。

课堂互动

礼貌用语五句话

场景:某医院儿科门诊输液室。

人物:实习护士小李,患儿贝贝(1岁,急性支气管炎),贝贝的母亲、奶奶。

情景:由于天气突变,患儿人数明显较往日增多,儿科门诊输液室内人群拥挤,声音嘈杂。妈妈抱着因发烧咳嗽而一直哭闹的贝贝来回走动,希望尽快输液。30分钟过去了,贝贝奶奶有些生气,急匆匆走到护士站大声说:"怎么回事,这么久都没有人为孩子打针,孩子难受得厉害。孩子这么多,你们护士动作能不能快一点,去叫些打针水平高的护士来,孩子多就多安排一些护士上班,等得急死了!"可护士们都在忙着为患儿输液、更换液体,根本没有时间搭理贝贝奶奶。这时候,实习护士小李走到贝贝奶奶身边,和她说了几句话。贝贝奶奶表情慢慢轻松了些,不住地点头,在小李的陪同下回到贝贝身边继续安心等待了。

请分别运用问候语、道歉语、请求语、感谢语、告别语完成实习护士小李和贝贝奶奶的对话。

问候语:奶奶,您好!您别着急,别生气啊!有什么事情请您告诉我,我是实习护士,会尽量帮助您的。

道歉语:奶奶,真抱歉!今天患者实在太多了,让您久等了!请多多包涵!对不起,让您着急了。

请求语:孙子病了,奶奶一定很心疼吧!等了这么久当然会着急的。可是您看今天生病来打针的宝宝特别多,老师们一直不停地在工作,连喝水的时间都没有,不是偷懒延误治疗。您的宝宝很快就轮到了,请奶奶多多体谅理解,再安心等待一会儿吧。我和您一起去看看您家宝贝儿吧!妈妈一直抱着一定累了,我们去帮帮她,让她休息会儿吧。

　　感谢语:谢谢奶奶对我们的理解体谅!您真是位好奶奶!

　　告别语:今天谢谢奶奶和妈妈对我们工作的理解。孩子马上就要输液了,你们不用担心了。输液过程中我会随时过来的,如果有什么需要就叫我,我是小李。祝宝宝早日康复!

(三)护理礼仪的特征

　　随着系统化整体护理在临床实践中的应用和发展,要求护理人员除拥有丰富的专业理论知识和熟练的操作技能外,还应具有良好的仪容仪表及专业形象。要进一步改进护理工作,提高护理质量,首先必须从塑造护士礼仪着手。护理礼仪的特征包括礼仪的规范性、礼仪的强制性、礼仪的可行性、礼仪的传承性、礼仪的普遍性和社会性。

　　1.规范性

　　礼仪的规范性指的是人们在交际场合待人接物时必须遵守的行为规范。例如,人们见面时相互问候,告别时说声"再见",以及在交谈中双方所使用的都是比较规范的礼貌语言。

　　2.强制性

　　护理人员提供的护理服务,实质上是由一系列专业性很强的护理操作技术组成的,如注射、发药、测体温、灌肠、导尿等,其目的是治疗疾病和满足患者生理需求。

　　3.可行性

　　护理礼仪详细地规定了护士在护理活动中的仪容、仪态及操作时的要求,规范了护理人员的言谈举止。

　　4.传承性

　　任何国家的护理礼仪都具有自己鲜明的民族特色,任何国家的当代礼仪都是在本国古代礼仪的基础上继承、发展起来的。离开了对本国、本民族既往礼仪成果的传承、扬弃,就不可能形成当代礼仪。这就是礼仪传承性的特定含义。

　　5.普遍性和社会性

　　在护理行业普遍开展礼仪服务,使护理人员真正做到"微笑在脸上,文明用语在嘴上,娴熟动作在手上,仪表整洁在身上",用"四心"(细心、热心、爱心、耐心)真情换来患者的理解、尊重和支持,从而减少护患矛盾,提高服务质量,更好地为患者服务。

二、学习护理礼仪的意义

　　护理礼仪是体现护理工作内涵、意义和价值的软技术,它可彰显护理职业的神圣、庄严、严谨、仁爱,使护理人员能更好地实现维护和促进人类健康的职业目标。因此,加强护士礼仪修养的培养,规范护理礼仪行为,已成为提高护士全面素质发展的一个重要方面,对促进医疗卫生事业的发展有着非常重要的意义。

（一）学习护理礼仪是现代医学和社会进步的必然要求

随着科技的发展和社会的进步以及"生物-心理-社会"医学模式的建立,护理模式也由"以疾病为中心"的功能护理转向了"以人的健康为中心"的整体护理,护理对象也由单一的患病个体扩展到家庭及社区的群体照顾,护理地点也由医院内服务发展到医院外服务,护士的角色也由单纯的"照顾者"转变成为集教育者、管理者、计划者、协调者及研究者等多角色为一身的服务者。近年来,卫生健康委倡导开展以"强基础、提质量、促发展"为主题的进一步改善护理服务的行动,持续深化"以患者为中心"的理念,临床基础护理不断加强,护理质量明显提高,护理服务持续改善,护理内涵更加丰富,护理领域拓展延伸,服务模式日益创新,覆盖全人群全生命周期的护理服务更加优质、高效、便捷,护理工作更加贴近患者、贴近临床和贴近社会,人民群众获得感、幸福感、安全感进一步增强。在提供护理优质服务的过程中,对护理人员的言谈举止、职业综合素质提出了更高的要求,护理礼仪也成为提高护理服务质量的重要前提。

（二）护理礼仪有助于塑造护理人员美的形象

护士通过和蔼可亲的服务态度、热情关怀的语言、优雅亲切的举止、娴熟的技术操作、执着敬业的奉献精神,塑造了白衣天使的美好形象,维护了护士良好职业道德形象。

（三）护理礼仪有助于建立良好的护患关系

作为医护人员,在处理护患人际关系时,更离不开礼仪的规范。因为,医护人员的服务对象是人,而且是各种各样具有生理、心理、社会问题的人,医护人员的言谈举止、音容笑貌都会给患者或服务对象的心理或健康产生很大的影响。礼仪是人际关系的润滑剂,一句热情的问候,一个亲切的微笑,都可以使人得到一份友情,得到一个朋友,所以护理人员的仪表、仪态、举止、态度、语言、动作等良好的礼仪行为可有助于建立良好的护患关系,提高服务质量。

（四）护理礼仪有助于强化护理行为效果,提高服务质量

随着医学模式的转变,人们对健康需求以及对医疗服务质量的要求越来越高,礼仪已成为医疗卫生服务文化建设的重要组成部分。在临床护理工作中,礼仪被融于护理工作的每个环节,例如入院接诊、三查七对、巡视查房、值班交接等。良好的护理礼仪不但能使护理人员在护理实践中充满自信心、自尊心、责任心,而且优美的仪表、端正的态度、亲切的语言、优雅的举止,可以创造一个友善、亲切、健康向上的人文环境,促进患者在心理上获得支撑,达到平衡与稳定,从而取得良好的治疗效果,提高护理服务质量。

三、学习护理礼仪的方法

礼仪修养不是与生俱来的,而是在社会生产实践中不断积累才形成、发展与完善起来的,护理礼仪亦是如此。孔子曾说过:"不学礼,无以立。"(《论语·季氏篇第十六》)就是说一个人要有所成就,就必须从学礼开始。可见,礼仪教育对培养文明有礼、道德高

尚的高素质人才有着十分重要的意义。"做人先学礼",礼仪必须通过学习、培养和训练,才能成为人们的行为习惯和准则。

(一)理论联系实践

礼仪本身是一门应用科学,因此,护理人员学习礼仪务必要坚持理论和实践的紧密结合,坚持知和行的统一。在实践过程中,对一些规范要反复运用、重复体验,才能真正掌握。同时,虚心向一些优秀护理人员学习,向他们了解其实践经验和心得体会,以取长补短。

(二)提高科学文化水平

在社交活动中,具有较高文化修养的人,往往会成为受人欢迎的人。"腹有诗书气自华",文化知识影响人的行为规范、生活方式,影响一个人的品格塑造。因此,应广泛学习社会科学、自然科学文化知识,阅读名篇名著,不断充实自己,既是加强自身修养的需要,也是人际交往的要求。

(三)努力提高自身修养

学习礼仪,不是简单的模仿,礼仪集中反映一个人的道德修养、敬业精神、个性气质、审美品位和文化水平。一个人尽管天生丽质、精心打扮或受过严格的专业训练,但如果不努力提高自己的内在素质,那么,礼仪也只能是一种缺乏内涵的机械性模仿。因此,护理人员要努力加强道德修养,培养良好的个性,树立正确的审美观,提高审美能力,时刻进行自我监督,反躬自省,将学习、运用礼仪真正变为个人的自觉行动和习惯做法。

(四)多途径学习

通过利用图书资料、进修学习、参与社会实践、向专人学习等多途径,系统地、全面地学习礼仪的基础知识、基本理论和基本技能。

总之,礼仪的学习是一个全面性、系统性、灵活性及实践性相结合的整体行为。护理工作者应根据自身职业特点,选择适当的途径与方法进行礼仪知识的学习,在工作实践中不断发展、完善,提高自身的礼仪修养,以饱满的精神状态投入工作,为服务对象提供高质量的照料与服务。

课堂互动

2人一组分别扮演护理人员和患者,模拟一次护理服务礼仪的全过程,在这个过程中充分体现礼仪的基本原则。

实践活动

参观教学医院

目标:了解医院的环境和结构,能列出医院环境的美好事物和捕捉医院医护人员的专业风范。

时间:40分钟。

实施:

1.教师和医院带教老师介绍医院情况和布局。

2.学生分为5人一组,分别参观医院的门诊、急诊和各病区。

3.每组选派一人汇报参观后的发现和心得体会,教师提问并启发,帮助学生发现更多的信息。

4.课后书写参观报告。

拓展阅读

护士寄语

当我把青春的身影投入病房,当我把年轻的日记载入走廊,我就明白了我的名字叫奉献,叫天使,我的天职是辛劳,是奔忙。发药、铺床、输液,时刻追踪病情变化,我在苦累中感受呵护生命的快乐;交班、接班、白天、黑夜,迎来朝霞送走夕阳,我在辛劳中体会自身价值的分量!从血染的伤口边,我走过了美丽的青春年华;在白色的氛围中,我用真诚丈量无数个夜晚的漫长。每天,我用劳累把挽救生命的乐章默默谱写,为岁月传递欢笑吉祥;每天,我用微笑把人间的真情悄悄传递,让生命的鲜花绚丽芬芳!

是谁把护士喻为白衣天使?当提灯女神南丁格尔把仁慈、博爱、奉献洒向人间,人们就对护士由衷赞扬。怀揣着对护理职业的向往,我戴着护士这顶殊誉的白帽,在护理工作中,我将我的情愫、我的青春、我的所爱献给了病房,春去秋来,我把天使的生活用执着和无悔来编织和描画。

吸痰、导尿、灌肠、输氧,脏累又辛苦;服药、注射、护理、巡视,琐碎又繁忙;急危抢救,像一阵旋风,与死神抗争,哪容得一丝喘息;床旁护理,像一阵春雨,劝慰照料,滋润着患者的心房。呼叫器下穿梭的身影,是我独特的风采;病床前匆忙的脚步,是我无悔的骄傲。多少个日升月落,我把责任与爱心默默奉献;多少个黄昏黑夜,我把关怀和馨香悄悄绽放。

"爱在左,同情在右,走在生命的两旁,随时撒种,随时开花,将这一长途,点缀得香花弥漫,使穿杖拂叶的行人,踏着荆棘,不觉得痛苦,有泪可落,不觉悲凉。"让我们用真诚用微笑作伴,用我们的爱心为患者撑起一片希望的蓝天,为生命点燃太阳!为护士这个神圣的职业,画上一道绚丽的色彩,演绎一段最壮丽的篇章!

思维导图

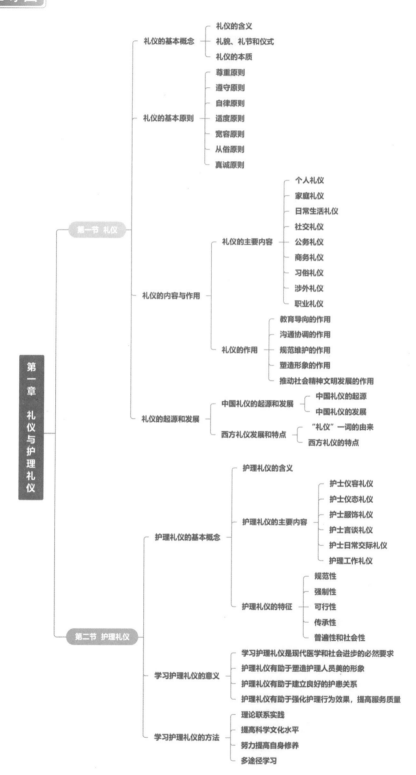

案例分析

1.某患者需要做 B 超和 X 线、钡餐检查,护士告知患者,明天早上空腹,到 B 超室和 X 线室做检查。患者表示理解。第二天患者先做了 X 线钡餐,然后到 B 超室做 B 超,做 B 超的医生说,刚做过钡餐检查,暂不能做 B 超。患者未能及时做检查,认为是护士没有交代清楚,延误了检查,引起纠纷。问题:

(1)在这个案例中,反映了什么问题?

(2)在临床工作中,应当怎么做才能避免此类纠纷的发生?

2.某医院的护理部为了提高护士的礼仪素养,决定组织进行一次护理礼仪培训。你作为护士长,负责设计并组织此次培训。请根据情况回答以下问题:

(1)你会选择哪些内容作为此次护理礼仪培训的重点,并简述原因。

(2)你将采用何种培训方法和形式来进行此次护理礼仪培训?

复习思考题

一、选择题

1.古人所云"己所不欲,勿施于人",其内涵为礼仪基本原则中的( )。

A.遵守的原则 B.自律的原则 C.宽容的原则 D.平等的原则

2.护理礼仪是指( )。

A.护士与患者交流的方式和内容 B.护士的仪容仪表和职业形象

C.护士在工作中遵守的规范和标准 D.护士对待患者的态度和行为

3.护士语言得体文明能优化护患关系,你认为下面情况中没有做到语言得体文明的是( )。

A.用床号称呼患者 B.护理时使用商量的口吻

C.对不配合的患者耐心引导 D.所有患者一视同仁

4.学习礼仪的意义在于( )。

A.提高自身修养 B.美化自己

C.美化社会 D.提高自己的知名度

5.护士得体的仪容应在( )保持。

A.操作前 B.操作中 C.操作后 D.操作前、中、后

6.护理礼仪中的"三有原则"是指( )。

A.有礼貌、有耐心、有礼仪 B.有能力、有责任、有担当

C.有爱心、有责任、有智慧 D.有纪律、有规范、有专业

7.护理理念随着医学模式的改变也在不断地发展成熟,现代护理理念是以( )为中心。

A.患者 B.疾病 C.健康 D.生命

8.(多选题)礼仪的特征主要表现为(　　)。

    A.规范性　　　　　　B.传承性　　　　　　C.社会性　　　　　　D.不变性

9.(多选题)护士仪容仪表的基本要求包括(　　)。

    A.着装整洁、干净　　　　　　　　B.发型整齐、不凌乱

    C.不化妆或淡妆　　　　　　　　　D.戴有个人装饰品

10.(多选题)下列行为属于护理礼仪中的忌讳行为的是(　　)。

    A.护士迟到或早退　　　　　　　　B.护士在患者面前大声喧哗

    C.护士对待患者态度冷漠　　　　　D.护士与同事之间争吵不休

11.下列言行举止符合护理礼仪的是(　　)。

    A.护士在患者面前讲脏话　　　　　B.护士对患者语言嘲笑或挖苦

    C.护士与患者交流时耐心倾听　　　D.护士与同事之间互相批评指责

二、问答题

1.为什么要学习职业礼仪？学习护理礼仪的方法有哪些？

2.护士在进行护理活动时应遵循哪些礼仪要求？

3.请列举三个违反护理礼仪的行为,并解释为什么这些行为是不合适的。

4.护理礼仪的作用和功能有哪些？

5.礼仪行为是人们综合素质的外在表现,其具体表现在哪几个方面？

6.为何护理礼仪对护士的职业发展至关重要？

第二章　护士职业礼仪

教学目标

知识目标：

1.简述护士职业礼仪的基本原则。

2.识记护士职业礼仪的功能及规范要求。

能力目标：

1.能在实际的护理工作与生活中灵活运用护士职业礼仪的规范,展示良好的个人形象和专业形象。

2.能内化护理礼仪原则,塑造具有职业形象美感的护士人文形象。

思政目标：

1.培养学生的护士职业精神,适应现代社会及护理职业发展的需要。

2.养成严谨求实的工作态度和秀外慧中的工作风貌,着力提升护理专业整体形象。

3.能执行护士职业礼仪规范,将其内化为自身习惯性动作和行为。

导入情景

情景描述

准备进入医院实习的护士小王,为了彰显自己个性的美感,将自己的长发染成了红色,画上了眼窝着色很重的烟熏妆,去美甲店做了黑色系的尖头杏仁美甲。她还担心不够靓丽,于是戴上了珍珠手链和金色流苏的耳饰。这才穿上了护士服,佩戴上了燕尾帽。在她意气风发地到达医院科室报到时,发现周围的患者都在上下打量她的装扮,甚至还有患者发出惊呼。她说明自己是实习护士后,窃窃私语的声音更大了。

请思考:患者为何会窃窃私语?

护理工作是卫生健康事业的重要组成部分,对全面推进健康中国建设具有重要意义。"十四五"时期全面推进健康中国建设对护理事业发展提出了新要求。党中央、国务院作出全面推进健康中国建设的重要部署,要求以人民为中心,为人民提供全方位、全周期健康服务。护理事业需要紧紧围绕人民健康需求,构建全面全程、优质高效的护理服务体系,满足差异化的护理服务需求。

护士职业礼仪是护士应当遵守的日常工作行为准则,其所展现的服务内容、职业行为和职业形象都将代表医院的专业水平。护士职业礼仪是决定整体形象和医疗文化的重要因素之一,具有鲜明的专业特点和浓厚的人文色彩。信息化技术的快速发展为护理事业创造了新条件,新一代信息技术将与卫生健康服务深度融合。作为一名新时代的护理工作者,不仅需要拥有丰富的理论知识和熟练的实践技能,而且还要适应时代发展,充分利用一切优质资源,不断提高自身能力,最大程度上展现专业护士的职业礼仪素养。

第一节　护士职业礼仪的基本要求

一、仪表和仪态

仪表,是指人的外表,包括人的容貌、着装等,它将人的内在心灵美与外在形象美有机统一起来。尤其是在人际交往的初级阶段,人的第一印象非常重要,而仪表恰是重要的一环。良好的仪表不仅给人以视觉感官上的享受,同时也展现出人格精神上的尊重。

仪态也叫仪姿、姿态,泛指人们身体所呈现出的各种姿态,它包括举止动作、神态表情和相对静止的体态。在人际交往过程中,人的仪态可直接展现出他的个人修养。行为举止是自我认知的表现,要塑造良好的护士职业形象,就必须讲究仪态礼仪。

孔子曰:"君子不失足于人,不失色于人,不失口于人。"(《礼记·表记》)护士的仪表和仪态会影响患者观感和信任程度,所以护士应适当修饰自己的仪表和仪态,使其符合人体美学和工作要求。

二、尊重和热爱

护士职业礼仪首先要求护士以患者为中心,尊重患者的性格、特点、生活方式和隐私,关注患者的生理需求和心理需要,维护患者利益,积极帮助患者解决困难。

尊重和热爱可以促使护士保持积极的工作态度、充沛的精力和敏捷的头脑,使其在护理职业进步的道路上越走越远。积极的职业信念直接影响着临床护理质量和医疗水平,影响着整体护理学科的发展与完善,只有在这样的精神内驱下,护士才能将职业礼仪的规范执行到位,将礼仪规范真正内化为日常的工作行为。

社会文明程度得到新提高,是我国"十四五"时期经济社会发展的主要目标之一。礼仪作为一种制度规范和价值载体,具有成风化人的教化功能。努力实现社会文明程度得到新提高的目标,需要积极推进礼仪教育,不断提升人民群众文明素养,推动全社会形成适应新时代要求的思想观念、精神面貌、文明风尚、行为规范。

第二节　护士的仪表礼仪

仪表礼仪主要包括仪容礼仪和服饰礼仪两部分。护士的形象对护理对象的身心将产生直接或间接的影响。护士需掌握良好的仪表礼仪,由此展现出优秀的护理职业形象。护士自身良好的仪表礼仪也利于护士与患者建立良好的护患关系、营造人文关怀氛围。

一、护士的仪容礼仪

仪容反映人的精神面貌,其将个人的信息以最快速、最直接的方式传达给对方,是使交往对象建立对自己最初评价的有利标准。

护士的仪容是护士与患者进行交往的第一印象,护士整洁简约、形象端正、修饰规范的仪容会赢得患者的尊重、支持与配合。

(一)仪容礼仪的含义

仪容又称容貌,指人的外貌和外观,主要包括头部、面部。仪容会成为交往对象关注的重点,借此发展起来的第一印象,会深刻地影响着交往双方对对方的整体评价。

仪容美包含自然美、修饰美、内在美三个方面,只有达成三方面的统一,才能真正提升仪容美感。

(二)仪容修饰的基本原则

1.干净整洁

干净整洁是仪容修饰的首要要求。护士应注意对面部、头发、肢体的清洁,时刻保持洁净。注意去除眼、口、耳及鼻的分泌物,及时修剪指甲,按时修剪头发,注意个人卫生,消除身体异味。

2.和谐自然

自然适度的仪容修饰,要与个人的性别、年龄、身材、容貌、个性和职业等相一致,还要与时间、场合以及环境等相符合,达到自然、和谐与协调的效果。

3.端庄大方

优美大方的仪表会自然流露自身神态,能充分展现气质、神韵和内在修养。

4.展示个性

了解及掌握自身特点,通过扬长避短式修饰,重新塑造自我形象,把自身风格、气质特征和个性魅力熔铸于一体。

5.回避处理

尊重他人,在公共场合不当众整理妆容、修剪指甲、抓耳挠腮、抠挖鼻孔、剔牙、搓泥等,如确实需要处理,应回避他人在私下进行处理。

（三）护士仪容礼仪与修饰

1.面部修饰

眼睛,是交往过程中被他人注视最多的部位,是传情达意之处。要及时清除眼部分泌物,戴眼镜者要及时清理镜片上的污垢。在室内一般不佩戴太阳镜,以免被误认为有眼疾或不尊重他人。根据脸型及脸部特点对眉毛进行修剪。适时清洗耳朵,清除耳垢,修剪耳毛。保持鼻腔清洁,修剪鼻毛,不当众抠挖鼻孔。每天定时刷牙,按时清洁牙齿,消除异味,保护牙齿。定期剃须,保持形象整洁。清洁耳后和颈部,化妆时注意面颈部肤色修饰(图 2-1)。

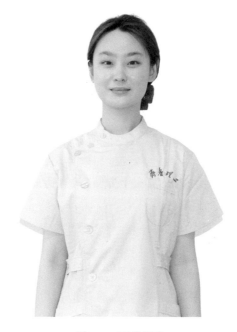

图 2-1　面部仪容

2.肢体修饰

在日常护理工作中,护士手部的修饰尤为重要。勤洗手,及时修剪指甲,保持清洁,不得过度修饰。勤洗勤换鞋袜,保持卫生,不在他人面前脱鞋、抠脚。护士上班时应穿规定的工作鞋,并且工作鞋应时刻保持清洁、舒适、美观。

在正式场合,着装不可暴露。护士在工作中着裙装时,工作服应全部遮盖裙装,切不可暴露于外;护士穿裙式工作服时,最好搭配肉色或浅色的长袜;护士穿袜子时,袜口不可暴露在裙摆或裤脚之外。

3.发型修饰

发型修饰需做到干净整洁、长短适中、适宜得体、扬长避短、自然和谐。发型与体形相结合,修饰比例以呈现出整体美感和相互协调。

护士在工作时,头发长度应做到前不遮眉、侧不掩耳、后不搭肩,必要时用发网束于脑后(图 2-2～图 2-4)。

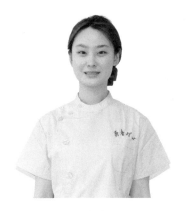

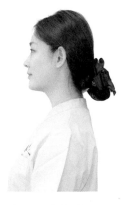

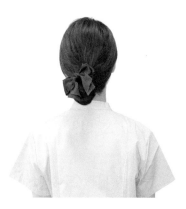

图 2-2　头发(正面)　　　　　图 2-3　头发(侧面)　　　　　图 2-4　头发(后面)

4.妆容修饰

护士通过突出优点、掩盖缺陷的妆容修饰来塑造形象,能够体现其自尊、认真负责及爱岗敬业的精神,也能借此唤起患者对美好生活的追求和恢复健康的强烈愿望。化妆属于个人行为,要注意时间和场合,切不可对他人的妆面评头论足。需要进行化妆或修饰时应选择在化妆间或避人之处进行,化妆后适时自查,避免妆面残损,及时补妆。护士根据其职业特点,以选择自然柔和、得体大方的淡妆为宜。

基本的化妆程序大致可遵循清洁面部、皮肤护理、粉底修饰、眉形修饰、眼部修饰、唇部修饰、检查效果等步骤。化妆完成后要做到妆面干净,整体适中协调,局部无缺漏或变形之处,达到形象美化的目的。在晚间睡前应及时卸妆、清洁和护肤。

二、护士的服饰礼仪

服饰是多种符号的集合体,是展现个人形象的一种无声语言。孔子曰:"君子不可以不学,见人不可以不饰。不饰无貌,无貌不敬,不敬无礼,无礼不立。"(《大戴礼记·劝学》)

如果一个护士衣冠不整,即使工作能力再强,也会使自己的形象在服务对象的心目中受损,从而影响护理工作的顺利开展及护理服务的效果和质量。这就要求护士的服饰需整洁、庄重、大方、得体,衣裙长短及松紧适度,以方便工作为原则,与工作环境和谐统一,体现出护理人员的职业特点。

(一)着装的基本原则

着装,即指服装的穿着。服饰是服装与饰品的统称。服饰是一种无声的语言,它传递态度、反映思想和表达理念。

1.TPO 原则

当今流行的着装协调标准即为 TPO 原则,指一个人的着装要符合时间、场合和目的。具体含义分述如下:

T(Time):指着装应符合具体时间,例如夏天穿吸汗、凉爽的夏装,冬天穿御寒、保暖的冬装等。

P(Place):指身处不同地点应有不同的着装规范,例如正式场合应着装正规、庄重,非正式场合可随意、自便着装。

O(Occasion):着装往往体现着穿衣者不同的意愿和目的,面试者着装应庄重、得体,以表现重视程度。

2.整体性原则

着装应当统筹考虑、精心搭配,各部分自成一体且相互配合,在整体上体现和谐之美感。

3.个性化原则

着装应根据个人的性格、年龄、身材、气质、爱好、职业等因素,量体裁衣、扬长避短,同时在服装的选择和搭配上创造并保持自己独特的风格,展现个人的品位与内涵,显现个性魅力,展示形象风貌。

4.整洁性原则

着装应干净、整洁、完好。

5.文明性原则

着装应文明大方,符合风俗良习和社会道德。

6.技巧性原则

不同的服装,有不同的搭配和约定俗成的穿法。

7.适应性原则

选择着装应考虑角色、体形、肤色、职业等因素。

(二)服饰礼仪

服饰,是对人们所穿着的衣服和所佩戴饰品的总称。服饰搭配是传达修养、情趣、身份和个性等信息的最简便和直接的方式。

1.服装的三要素

服装是由面料、色彩、款式三个基本要素构成的。

(1)服装的面料。服装面料多样,优质的面料大都具有穿着舒适、吸汗透气、悬垂挺括、触觉柔美等几个方面的特点。

棉布是各类棉纺织品的总称。它多用来制作时装、休闲装、内衣和衬衫。其优点是轻松保暖,柔和贴身,吸湿性、透气性好;缺点是易缩、易皱,不够挺括美观,需时常熨烫。

麻布是以各种麻类植物纤维制成的布料,一般被用来制作休闲装。其优点是吸湿、导热、透气性好;缺点是较为粗糙、硬挺。

丝绸是以蚕丝为原料纺织而成的各种丝织物的统称,可被用来制作各种服装。其优点是轻薄、合身、柔软、透气、绚丽、舒适;缺点是易皱、易吸、不够结实、褪色较快。

呢绒是指利用各类羊毛、羊绒织成的织物的泛称,通常适用于西装、大衣等正规、高档的服装。其优点是防皱、耐磨、手感柔软、高雅挺括、富有弹性、保暖性强;其缺点是洗涤困难,不宜制作夏装。

皮革是指经鞣制等制革过程处理过的动物皮,多用来制作时装、冬装。其优点是轻盈、保暖、雍容、典雅;缺点是价格高昂、护理洗护要求高。

化纤是化学纤维的简称,它是利用高分子化合物为原料制作而成的纤维纺织品,多分为人工纤维与合成纤维。其优点是色彩鲜艳、质地柔软、滑爽舒适;缺点是耐磨性、耐热性、吸湿性、透气性较差,易变形,易产生静电。

混纺是将天然纤维与化学纤维按照一定的比例混合纺织而成的织物。其吸收了棉、丝、毛与化纤的各自优点,又尽可能地避免了它们各自的缺点,实用性较好。

(2)服装的色彩。色彩是服装给人们印象最深的方面之一。在很大程度上,色彩决定了服装的搭配成败。选择服装色彩时需考虑个性、爱好、场合、季节及观感。暖色是使人有温暖、热烈、兴奋之感的色彩,如红色、黄色;冷色是使人有寒冷、抑制、平静之感的色彩,如蓝色、黑色。不同明度的色彩,往往给人以轻重不同的感觉。色彩越浅,明度就越强,它使人有上升感、轻感。色彩越深,明度就越弱,它使人有下垂感、重感。色彩纯度越高,就越鲜艳纯粹,并给人以软的感觉,适用于喜庆场合的着装。色彩纯度越低,就越为深、暗,并给人以硬的感觉,适用于庄重场合的着装。冷色、深色属收缩色,显苗条;暖色、浅色则为扩张色,显丰满。色彩搭配多用亲色调和法和对比调和法。

(3)服装的款式。服装的款式,指的是它的种类、式样与造型,不仅与着装者的性别、年龄、体形、职业、爱好有关,且受制于文化、习俗、道德、宗教与流行趋势,应遵循礼仪规范和惯例,在不同的场合选择不同款式的服装。

服装款式一般由三个方面组成:结构、流行元素和质地。结构通常指衣服的外形框架,流行元素指衣服的图案、颜色、搭配等,质地通常指服装的面料。

2.着装技巧

着装应与自身社会角色相协调。如教师、干部着装应端庄、大方、大众化;演员的着装应明快、活泼、突出个性;在工作中,护士应着护士服,以便显示专业素养。着装应适合自身体形特点,充分展示长处、掩饰短处,不同的形体,着装的选择应不相同。着装应符合自身肤色特点,根据自己情况来选择服装,以达到映衬和美观的目的。着装要考虑场合,只有穿着与场合气氛相融洽的服装,才能产生和谐的效果,获得整体美感。

3.饰品的佩戴

饰品是指人们在着装的同时所选用、佩戴的装饰性物品,可起到辅助、烘托、陪衬和美化作用。常用的饰品一般分为手表、手帕、帽子、手套、包袋等实用类饰品和戒指、项链挂件、耳饰、手镯、脚链、胸针等装饰类饰品。

首饰,以往是指戴在头上的装饰品,现在则泛指各类没有任何实际用途的饰物。戴首饰时数量上以少为佳,有时也可不佩戴。若有意同时佩戴多种首饰,则在总量上不应当超过三种。佩戴首饰要注意质地、色彩、款式、服饰搭配、寓意、习俗等多方面,让首饰发挥其应有的协调、美化、装饰功能。

(三)护理人员在工作中的服装礼仪

护理是一门科学,也是一门艺术。护理独特的艺术美是通过护士的形象来表现的,护士的思想品格、精神面貌、性格特征、仪表举止、言语服饰都能引起患者的情感活动,对患者的治疗康复也会起到一定作用。因此,护士的着装,除了要遵守上述的着装规范之外,还要体现出护士职业特有的职业美感。

礼仪教育的系统性要求整合优化多种教育模式,着力构建家庭、学校、社会协同发力的礼仪教育体系,让人们在实践中自觉感知礼仪、尊崇礼仪、践行礼仪,推动现代文明礼仪内化于心、外化于行。发挥学校作为礼仪教育主阵地的作用,通过开设礼仪课程、强化礼仪训练,把礼仪教育贯穿教育教学全过程。

1.护士帽

护士帽是护士职业的象征,凝聚了护士的信念和骄傲,是一种职业的信誉,更是一份职业的责任感。护士帽有两种:燕尾帽和圆帽。

燕尾帽有方角和圆弧角两种款式,造型高雅、圣洁,象征着护士救死扶伤、厚德至爱的职业精神。燕尾帽边缘的彩带多为蓝色,象征严格的纪律,是责任和尊严的标志,同时代表了一定的含义:横向的蓝色彩带是职务高低的象征,一道横杠是护士长,两道横杠是科护士长,三道横杠是护理部主任;斜行的蓝色彩带是职位高低的说明,一条斜杠表示护师,两条斜杠表示主管护师,三条斜杠表示主任护师。燕尾帽使护士的着装更加得体大方,彰显了护士矜持干练的精神风貌。燕尾帽适用于女性护士。佩戴燕尾帽时,头发要整洁、整齐,不许长发披肩,长发要盘起或用网罩罩起,做到前不过眉,后不过肩;燕尾帽前缘距离发际 4~5 cm,戴正戴稳,用白色发卡左右对称固定于帽后,发卡不要显露于帽子的正面。

圆帽适合于无菌操作要求比较严格的环境下或者男性护士佩戴。佩戴圆帽时要求头发全部遮在帽子里面,不露发际,前不遮眉,后不外露,不戴头饰,缝要放在后面,边缘整齐。在手术室、骨髓移植室、重症监护室等无菌要求严格的环境下必须佩戴圆帽。

探源溯流

护士帽变迁史:藏在帽子里的美丽与奉献

在百年传承中,随着护理职能的不断变化,以及各国不同的风俗习惯,护士帽也在发生着改变。

护士帽的原型是修女帽。最早在医院参与护理工作的是修女,她们虽然没有经过护理技能培训,但凭借奉献精神,给人们留下了美好印象。

多数史料认为,第一顶"护士帽"是 19 世纪弗洛伦斯·南丁格尔(Florence Nightingale,1820~1910 年)戴的帽子。在世界各国邮票及照片中,南丁格尔的头上戴有一层薄薄布料,还不是真正意义上的护士帽。

南丁格尔设计出短方形护士帽。在 1854 年克里米亚战争时期,南丁格尔组织 38 名护士前往斯库台湖照护受伤的士兵,她要求所有护士在参加救治时都要佩戴特殊护士帽。当时,南丁格尔提高了护理质量,使伤员的死亡率从 50% 下降到 2%,这种源自修女的帽子,成为患者获得安慰的身份标识,护士成为他们在漆黑的夜里所等待的"提灯女神"。

戴帽子最初的作用是为了清洁，把长发覆盖起来或包起来。克里米亚战争结束后，南丁格尔护士学校在圣托马斯医院成立，当时对护士的着装就有严格要求，实习生必须戴上由南丁格尔辅助设计的短方形帽子。

曾有一款"佛罗西帽"，是1892年由美国马里兰大学护士学校设计的，其式样以南丁格尔曾经戴过的一顶帽子为参考，帽子名称取自弗洛伦斯的昵称"佛罗西"。

19世纪90年代，美国爱荷华大学附属医院发明了"玛芬帽"。后来，"玛芬帽"又被"手帕帽"给取代，因为后者更容易清洗、制作和运输，而且相比只能盖住头顶发髻的"玛芬帽"，"手帕帽"可以罩住整个头部。

随着历史进展和医院发展以及护士发型的改变，护士帽也随之变化。早期护士帽在各国并不统一，出现过众多样式。最初为长帽，后方有布料，能覆盖护士大部分头发，甚至包住整个头。

此后几经发展，成为现在大家更熟悉的护士帽，也就是常说的燕尾帽。在20世纪初随着前往战场后方的护士，燕尾帽快速风靡全球各国医院，成为护士制服不可分割的一部分，成为"白衣天使"的象征。

之后，帽子设计成位于头的后方，帽子也变小了，有的仅仅覆盖头顶发髻，或变成了较小的平顶帽且颜色不同。

1936年，几乎每所护士学校都设计了自己的"校帽"。这个时期大多数护士帽都很小，更像是一件配饰，是护士职业的象征。

第二次世界大战期间，红十字会在美国展开了大规模、公开性的征召护士工作。一张二战期间红十字会在美国的招募宣传海报中，护士身披军袄，帽子与前胸都有红十字的标记，眼神充满怜悯，浑身散发着圣母般的光辉。

1950年起，护理行业得到发展。随着第二次世界大战结束，服装工业迅速发展，护士帽的款式更加简洁大方。

20世纪60～70年代，护士服的领口"打开了"，其中以"彼得·潘式"（Peter Pan Styled）的小翻领最为盛行。这个时期护士服腰带的纽扣被移到前面，整体裁剪更加合身，还出现了一次性的护士帽。

各国护士帽的设计结合本国的民族特性，花样繁多。在我国，1928年林斯馨女士首次提出了统一全国护士服装的建议，护士帽也被正式命名为"白色燕尾护士帽"。一顶小小的护士帽，蕴含着美丽与奉献精神。

如今，随着护理职能和各国风俗的不断变化，且护士帽有易脱落、会带来污染隐患等弊端，加之特殊岗位护士和男护士的出现，护士帽的象征作用变得大于实际作用。因此，近些年，一些国家和地区逐渐取消了护士佩戴护士帽的硬性规定，国内也有部分省（区、市）正在酝酿取消佩戴护士帽。

摘编自新华网，2017年5月12日。

2.口罩

佩戴口罩应完全遮盖口鼻,戴至鼻翼上。护士上班时口罩要勤更换,保持洁净,但在操作中或操作后未清理完毕时,不应取下口罩(图 2-5、图 2-6)。

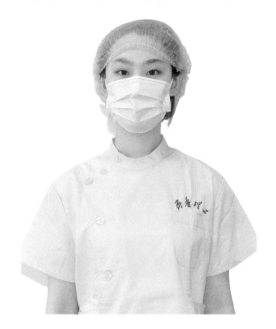 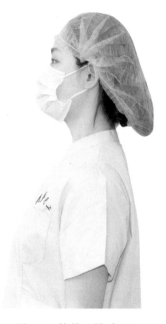

图 2-5 简易口罩(正面)　　　　　　　　　图 2-6 简易口罩(侧面)

3.护士服

护士服一般为白色,但手术室、监护室、儿科、妇产科、传染科等不同科室可选用不同色彩和款式的护士服,以突出工作特点和人文关怀。男护士服为白大衣或分体式工作服。护士服一般款式简洁美观、裁剪合体,着装后操作可活动自如,面料挺括、透气、易洗、易消毒。护士在穿着护士服时,要注意保持服装的清洁、平整。合体舒适,以衣长刚好过膝,袖长刚好至腕为好;衣扣应扣齐,缺扣要尽快钉上,禁用胶布或别针替代;衣服的内领不外露,内衣不外露;衣领、腰带、袖口要平伏整齐;无油渍、无尘污;袜子与护士服、鞋的颜色相协调。夏季身着护士服时,裙摆不超过护士服。

拓展阅读

2020 年 5 月,在国际护士节到来之际,习近平总书记向全国广大护士致以节日的祝贺和诚挚的慰问,希望广大护士秉承优良传统,发扬人道主义精神,再接再厉,真情奉献,为健康中国建设、维护世界公共卫生安全不断作出新的贡献。2021 年 3 月,习近平总书记在看望参加政协会议的医药卫生界、教育界委员时强调,在抗击新冠肺炎疫情的关键时刻,广大医务工作者不负党和人民重托,白衣为甲、逆行出征、舍生忘死、奋力苦战,用血肉之躯筑起阻击病毒的钢铁长城,用实际行动诠释了医者仁心和大爱无疆。

4.护士鞋袜

为了不影响患者休息、减少护士劳累感,护士鞋的选择应是:软底、坡跟或平跟、防滑,颜色以白色或奶白色为主,要求干净,穿着舒适,与整体装束协调。袜子颜色以单一色调为佳,护士如果穿裙装,最好配长筒袜或连裤袜,颜色以肉色或浅色为常见。切忌穿着挑丝有洞或用线缝补过的袜子;切忌袜口露于裙摆或裤腿外面,亦不可当众提拉、整理袜子。护士着装应力求统一、合体呼应,使衣、裤、裙、帽、鞋、袜等相互呼应、协调配合。

5.护士工作中佩戴饰物的要求

护士的工作服和装束,能够展示护理职业的圣洁、典雅、沉稳、平和、严谨,是赢得患者信任和尊重的职业形象。工作时佩戴戒指、手链、手镯会影响护理操作的正常进行,又容易存留细菌、增加污染的机会。因此,在工作岗位上佩戴的饰品应以少为佳,甚至不戴首饰,不要过分装饰自身。

第三节　护士的仪态礼仪

仪态会反映出人的某种特定的心理状态和精神面貌,具有向外界传递个人思想、情感和态度的功能。仪态表现也体现了工作纪律和礼仪素养,作为护士更应在工作中遵循仪态礼仪规范。

榜样力量

梁小霞

梁小霞,女,汉族,1992年1月生,中共党员,生前系广西壮族自治区南宁市第六人民医院内一科护士。面对突如其来的疫情,梁小霞选择挺身而出,毅然逆行,奔赴前线。她不顾自身安危,连续奋战,牺牲在抗"疫"战场上,用自己年轻的生命书写医者救死扶伤的奋斗篇章。

2020年年初,新冠肺炎疫情肆虐武汉。当医院支援湖北的倡议书一发出,梁小霞第一时间向院党委递交请战书,主动报名要求成为第一批援鄂队员。虽然没能成行,但她没有放弃争取,再次主动请缨支援湖北。这份坚定与渴望,感动了院领导,让她加入了预备队。2月21日晚,她和队友们抵达武汉后,经过一天的休整,23日便投入到培训中。在24日下午即将结束培训的时候,梁小霞接到24日晚进入重症病区开展救治工作的通知。她简单吃完饭后,立即返回宿舍收拾随身物品,穿上人生第一片成人尿不湿,在酒店门口等候集合……

一开始,梁小霞便遇到难题。她发现最基础的扎针也会因护目镜和手套的影响变得异常艰难,于是便利用休息时间反复练习盲穿技巧,很快便熟练完成无失误扎针。

从患者吃喝拉撒、清理口腔等生活护理，到呼吸机参数的调节、心电监护等技术操作，梁小霞都认真细致地将每项工作做好。每次当班的 4 个小时里，她要每 15 分钟观察一次患者病情变化，巡视完还要写记录、做治疗，给患者吸痰或者处理其他事情……基本上一个夜班连坐下休息的时间都没有。一位 80 多岁的高龄患者，全家均被感染，收治在不同医院，老人情绪十分低落。梁小霞得知后，主动给老人喂饭、清洁、陪伴。老人感动地说："有小霞在，我就重新燃起了希望！"

2020 年 2 月 28 日上午，梁小霞在隔离病区工作时，因劳累过度突然晕倒，昏迷不醒。经过近 90 天全力抢救，梁小霞还是永远离开了她钟爱的护理事业，年仅 28 岁。"感谢您为我们拼过命！"梁小霞所做过的一切，永远被人民记在心底。梁小霞荣获全国抗击新冠肺炎疫情先进个人称号，荣登"中国好人榜"。

摘自《解放军报》，2021 年 7 月 16 日，第 19 版。

一、仪态礼仪概述

（一）仪态礼仪的含义

仪态是指人们身体所呈现的各种姿态，也叫举动、动作、仪姿。其主要包括站、坐、走、卧、蹲、趴、手势等和神态表情以及相对静止的体态。

（二）仪态礼仪的意义

仪态是无声的语言，能表达人类思想感情变化以及对外界的反应，是言语和仪表的重要辅助行为，其富有真实性。例如当患者病痛发作，护士紧握患者双手给予安慰和支持，更能动人心弦。仪态也直接体现一个人自身素质与修养，影响着他人对自己的印象和评价。优美的仪态有助于树立美好的职业形象，得体的护士仪态能够给人们留下温和、善良、仁爱的"白衣天使""提灯女神"印象。

（三）仪态礼仪的实训要求

俗话说"坐有坐姿，站有站相"，护理人员的仪态要求做到举止自然、大方文明、美观得体、优雅适度、不卑不亢、尊重和谐。仪态礼仪要规范练习、反复实践、灵活运用、持之以恒，直至养成良好的行为习惯。

二、仪态礼仪

仪态礼仪主要包括站姿、手势、坐姿、行姿、蹲姿等。

（一）站姿

站立是人们生活交往中的一种最基本的举止。男士要求"站如松"，刚毅洒脱；女士则应秀雅优美，亭亭玉立。

符合礼仪规范的站姿是培养仪态美的基础。头正，双目平视，嘴角微闭，下颌微收，面容平和自然。双肩放松，稍向下沉，人有向上的感觉。躯干挺直，挺胸，收腹，立腰。

双臂自然下垂于身体两侧,中指贴拢裤缝,两手自然放松。双腿立直、并拢,脚跟相靠,两脚尖张开约 60°,身体重心落于两脚。正确的站姿可以使身体发育匀称,不易疲劳,而且精力充沛。常见的站姿包括肃立、直立等(图 2-7)。

站时忌侧身斜站、弯腰屈背、身体东倒西歪、随意抖动、倚墙靠壁、双手叉腰,给人以慵懒散漫、无精打采之感。

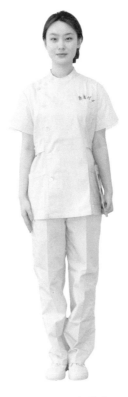

图 2-7 基本站姿

(二)手姿

手姿,也称手势,是通过手指、手掌、手腕的动作变化而形成的各种造型,具有言情、指示等多种表达功能。手势表现的含义非常丰富,表达的感情也非常微妙复杂。如招手致意、挥手告别、拍手称赞、拱手致谢、举手赞同、摆手拒绝等。

手势的含义,或是发出信息,或是表示喜恶传达感情。作为一种无声的信息传递方式,手势常伴随着有声语言的交流而出现,它能够增添表情达意的情感色彩,使人们的语言交流内容更丰富、表达更准确、意味更明显。

持物时应动作自然,五指并拢,用力均匀。不应翘起无名指与小指,显得成心作态。鼓掌是用于表示欢迎、祝贺、支持的一种手势,但是不应以此表示反对、讽刺。举手致意多用来向他人表示问候、致敬、感谢。指示是用于引导来宾指示方向的手势,用右手或左手抬至一定的高度,五指并拢,掌心向上,以其肘部为轴,朝向目标伸出手臂。掌心向上表示诚恳谦虚之意。递刀、剪、笔之类尖利的物品时,需将尖端朝向自己,握在手中,而不指向对方。递书、文件、资料、名片等时,字体应正对接受者,双手接过物品应向递物者道谢。在长辈面前,即使单手能拿的东西,也应该用双手递接。

在不同的国家、不同的地区手势有不同的含义。禁忌使用不稳重、不卫生、指责他人的手势,避免使用不通用、别人不理解的手势。

（三）坐姿

正确的坐姿需将上半身保持直立,右脚后移半步,单手或双手把护士服下端捋平,轻轻落座在椅子的前1/2或2/3处。女性双膝并拢,两足自然踏地,略内收,双手交叉放于两腿间或双手握拳交叉于腹前。男性双膝略分开,双手放于两膝上。要求入座无声,坐定时两眼平视,挺胸抬头,上身正直（图2-8）。正式场合通常讲究从椅子的左边入座,离座时也要从椅子左边离开,即"左进左出"。离座时要自然、稳重,避免弄出声响或碰翻物品。若与他人一起入座,落座时一定要讲究先后顺序,应礼让长者、尊者,即请长者、尊者首先入座。

坐姿包括基本姿态、正襟危坐式、垂腿开膝式、双腿叠放式、双腿斜放式、双脚交叉式、前伸后屈式、大腿叠放式等（图2-9、图2-10）。避免摇头晃脑、上身不直、乱摸乱碰、腿部失态、脚部乱动等不良坐姿。

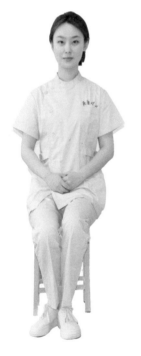
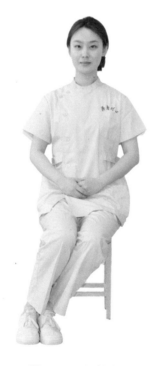
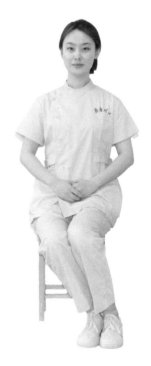

图 2-8 基本坐姿　　　　　图 2-9 双腿斜放式　　　　　图 2-10 双腿斜放式

（四）走姿

迈步前行时，目视前方，上体保持站立姿势，两眼平视前方；收腹、挺胸、直腰，上身基本保持平稳；双臂靠近身体两侧，随步伐前后自然摆动，摆幅为 30°左右，手指自然弯曲朝向体内；步幅均匀、步态轻盈、步伐笔直（图 2-11、图 2-12）。

行走时避免方向不定、瞻前顾后、速度多变、八字步态。在出现抢救患者、处理急诊、应答呼唤等情况时，护士为了赶速度、抢时间，可短暂快走，但要注意保持上身平稳、步态自然放松、步履轻快有序、步幅快速稳健。

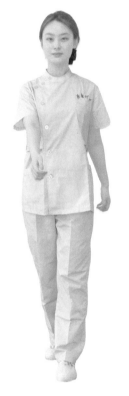
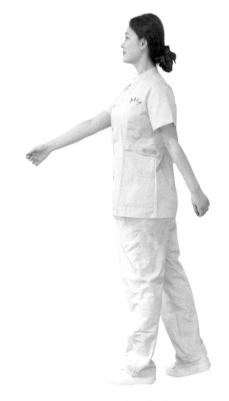

图 2-11　基本走姿（正面）　　　　　　　图 2-12　基本走姿（侧面）

（五）蹲姿

下蹲拾物时，应自然得体、美观大方、省时省力，两腿合力支撑身体。下蹲时，应使头、胸、膝关节在一个角度上，使蹲姿优美，避免滑倒。在捡拾物品时，可走到物品后侧方，右脚后退半步，然后下蹲，注意两腿紧靠、后腿稳定重心。蹲姿有高低式蹲姿、交叉式蹲姿、半蹲式蹲姿等（图 2-13～图 2-15）。

不可在公共场合面对或背对他人弯腰翘臀、两脚平行叉开蹲下，此举有失美感。

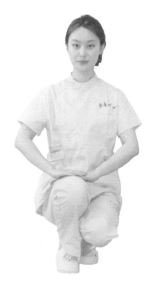
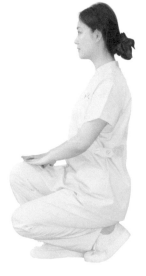
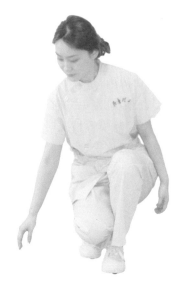

图 2-13　基本蹲姿（正面）　　　　图 2-14　基本蹲姿（侧面）　　　　图 2-15　拾物蹲姿（正面）

三、护士的仪态礼仪要求

护士端庄、大方的举止易给服务对象留下温和、仁爱的美好印象，可增强信任感，有利于良好护患关系的建立，提高服务质量，更有利于唤起患者配合治疗与护理的决心和信念，强化护理效果，促进患者早日康复。

（一）护士常用仪态的基本要求

1.端治疗盘

治疗盘是护士工作中常用的物品，端盘时应注意养成良好的行为习惯。身体正直，双手托着治疗盘的底部及两侧，双肘靠近腰部，前臂与上臂呈 90°，双手端盘平腰处，治疗盘距胸骨柄前方约 5 cm，重心保持于上臂，取放、行进中注意平稳，治疗盘不触及护士服。避免治疗盘紧靠身体或一手持盘，将盘的另一边置于髂骨处。注意动作轻稳，进出房间时，可用肩部轻轻将房门推开和关闭，不可用臀部、膝部或脚等身体其他部位将门顶开或踢开或关闭。端盘行进时要保持平衡，治疗盘不可倾斜。行走中如迎面遇到患者，应向左或右侧方让开一步，请患者先行（图 2-16～图 2-18）。

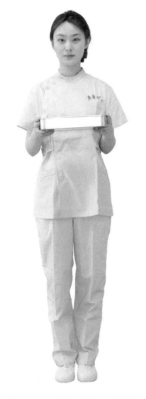

图 2-16　端治疗盘(正面)

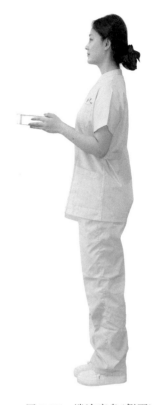

图 2-17　端治疗盘(侧面)

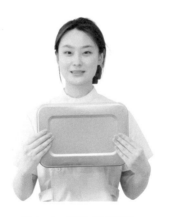

图 2-18　端治疗盘手法

2.持病历夹

　　手持病历夹时,右手持病历夹放在侧胸上部 1/3 处,左手自然摆动或托其右下角。持病历夹行走,将病历夹放在左前臂内侧,用手轻握病历夹,下侧放在腰部。持病历夹翻阅时,用右手的拇指和食指从缺口处滑至边缘,然后向上轻轻翻开病历夹。持病历夹时要动作协调,保持良好的站姿和行姿。注意不可随意拎着病历夹,避免丢失文件和给人散漫随意之感(图 2-19～图 2-21)。

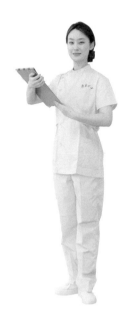
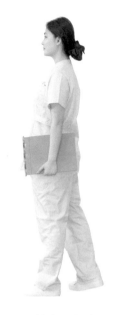
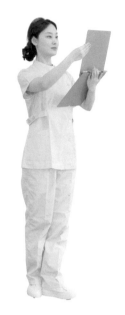

图 2-19　持病历夹(正面)　　　图 2-20　持病历夹(侧面)　　　图 2-21　持病历夹翻阅

3.推治疗车

护士推治疗车前行时,身体直立、自然前倾,治疗车距身体前侧约 30 cm,左右双手扶把,双臂均匀用力,重心集中于前臂,行进、停放平稳,快中求稳,避免碰撞。坚持"礼让患者",在走廊与对面的患者相遇时,应先将车推在一侧请患者先行。进出房间前先将车停稳,用手推开门后,将车推入或推出,随后再轻轻将门关上。不可靠在治疗车的边缘行进,不可单手随意推着车或拉着车走,不可用治疗车撞门(图 2-22～图 2-23)。

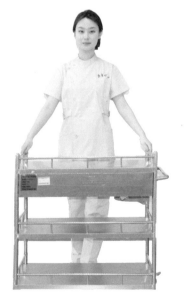
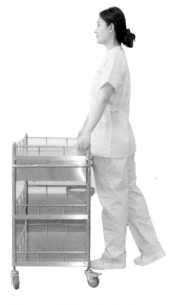

图 2-22　推治疗车(正面)　　　　　图 2-23　推治疗车(侧面)

4.引导礼仪

引导礼仪是指引导他人行进的礼仪。工作中引导他人到达目的地应有正确的引导方法和引导姿态,在引导时要做到心到、手到、眼到、话到,做到规范引导,适时提醒。

(1)近距离提示。患者到达后,引导者应规范地引导患者登记或者就座。具体做法是在站姿基础上,行点头礼后将手抬至一定高度,四指并拢,拇指微张,掌心向上略倾斜,以肘为轴,朝一定方向伸出手臂,伴语言,例如"请签字""请坐"等(图 2-24)。

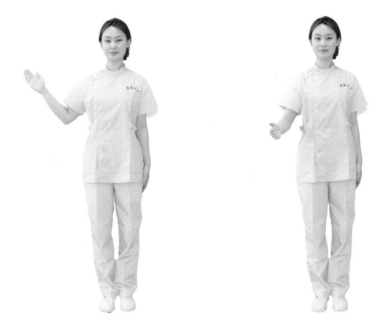

图 2-24　近距离提示

(2)原地引导。在遇到他人问路时,需进行原地方向引导。具体做法是在站姿基础上行点头礼后,将手抬至一定高度,四指并拢,拇指微张,掌心向上,以肘为轴,朝一定方向伸出手臂,眼看中指的延长线,同时说"请往这边走"。

(3)伴随引导。工作中,护士需要陪同引导患者一同行进,在为患者进行引导时应注意以下几个方面:护士与患者双方平行前进时,护士应位于患者的左侧;若双方单行前进时,护士应位于患者左前方 1 m 左右的位置;在引导患者前行时,行进速度应与患者保持一致,尤其是在引导老年患者或体力较虚弱的患者时,若有必要应对其施以搀扶与帮助。

在引导患者行走时,护士可以边行走边将右手或者左手抬起一定的高度,五指并拢,掌心向上,以肘部为轴,朝向引导或介绍目标,伸出手臂进行介绍,行走时上身稍转向患者。在走廊里与患者相遇时,护士应点头致意。

(4)楼梯引导。引导他人上下楼梯时,引导者应在前面,患者在后面,引导者应配合被引导者的步伐,以保证其安全(图 2-25)。

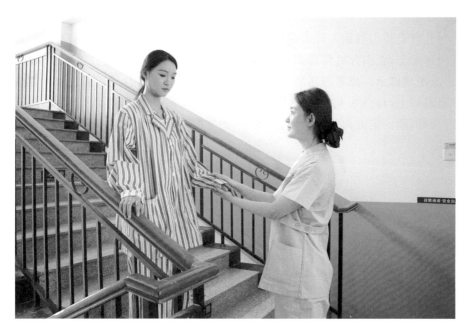

图 2-25　楼梯引导

（5）电梯引导。乘坐升降式电梯时，为确保被引导者的安全，引导者应先到电梯门口，控制电梯开关。出入有人控制电梯的顺序是：引导者后进后出；出入无人控制电梯的顺序是：引导者先进后出。乘扶手式自动电梯时，尽量靠近右侧扶手，上电梯时，引导者居后；下电梯时，引导者在前（图 2-26、图 2-27）。

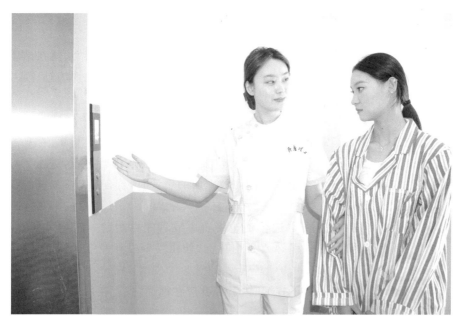

图 2-26　电梯引导 1

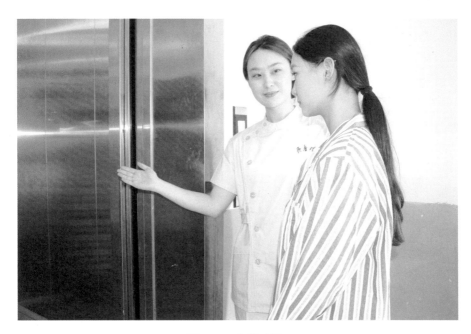

图 2-27　电梯引导 2

　　(6)进门引导。轻轻敲门,待对方允许后方可进入,引导者先行一步,先向室内人员点头致意,站在门旁,待客人进入,介绍完毕后,向后轻轻退一两步,再转身走出房间,保持较好的行姿,出门后与室内人员道别,再轻轻地把门关上(图 2-28、图 2-29)。

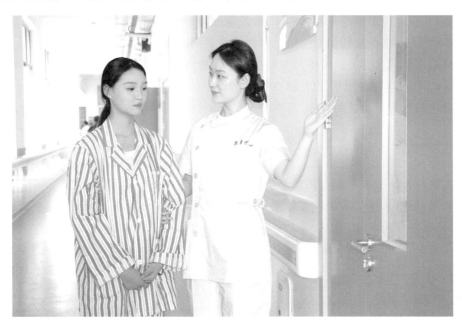

图 2-28　进门引导 1

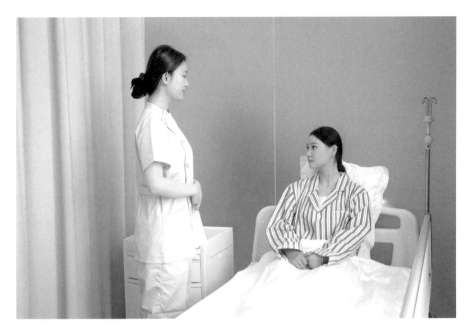

图 2-29　进门引导 2

（二）护士仪态礼仪的训练

仪态是展示自己才华和修养的重要外在形态,训练有素的护士仪态要求有良好的站姿、端庄的坐姿、稳健的行姿、典雅的蹲姿和熟练而有序的操作等。

护理礼仪的许多规范是具体的、严肃的而又程序化和形式化的,但并不意味着它们是一成不变的。在护理礼仪的运用上要根据患者的身体情况,视病情、民族、生活习惯、周围环境、文化层次等灵活运用。为塑造护士职业形象,作为一名护士要注重对文化知识的学习、理解,加强护士职业礼仪在护理工作中的应用,加强训练,养成良好的行为习惯,使自己的行为举止做到得体、自然、有礼、有节,将礼仪规范内化于心、外化于行。

拓展阅读

我国广大护士工作者在民族发展和社会进步的历程中,发挥着重大作用。抗日战争时期,护士工作是革命工作的重要组成部分,她们不单纯是为技术、为生活而工作,更是为革命而工作。1941 年国际护士节到来之际,毛泽东题词:"护士工作有很大的政治重要性。"[1]1942 年 5 月,毛泽东在《解放日报》的"护士节专刊"题词:"尊重护士,爱护护士。"[2]广大护士工作者以实际行动谱写了永载史册的业绩,留下了光辉灿烂的一页。

---

[1]　摘自《健康报》第二版,1965 年 7 月 20 日。
[2]　摘自《健康报》第一版,1985 年 8 月 15 日。

课堂互动

2 人一组分别扮演护理人员和患者,模拟一次护理职业礼仪的全过程。根据个人特点进行仪容修饰,规范穿戴护士服饰,在这个过程中充分展现护士的专业仪态。

1.站姿训练

个人靠墙站立,要求后脚跟、小腿、臀、双肩、后脑勺都紧贴墙,在头顶放一本书使其保持水平,促使颈部、上身挺直,下巴向内收,训练 20 分钟左右。

2.坐姿训练

按坐姿基本要领,着重脚、腿、腹、胸、头、手部位的训练,可以配舒缓、优美的音乐,以减轻疲劳,训练 20 分钟左右。

3.走姿训练

练习颈背挺直:头顶书本,目视前方,以标准行姿前进,开始稍慢,逐步加快步伐。练习两臂摆动:身体立直,两臂以肩关节为轴,前后自然摆动。练习步位步幅:在地面上划一条直线,并以自己脚的长度将直线分成若干小格,行走时双脚内侧落在直线上,男性脚尖可略向外展,以脚跟落线两脚前后距离为一空格,避免步幅过大或过小。

4.全身协调练习

将各要领融于一体反复练习,训练时配上行进音乐,合理掌控音乐节奏,注意步伐轻盈敏捷。

拓展阅读

南丁格尔誓言(Nightingale Pledge)介绍

弗洛伦斯·南丁格尔,世界著名护理专家,近代护理教育的创始人,护理学的奠基人。其 1851 年在普鲁士一所医院接受护理训练。她所撰写的《医院札记》和《护理札记》两书,以及 100 余篇论文,均被认为是护理教育和医院管理的重要文献。1860 年在英国圣托马斯医院首创近代护理学校。她的教育思想和办学经验被世界上许多国家所采用。南丁格尔誓言是南丁格尔为护士所立的誓约。

英语版本:

I solemnly pledge myself before God and in the presence of this assembly, to pass my life in purity and to practice my profession faithfully.

I will abstain from whatever is deleterious and mischievous, and will not take or knowingly administer any harmful drug.

I will do all in my power to maintain and elevate the standard of my profession，and will hold in confidence all personal matters committed to my keeping and all family affairs coming to my knowledge in the practice of my calling.

With loyalty will I endeavor to aid the physician in his work，and devote myself to the welfare of those committed to my care.

中文版本：

余谨以至诚，

于上帝及会众面前宣誓：

终身纯洁，忠贞职守。

勿为有损之事，

勿取服或故用有害之药。

尽力提高护理之标准，

慎守病人家务及秘密。

竭诚协助医生之诊治，

务谋病者之福利。

谨誓！

思维导图

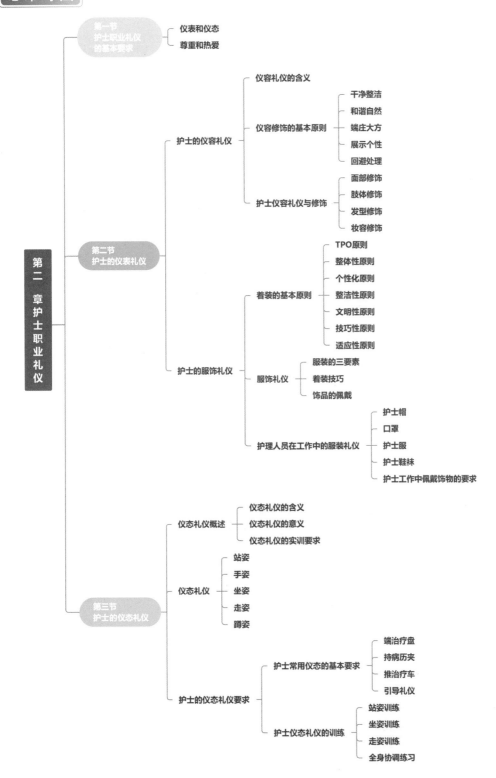

第二章护士职业礼仪

第一节 护士职业礼仪的基本要求
- 仪表和仪态
- 尊重和热爱

第二节 护士的仪表礼仪
- 护士的仪容礼仪
  - 仪容礼仪的含义
  - 仪容修饰的基本原则
    - 干净整洁
    - 和谐自然
    - 端庄大方
    - 展示个性
    - 回避处理
  - 护士仪容礼仪与修饰
    - 面部修饰
    - 肢体修饰
    - 发型修饰
    - 妆容修饰
- 护士的服饰礼仪
  - 着装的基本原则
    - TPO原则
    - 整体性原则
    - 个性化原则
    - 整洁性原则
    - 文明性原则
    - 技巧性原则
    - 适应性原则
  - 服饰礼仪
    - 服装的三要素
    - 着装技巧
    - 饰品的佩戴
  - 护理人员在工作中的服装礼仪
    - 护士帽
    - 口罩
    - 护士服
    - 护士鞋袜
    - 护士工作中佩戴饰物的要求

第三节 护士的仪态礼仪
- 仪态礼仪概述
  - 仪态礼仪的含义
  - 仪态礼仪的意义
  - 仪态礼仪的实训要求
- 仪态礼仪
  - 站姿
  - 手姿
  - 坐姿
  - 走姿
  - 蹲姿
- 护士的仪态礼仪要求
  - 护士常用仪态的基本要求
    - 端治疗盘
    - 持病历夹
    - 推治疗车
    - 引导礼仪
  - 护士仪态礼仪的训练
    - 站姿训练
    - 坐姿训练
    - 走姿训练
    - 全身协调练习

案例分析

1.小刘是新来的实习生,平常大大咧咧的。林先生因支气管哮喘住院治疗,林先生一见到护士小刘就感觉很不舒服,仔细留意才发现,原来她没有化工作淡妆,显得病态十足。上午10点,小刘端着测体温的治疗盘到病房给患者测体温。她走到病房门口,因手里端着治疗盘,于是用脚将门推开,进门时差点撞到要出门的林先生的家属,并大声喊道:"量体温了!"林先生见此情景,怒从心起,脸色冷了下来,越发不满。

请结合案例分析:

(1)林先生在和护士小刘相处时,为什么会感到不适与生气?

(2)护士小刘应如何改进?

2.实习护士小杨积极报名了医院护士职业形象塑造的专题培训,渴望加强护士礼仪修养的培养。

请根据所学知识,具体谈谈实习护士职业形象塑造的方法和途径有哪些。

3.患者肖女士,以"急性阑尾炎"收住院,明天将行阑尾切除术。护士小周晚查房时发现患者在床上辗转反侧难以入睡,便对患者说:"肖女士,为啥不睡觉?"患者说:"明天要做手术了,我紧张。"护士小周拨弄着自己的指甲,撇嘴嗤笑:"喊,有啥好紧张的,在我们科,切阑尾是最小的手术,切肝、切胃等大手术多得是,你到时候试试就知道了,这么点儿的手术给你吓成这样,别紧张了,快睡觉,否则影响明天的手术。"说完后,小周扭头就走,哼着歌大摇大摆地走出了病房。

请结合案例分析:

(1)护士小周的不妥之处有哪些?

(2)正确的处理方法是什么?

复习思考题

一、选择题

1.护理人员端治疗盘时,前臂与上臂呈现的角度为( )。

    A.90°   B.30°   C.45°   D.60°

2.护士燕尾帽上横杠表示( )。

    A.级别   B.职务   C.工作年限   D.职称

3.关于护士手部的修饰,下列说法不正确的是( )。

    A.涂彩色指甲油   B.经常洗手

    C.以朴素庄重为美   D.指甲要经常修剪

4.护士服的着装要求,下列说法不正确的是( )。

    A.护士服以整洁美观为原则   B.注意与其他服饰搭配协调

    C.里面不应穿过于臃肿的衣服   D.内衣领边和袖口可以超过护士服

5.关于着装适度性原则的描述中,下列说法不正确的是(　　)。

　　A.装饰要有分寸,简繁得当

　　B.首饰的佩戴以少为佳

　　C.一般服装的色彩搭配不超过四种颜色

　　D.着装的款式应注重与年龄、肤色等相协调

6.浅灰色配深灰色属于(　　)配色法。

　　A.对比　　　　　　　　B.统一　　　　　　　　C.点缀　　　　　　　　D.时尚

7.关于口罩佩戴,下列说法不正确的是(　　)。

　　A.一次性口罩不可反复使用　　　　　　B.松紧合适,遮住口鼻

　　C.必要时可以露出鼻孔　　　　　　　　D.及时更换

8.儿科护士服的颜色常为粉色,这样做的目的是(　　)。

　　A.出于美观的考虑

　　B.出于护理工作的需要

　　C.考虑到儿科医生和护士的心理特点

　　D.考虑到儿童的心理特点

9.下面对手势使用的叙述中,说法不正确的是(　　)。

　　A.手势可以促进表达感情

　　B.护士在工作中可适当使用规范的手势

　　C.手势的使用越多越好

　　D.手势可以表示抽象意念

二、问答题

　　1.简述护士的仪容礼仪的含义。

　　2.简述护士的仪容礼仪的原则。

　　3.简述护士的仪容礼仪的规范。

　　4.简述服饰的功能。

　　5.简述服饰的要素。

　　6.简述着装的基本原则。

　　7.简述护士服饰礼仪的原则。

　　8.简述护士服饰礼仪规范。

　　9.简述护士的基本仪态礼仪及要领。

　　10.简述护士常用仪态的基本要求。

第三章 护士日常社交礼仪

教学目标

知识目标：

1.简述各种日常社交礼仪（称谓礼仪、介绍礼仪、握手礼仪）、言谈礼仪、求职礼仪、涉外护理礼仪的原则及注意事项。

2.识记各种日常礼仪的禁忌。

3.了解实习礼仪的规范。

能力目标：

1.能独立制作简历。

2.能在学习、生活和工作中运用社交礼仪规范，提高交际能力。

思政目标：

1.培养学生的现代交际素质，适应现代社会及护理职业的需要。

2.养成自觉按照社交礼仪规范进行社交的习惯，提高自我道德素养。

导入情景

情景描述

新入职的护士小刘，第一次参加护理质量与安全会议，她遇见了护理部主任，立马冲上前去，握住对方的手，并大力左右摇晃说："主任你好，我是新来的护士小刘，请多关照……"啰啰嗦嗦一顿输出，并且握了很久才放开。

请思考：护士小刘的行为是否恰当？

我国自古就是礼仪之邦，源远流长的礼仪文明，是中国几千年文化积淀和发展而形成的。子曰："不学礼，无以立。"（《论语·季氏篇第十六》），随着当今社会的不断发展，人们之间的交往越来越广泛，各行业间的交流也日益增多，讲礼仪，重仪表，越来越受到大家的重视，成为各行业打造自身品牌的有效手段。护理人员的礼仪水平反映了医疗队伍的整体素质,是医院在医疗市场激烈的竞争中得以生存的必备条件。医疗工作不仅需要精湛的业务技术和良好的思想品德,还需要医务人员具有较高的综合素质。俗话说"有礼走遍天下,无礼寸步难行",如果护理人员不懂礼仪就无法处理好护患关系和医护关系,也就不能很好地完成医疗护理工作。因此,护士需要了解护理工作中的社交礼仪,提高护理服务质量。

第一节 社交礼仪

一、接待礼仪

(一)称谓礼仪

称谓,也叫称呼,属于道德范畴。称谓礼仪是在对亲属、朋友、同志或其他有关人员称呼时能准确应用规范性礼貌语的一种行为,准确的称谓能恰当地体现出当事人之间的隶属关系。人际交往,礼貌当先;与人交谈,称谓当先。恰当地使用称谓,是社交活动中的一种基本礼貌。称谓要表现尊敬、亲切和文雅,使双方心灵沟通,感情融洽,缩短彼此距离。正确地掌握和运用称谓,是人际交往中不可缺少的礼仪因素。

1.常用称谓

国内常规性的称谓有职业称、职衔称、姓氏称、亲属称以及泛尊称。

(1)职业称:为表示对对方职业和劳动技能的尊重,通常称其职业,或姓氏后加职业,如张老师、王医生、李律师等。

(2)职衔称:对国家干部或有明显职衔的人士,交往双方通常都用职衔称或姓氏后加职业,如经理、院长、教授、警官、老板等。

(3)姓氏称:当对方与自己比较熟悉且是同辈人时,常用"老+姓"称呼对方,如老刘;若对方比自己年龄大,且属德高望重者,则称"姓+老",如王老;若对方比自己年龄小、身份低,则称"小+姓",如小孟。

(4)亲属称:在与非亲属人士交往中,有时以对方亲属称谓称之,如李阿姨、王奶奶、刘哥等,能给人以亲切、热情、敬重之感,尤其是在非正式场合的民间交往中,能使人倍感亲切。这种称谓还常常反映出人们之间的亲密程度。

(5)泛尊称:一般从事商业、服务性行业的人,会按照性别不同来称呼,如小姐、先生、女士、夫人等。

2.注意问题

在人际交往中使用称谓时,一定要避免以下几种错误的做法。

(1)错读:念错对方的姓名,如"查"(zhā)、"仇"(zhǎng)等。有些姓氏容易读错,有些姓氏不常见,为了避免读错,一定要做好前期准备。

(2)误会:对对方的年纪、辈分、婚否以及与他人的关系作出了错误的判断,如将未婚女子称为"夫人"等。

(3)不通用:有些称谓有一定的地域性,如北京人喜欢称人为"师傅",这样的称谓是较为通俗的非正式称谓,容易拉近人与人之间的关系,便于交流与沟通;但在南方人听来,"师傅"就像是称呼"出家人",容易引起误会。

(4)失礼:有些称谓在特定的场合使用可能是亲切的、自然的,但在另一些场合则被认为是无礼或令人不愉快的,应有所避讳。

①小名:又叫乳名。只限于家庭范围使用,在公共场合、正式场合称他人小名,是对他人的不尊重

②昵称:是一种亲热的称呼,一般用于长辈对晚辈以及朋友、恋人、夫妻之间的称呼,在正式场合不宜使用。

③绰号:是个人本名以外的多余的称号,外人根据其特征另起的名字,大都有亲昵、憎恶或敬畏、调谑、嘲讽的意味。给人起绰号或称呼绰号是对他人的不尊重,是极其无礼的行为。

④蔑称:是蔑视交往对象的一种称谓。如称农民为"土老帽儿""土包子",称外国人和外族人为"洋鬼子"等,都是非常失礼的行为,极易伤害交往对象,应绝对禁止使用。

(二)介绍礼仪

介绍是社交活动中最重要的基本礼节之一,是双方开始交往的起点。通过介绍,可以缩短人们之间的距离,以便更好地交谈、更多地沟通和更深入地了解。在社交场合,如能正确地利用介绍礼仪,不仅可以扩大自己的交际圈,广交朋友,而且有助于展示自我,宣传自我,建立良好的社交人际关系。

1.介绍的礼仪要求

(1)介绍人首先应充分熟悉和了解被介绍双方的基本情况,如姓名、单位、职务等,并且介绍的内容一定要使用全称,避免在介绍时出现失误与尴尬。

(2)做介绍时,手势动作正确文雅,应手心朝上,四指并拢,拇指张开,指向被介绍的一方,并且眼神要随手势转向被介绍的一方并向另一方点头微笑。

(3)介绍时,被介绍者除长者、尊者、女士可就座微笑或略欠身致意外,一般均应起立;但在宴会桌、会议桌前被介绍者也可不起立,只要略欠身微笑、点头,有所表示即可。介绍完毕后,如果方便,被介绍双方应握手致意并寒暄,如"你好""认识你很荣幸""请多指教"等。

(4)自我介绍应恰当得宜,不失分寸。

①时间:尽可能节省时间,以半分钟左右为佳,如无特殊情况最好不要长于1分钟。介绍时应简洁恰当,长话短说,力求精练,根据交往的场合、情景、目的的不同有所侧重。

②时机:介绍时的最佳时机应是对方有空闲、情绪好、有兴趣的时候,不会打扰对方。尽量避免在对方工作或者对方有干扰时进行,如休息、用餐等。

2.介绍的方式

(1)自我介绍。自我介绍是在必要的社交场合,将自己介绍给他人,以使对方认识自己。自我介绍的方式有:

①应酬式:适用于某些公共场合和一般性的社交场合,进行一般接触的交往对象。如旅行途中、宴会厅里、通电话时。对介绍者而言,对方属于泛泛之交,或者早已熟悉,

进行自我介绍只是为了确认身份,因此介绍时内容要少而精,往往只需介绍姓名一项即可。如"您好,我叫张三"。

②工作式:主要用于工作中。介绍内容包括本人姓名、工作单位、担任的职务或从事的具体工作。如"您好,我叫张三,我是××学校的教师"。

③交流式:主要适用于社交活动中,希望与交往对象深入交流。其内容包括介绍者的姓名、工作、籍贯、学历、兴趣以及与交往对象的某些熟人的关系等。如"您好,我叫李明,在××医院急诊科从事护理工作,我和您一样,也是山东人"。

④礼仪式:适用于讲座、报告、演出、庆典等一些正规而隆重的场合。它是一种意在表示对交往对象友好、敬意的自我介绍。介绍的内容除了姓名、单位、职务外,还应增加一些适宜的谦语、敬语,以示自己礼待交往对象。

⑤问答式:主要适用于应试、应聘和公务交往场合,在普通交际应酬场合,也有所见。问答式自我介绍讲究问什么答什么,有问必答。

(2)他人介绍。这是经第三方为彼此不相识的双方引荐介绍的一种方式。第三方的介绍通常是双向的,将被介绍双方均做一番介绍。有时,被介绍的一方了解对方时,也可只进行单向的介绍。

为他人作介绍时的顺序:尊者先知。

①介绍年长者与年幼者认识时,应先介绍年幼者,后介绍年长者。

②介绍长辈与晚辈认识时,应先介绍晚辈,后介绍长辈。

③介绍女士与男士认识时,应先介绍男士,后介绍女士。

④介绍已婚者与未婚者认识时,应先介绍未婚者,后介绍已婚者。

⑤介绍同事朋友与家人认识时,应先介绍家人,后介绍同事、朋友。

⑥介绍来宾与主人认识时,应先介绍主人,后介绍来宾。

⑦介绍社交场合的先到者与后来者认识时,应先介绍后来者,后介绍先到者。

⑧介绍上级与下级认识时,应先介绍下级,后介绍上级。

⑨介绍职位、身份高者与职位、身份低者认识时,应先介绍职位、身份低者,后介绍职位、身份高者。

为他人作介绍时,根据场合的不同,介绍的内容与方式也会有所不同。通常有以下几种形式:

①标准式:适用于正式场合。内容以双方的姓名、单位、职务为主。

②简介式:适用于一般的社交场合。内容往往只介绍双方姓名一项,甚至只提到双方姓氏,接下来则要由被介绍双方根据情况见机行事。如"我来介绍一下,这位是小邓,这位是小刘,你们认识一下吧"。

③强调式:适用于各种社交场合。其内容除被介绍者的姓名外,往往还会刻意强调一下其中某位被介绍者与介绍者之间的特殊关系,以便引起另一位被介绍者的关注。如"吴经理,这位是张三,我的学生,在校学习期间非常优秀"。

④引见式:适用于正式场合。做这种介绍时,介绍者所要做的,只是将被介绍双方引导到一起,不需要表达任何实质性的内容。如"两位认识一下吧"。

⑤推荐式：适用于比较正规的场合，多是介绍者有备而来，有意要将甲举荐给乙，因此在内容方面通常会对甲的优点加以重点介绍。

⑥礼仪式：适用于正式场合，是一种最为正规地为他人介绍的方式。内容略同于标准式，但语气、表达、称呼上都更为礼貌、谦恭。

二、交往礼仪

（一）握手礼仪

握手是日常交往中最常见的礼节，也是一种祝贺、感谢或互相鼓励的表示。握手礼的内容主要包括握手的方式、握手时伸手的先后次序、握手的禁忌等。

1.握手的标准方式

行至距握手对象约1 m处，双腿立正，上身略向前倾，伸出右手。四指并拢，拇指张开与对方相握。握手时应用力适度，上下稍微晃动两三次，随即松开，恢复原状。握手时应注意以下几个问题：

（1）神态：与人握手时，应面带笑意，目视对方双眼同时寒暄问候。

（2）姿势：向他人行握手礼时，无特殊情况，都应起身站立。除非是长辈或者女士或者行动不便，否则坐着握手是不合适的。

（3）手位：握手时，手的位置至关重要。常见的手位有两种，即：①单手相握，以右手与人相握，是最常用的握手方式。②双手相握，即用右手握住对方右手后，再以左手握住对方的手背。这种方式适用于亲朋故旧之间，用以表达深厚情谊。双手相握时，左手除握住对方手背外，也可握住对方右手手腕、右手手臂、按住或拥住对方右肩，这些做法除非是至交，否则最好不要滥用。

（4）力度：握手时，力度要适当，过轻或过重都不合适。为了向交往对象表示热情友好，可稍许用力，握力约20 N（约2 kg）为宜。与亲朋故旧握手时，所用的力量可以稍大一些；而在与异性以及初次相识者握手时，不可用力过猛。

（5）时间：在普通情况下，握手的全部时间应控制在3秒左右，握手后晃动两三下即可。太短，会让人感觉缺乏诚意；太长，则让人感到不舒服（图3-1）。

2.伸手的次序

行握手礼最为重要的礼仪问题，是由谁先伸出手来"发起"握手。倘若在与他人握手时，轻率地抢先伸出手去而得不到对方的回应，那将是一件非常令人尴尬的事情。

（1）"尊者决定"原则。"尊者决定"原则是指两人握手时，各自首先应确定握手双方彼此身份的尊卑，然后以此决定伸手的先后。应由位尊者首先伸出手来，即尊者先行。位卑者只能在此后予以响应，而绝不可贸然抢先伸手，否则就是失礼之举。

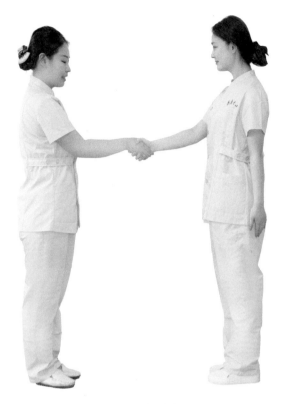

图 3-1　握手礼

握手时双方伸手的先后次序大体包括以下几种情况：

①年长者与年幼者握手，应由年长者首先伸出手来。

②长辈与晚辈握手，应由长辈首先伸出手来。

③教师与学生握手，应由教师首先伸出手来。

④女士与男士握手，应由女士首先伸出手来。

⑤已婚者与未婚者握手，应由已婚者首先伸出手来。

⑥社交场合的先到者与后来者握手，应由先到者首先伸出手来。

⑦上级与下级握手，应由上级首先伸出手来。

⑧职位、身份高者与职位、身份低者握手，应由职位、身份高者首先伸出手来。

（2）特殊情况。一个人需要与多人握手亦应讲究先后次序，由尊而卑，即先年长者后年幼者，先长辈后晚辈，先老师后学生，先女士后男士，先已婚者后未婚者，先上级后下级，先职位、身份高者后职位、身份低者。

在公务场合，握手时伸手的先后次序主要取决于职位、身份。而在社交休闲场合，它主要取决于年龄、性别、婚否。

接待来访者时，客人抵达后，应由主人首先伸出手来与客人相握，表示"欢迎"。而在客人告辞时，则应由客人首先伸出手来与主人相握，表示"再见"。

上述握手时的先后次序可用以律己，却不必处处苛求于人。

3.握手禁忌

(1)忌用左手握手,尤其是与阿拉伯人、印度人打交道时要牢记此点,他们认为左手是不洁的。

(2)忌戴着手套或戴着墨镜握手,只有女士戴着薄纱手套以及患有眼疾者、眼部有缺陷者是允许的。

(3)忌在握手时将另一只手插在口袋里或另一只手拿着东西,例如拿着香烟、报刊、公文包、行李等,应将手中东西放下,再行握手。

(4)忌握手时面无表情、不置一词或长篇大论、点头哈腰、过分客套,或者握手时将对方的手拉过来、推过去,或者上下左右抖个不停。

(5)忌用肮脏不洁或患有传染性疾病的手与他人相握。若有此类情况要先向对方解释,避免发生误会。

(6)不拒绝与他人握手,也不要在与人握手完后立即用手帕等物擦拭自己的手。

课堂互动

4~6人一组,分角色扮演以下场景,接待新入院的患者,介绍环境、医生、护士、病友等,在这个过程中充分体现日常交往礼仪的基本原则。

(二)名片礼仪

名片是初次见面的人用于介绍自己的卡片,是人们用来进行交际或赠予他人作为纪念的工具。名片是标示姓名及其所属组织、公司单位和联系方法的纸片。对于非商界人士来说,是新朋友相互认识、自我介绍的最快且有效的方法;对于商界人士来说,名片更是十分必要的,可记录彼此的联络方法。

探源溯流

名片有着悠久的历史,始于封建社会。战国时,经济发展带动文化发展。秦朝时,秦始皇统一六国,实行了统一的文字制度,促进了名片的使用和发展。最初被称为"谒",西汉时《释名·释书契》载:"谒,诣告也。书其姓名于上以告所至诣者也。"东汉时,谒又叫名刺,据《后汉书》载,祢衡曾身怀名刺求见于人。

至唐代,木简名刺改为名纸。新科进士会用红笺名纸互换,以便交流。晚唐又唤作门状、门启,都是自报家门的一种联络方式。元代易名刺为"拜帖",明清时又称"名帖""片子"。

明代统治者沿袭了唐宋的科举制度,并使之平民化,读书成了一般人改善生活的唯一出路,识字的人随之大量增加。人们交往的机会增加,学生见老师,小官见大官都要先递上介绍自己的"名帖",即唐宋时的"门状"。"名帖"这时才与"名"字有了瓜葛。明代的"名帖"为长方形,一般长七寸、宽三寸,递帖人的名字要写满整个帖面。

如递帖给长者或上司,"名帖"上所书名字要大,"名帖"上名字大表示谦恭,"名帖"上名字小会被视为狂傲。

清朝才正式有"名片"称呼。随着清朝的结束和西方文化的传入,名片的形式和功能发生了变化,开始向小型化发展。特别是在官场,官小使用较大的名片以示谦恭,官大使用较小的名片以示地位。

现代的名片不仅限于官员、贵族和学子之间的专属,而是普遍用于商业活动,如宣传和销售。

1.名片的内容

(1)规格与材质:名片一般为10 cm长,6 cm宽的长方形卡片。制作时应避免新奇、花哨、过大,以免给人不稳重、标新立异之感。

(2)名片的设计:名片是宣传企业的一个极好的媒介,因此,恰当的设计会给企业与自身带来良好的印象,促进双方的后期交流。

(3)内容:一般的名片应该印上工作单位、姓名、身份、地址和邮政编码等。工作单位一般印在名片的上方,社会兼职紧接工作单位排列下来;姓名印在名片中央,右旁印有职务、职称;名片的下方为地址、邮政编码、电话号码、传真和电子邮件(E-mail)地址等。

2.名片的用途

名片最主要的用途是介绍自身。同时也能便于联系双方,加深印象,能够拜会他人,馈赠附名,喜庆告友,代替请柬或祝贺升迁等。

3.名片的递送

(1)做好准备。提前准备好名片,可放在上衣口袋、手提包、专用的名片夹中,以免要交换名片时出现慌乱状态,留给对方不好的印象。

(2)注意时机。一般在初识,经过自我介绍或他人介绍之后,或分别时进行。如果是事先定好的面谈,或事先双方都有所了解,不一定忙着交换名片,可在交谈结束、分别时拿出名片递给对方,以加深印象,并表示希望保持联络的诚意。

(3)观察意愿。在交流中注意观察对方是否有继续交往的意愿,往往可通过"幸会""很高兴认识您"等语言或表情等非语言符号表露出来。如果对方并没有这种意愿,可不用递交名片。

(4)注意态度与姿势。面带微笑,上身前倾150°左右,以双手或右手持握名片,举至胸前,并将卡片的正面面对对方,同时应用诚挚的语调附上句"××,您好,这是我的名片,请多多指教",给对方一种谦逊大方的感觉。双方互递名片时要用右手递。

在此须强调的是,国人交换名片一般是双手递、接,同外宾交换名片,要先留意一下对方用几只手递过来,然后再跟着模仿。西方人、阿拉伯人和印度人习惯用一只手与人交换名片;日本人则喜欢在一只手接过他人名片的同时,用另一只手递上自己的名片。无论哪种情况,都要求名片的正面向着对方。

(5)注意顺序。向多人递送时,由尊而卑、由近而远、由左向右或由右向左的方法进行。圆桌上递送一般按顺时针方向递送。切勿采取"跳跃式"。若向一人递送,则地位低的可先向地位高的递送,男士可先向女士递送。

4.名片的接受

接受名片是名片礼仪的核心内容,交换名片时的表现可以反映一个人素质的高低,体现出对对方的尊重与否。在接收名片时,应当遵守一定的礼仪。

(1)态度谦恭。在接受名片时,应当及时暂停手中的事务,并站立相迎,面带微笑,要双手捧接,并道感谢,一定不能只用左手接名片。有人会在对方递名片时,忙着拿烟倒水,一个劲地招呼对方"请坐,请坐",或随手往口袋一塞,往桌上一扔,然后又忙着接待。虽然表现很热情,但对方看到这样对待自己的名片,心里会不舒服,甚至反感。

(2)认真阅读。名片上往往有在介绍时未提及的信息,接过名片后,应先致谢,后将其从上到下,从正面到反面仔细默读一遍;名片上的姓名、职务可读出声音来,以示尊重;如果名片上的内容不明确,可及时请教对方。

(3)细心处理。接收到名片后,千万不能放在手里玩弄或乱丢乱放,应小心翼翼放置在名片夹中、上衣口袋、办公桌上。在第一次见面后,还可以在名片反面记下会面时间、地点等信息;同时,简单记下对方的特征、爱好、特长等。这些资源为下次会面或联络提供了线索与话题。等下次见面时,不仅能说出姓名,还可以其爱好、特长等为话题,对方一定会感到意外与高兴。同时也需注意对方情况有变要及时更改。比如,遇到对方已升职、电话号码已更改等情况,都应及时掌握并修改,否则不够礼貌,也对工作不利。

(4)注意互换。接受名片后,应礼貌致谢,且立刻回送给对方一张自己的名片。如果名片已用完,或没有携带,则需要向对方作出解释并道歉,可提出他日补送名片。

(三)通信礼仪

在信息时代,电话、书信、即时通信等通信方式被人们广泛使用,在社交、公共场合相应地需要遵循一定的礼仪,不然会引起双方的不愉快,影响人际交往。

1.电话礼仪

(1)拨打电话的礼仪。

1)时间适宜:拨打电话的时间最好是双方约定的时间,或是对方方便的时间。一般在我国,尽量不要在他人休息的时间打电话,如早晨7点以前,晚22点以后和用餐及午休、周末的时间。如果有要事必须立即通告,可先致歉后说明情况,如"很抱歉这个时候打扰您,但事情紧急……"在国际交往中需考虑时差问题,尽量避免对方的休息时间。

2)通话长度:一般情况下,通话时间以短为佳,宁短勿长。尽量遵守"三分钟"原则,即打电话时,拨打者应当自觉、有意识地将每次通话的长度限定在3分钟内。

①简明扼要:拨打电话前明确对方的姓名、电话号码、通话要点等。通话时问候完毕,应直言主题,不讲废话。

②适可而止:作为拨打者,应自觉控制讲话长度。要讲的话说完后,即应当机立断,终止通话。由拨打者终止通话,是电话礼仪的惯例,也是拨打者的一项义务。

3)语言文明:在拨打电话时,首先要向对方问候一句"您好",然后自报家门,确认对方是否是自己需要找的那个人,然后称呼、问候对方,说明打电话所为何事。在准备终止通话时,应先说一声"再见",使自己待人以礼的形象有始有终。

4)态度文明:拨打者除语言要得体外,在态度上也应该平和友善,语速适当放慢,切勿大喊大叫。若要找的人不在,需要接听电话的人代找,或代为转告、留言时,态度更应文明礼貌。通话时电话突然中断,需由拨打者立即再拨,并说明原因;若拨错了电话,应对接听者表示歉意。

(2)接听电话的礼仪。

1)接听及时:接听电话的时间一般遵循"响铃不过三"的原则,在铃响三次后接起最为适宜。

2)应对谦和:拿起话筒后首先向拨打者问好,并自报家门,以防对方拨错电话,浪费双方时间。若接听时,对方需要找的人不在,应当告知不在,并询问对方的身份,来电所为何事,是否需要转达,必要时进行记录。接听电话时态度要谦恭友好,不能嘴里吃着东西接听电话,应聚精会神地接听。通话终止时,不要忘记向拨打者道"再见",礼貌挂机。当通话因故中断后,要等候对方再次拨入。

2.电子书信礼仪

电子邮件,简称电邮,标志为@,是指通过网络的电子邮件系统书写、发送和接收的信件,可用附件的形式,传递文件和信息。使用电子邮件时,应遵守的礼仪规范包括:

(1)认真撰写。

1)主题明确:一般一个电子邮件只有一个主题,在主题栏中就要注明。撰写时要突出主题,让人一目了然。

2)文字流畅,内容简明扼要。

3)格式完整:按书信的格式撰写,不要"有头无尾"或"无头无尾"。

4)用语文明:邮件内容虽然简洁,但同样要注意礼貌,特别是称谓、祝词部分的礼貌用语要使用得当。

(2)避免滥用。若无必要,不要轻易向他人乱发邮件,更不要向他人的信箱发送"垃圾邮件"。收到重要文件应及时回复。

(3)注意编码。不同地区使用的中文编码系统可能不同,我国内地和港澳台以及国外的一些国家的中文编码不尽相同。为防止通信时出现乱码现象,向这些地区发送邮件时,最好注明自己使用的中文编码,确保通信成功。

(四)校园礼仪

校园礼仪是在学校生活中产生的,它包括学校生活的各个方面的内容。

1.师生交往礼仪

教师是学生获取知识的源泉,是学生处理疑难的向导,而且也是学生为人处世的楷模。教师们工作辛苦,身为学生应当更加尊敬自己的老师。学生在与老师交往时应注意:

(1)学生要尊敬老师,见到老师要主动有礼貌地打招呼。问好时要注视着老师,面带微笑,语气诚恳。如果同时遇到几位老师,可直接说"各位老师好"或"老师们好",不一定要逐一问候,这样既简洁又大方得体。

(2)在楼梯口或狭窄的通道碰见老师,应侧身让老师先行。学生和老师一起外出,乘坐交通工具时,学生应请老师先上。

(3)老师站着和学生说话时,学生不能随性而坐。如果老师坐着,只有在请学生坐下时,学生方可坐下与老师谈话。学生与老师交谈时,应态度诚恳,认真聆听老师的教诲。老师来访时,无论是在家还是在宿舍,都应热情接待,老师离开时应送别。

(4)学生进入老师办公室前应轻轻叩门,在得到老师的允许后方可进入。进入办公室后不要东张西望,更不能随意乱动老师的物品。学生在老师的办公室不宜逗留过久,否则会打乱老师的时间安排,还会影响老师的工作。事情办完即应离开办公室,学生离开前应向老师告辞。如果向老师请教的问题已经解决,学生应向老师表明对所问的问题已经理解,并向老师答谢。

2.同学交往礼仪

在校园中,同学之间朝夕相处、情同家人。在人际关系中,同学关系受到普遍重视。在校园内所产生的同学之间的情谊,往往既纯洁,又长久,它通常被视为人类所拥有的最美好的情感之一。对于每一名学生而言,处理好同学关系,珍视同学情谊,将对自己的学习、成长乃至今后的事业、生活有极大的帮助。

(1)以礼待人,真诚友善。与同学相处,不论自己与对方关系如何,都应对其表示出应有的尊重。对同学以礼相待,对于每一名学生而言,既是尊重对方,也是尊重自己。正所谓"礼多人不怪",时刻保持以礼待人有助于为自己营造出一种和睦的同学关系。在与同学打交道时,一定要注意以诚待人、与人为善。必须谨记:善待他人,是一种有教养的表现。善待他人,就是善待自己。

(2)谦虚随和,理解宽容。与同学相处要以谦虚随和的态度对待自己的同学,它既非拒人于千里之外,亦非一味地对别人随声附和。同学之间,理解与宽容不仅十分重要,而且更加难能可贵。同学之间的不少误会,多为双方缺乏理解所致。"有容乃大",古今中外能够成大事之人,必有容人之雅量。

(3)团结友爱,相互帮助。在日常的学习生活中,要主动团结同学,特别是要团结同班级、同专业、同寝室的每一位同学。在任何情况下,都不要制造分歧、挑拨离间,不能破坏同学之间的团结友谊。团结同学的主要目的,是同学之间相互帮助、共同进步,绝不是要拉帮结派、称王称霸。遇到困难时能够获得帮助,对于受助者来说是莫大的慰藉,而助人者也会因此得到对方的感激和尊重。学生之间的相互帮助,应注意以下几点:一是帮助别人应量力而行;二是对同学的帮助应当不图回报;三是对同学的帮助应涉及思想、生活、学习等方方面面。

(4)遵守时间,信守承诺。遵时守信是现代社会对于每一个人在处理其人际关系时提出的基本要求。在学校期间,每一名学生都要自觉地养成遵时守信的良好习惯。时间就是生命,时间就是金钱,在与同学相处时,一定要对遵守时间的问题高度重视。从根本上讲,一个人对于交往双方所共同约定的时间是否遵守,实际上是与其对交往对象的尊重程度直接相关的。在人际交往中,信守承诺向来是一条基本的礼仪规范。出尔反尔、言而无信、守约不严等,都被视为严重有损个人形象的行为。

3.课堂及图书馆礼仪

(1)课堂礼仪。

上课前:做好课前准备是对教师基本的尊重。学生应在预备铃响时立即进入教室,备齐上课所需的各种物品,端正坐好,安静地等候教师的讲授,营造一种良好的课堂气氛。良好的课堂气氛有助于师生之间的情感交流,提高教学效果。

上课时:老师开始讲课时,学生坐姿要端正,精神要饱满,注意力要集中,主动参与教学过程,不可随便讲话、离开座位以及做小动作。当下课铃响起,教师宣布"下课"时,学生才能自由活动。在课堂中,如遇到下列特殊情况,应注意举止文明和礼仪:

①学生回答老师提问时,要先举手,发言时声音洪亮;在别人回答问题时,不应随便插话,如果别人回答错了或者答不出来,切记不可在旁边讥笑嘲讽。

②学生上课迟到,当走到教室门口时,如果教室门关着,应轻轻敲门,待老师允许后才能进入教室;在走向自己座位的过程中,脚步要轻,速度要快,尽量不要影响课堂。

③课堂上将手机调成振动或关机,无论如何不应在课堂上接听电话。

④如果学生中途需离开教室,须向教师请假,待得到老师允许后方可离开座位。

⑤在实验室或专用教室上课时,要严格遵守有关规定。实验操作时,要人人动手,细心观察,听从老师的指导,不可随意破坏实验器具。

(2)图书馆礼仪。

①着装。学生在图书馆学习时应衣着整洁、得体、大方,不得穿背心、拖鞋或者过于暴露的衣服。

②排队。进入图书馆时,应自觉排队,不能插队;借还图书时,应双手将书递到工作人员手中,并注意使用"您好""请""谢谢"等礼貌用语。如果借还书的人很多,要耐心等待,不可连声催促工作人员,也不可走来走去。借到书后应小心保管,及时阅读并归还,不能闲置,以免造成资源的浪费。

③借阅。自觉爱护图书馆的设施、图书资料。去书架上找书,应轻拿轻放,看完后应放回原处;阅览时应轻翻书页,尽量不发出声音,翻页时不要沾唾沫;不能在图书资料上乱写乱画,不可随意折叠图书,更不能撕扯图书。如遇到有用的资料,可以用本子抄下来或者复印。

④禁忌。

1)不得占座。不要抢占座位,为自己或为他人划地盘。图书馆是公共学习场所,有空位人皆可坐,但欲坐在别人旁边的空位时,应有礼貌地询问其旁边是否有人。

2)不得在图书馆吃东西,不能吸烟,也不能随地吐痰,走路时脚步轻盈;入座或起座时椅子应轻轻挪动,离开时,将椅子向书桌靠拢;不可在桌子上随意涂鸦,保持环境的清洁。

3)不应大声喧哗,保持图书馆的安静。如遇到与同学讨论的情况,应轻声细语,以不影响别人学习为前提,如果需要长时间讨论,应到室外交谈;将手机设置为振动,不能大声讲话,接到电话后,可以先接听,请对方稍等,然后轻轻走出图书馆,在馆外如门口或者卫生间接听电话。

4.校园其他礼仪

(1)升国旗。当升国旗、奏国歌时,全体同学应肃立、脱帽,向国旗行注目礼;在校外,遇到举行升旗仪式时也应马上肃立,面向国旗,行注目礼,待升旗仪式结束后再行走。

(2)开学、结业或其他庆典仪式。开学、结业或举行其他庆典仪式时,要准时整队入会场,要保持会场肃静,不得随意说笑走动,不做与大会无关的事情。姿势要端正,必要时需统一着装。

上台发言、领奖、表演时,走路要稳重,从规定的台口上台。站在台上要双手自然下垂,站姿端正;接受奖品、奖状时要用双手去接,行鞠躬礼(图 3-2、图 3-3),然后转过身体,面向台下,将奖状高举过头向大家展示,最后双手拿好贴在胸前;下台时脚步要稳重,从指定台口退下。台下同学要遵守会场秩序,注意听讲,适时报以掌声,不要交头接耳,随意谈笑,更不要起哄、喊叫。

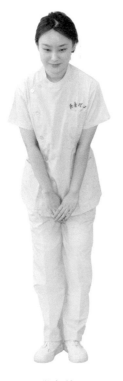
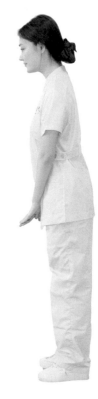

图 3-2 鞠躬礼(正面)　　　　　　　　　　图 3-3 鞠躬礼(侧面)

(3)点头礼。点头致意是在公共场合用微微点头表示问候的一种方式。致意者根据环境可驻足或正行走,面带微笑,目视被致意者眼睛;如人员较多,应扫视全体人员后,微微点头,幅度不宜过大,速度不宜过快。行礼时,在沟通站姿基础上,面向受礼者,将头部向下轻轻一点,面带微笑,可同时说"您好"(图 3-4)。

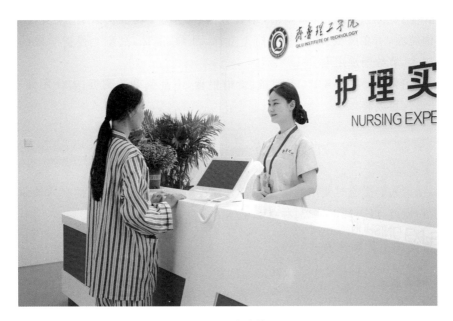

图 3-4　点头礼

（4）挥手礼。挥手礼的适用场合与行点头礼大致相似,适用向距离较远的熟人打招呼。行礼时右臂向前上方伸直,手掌心向着对方,其他四指并齐,拇指微张,轻轻向左右摆动一两下。不要将手上下摆动,也不要在手部摆动时用手背朝向对方(图 3-5)。

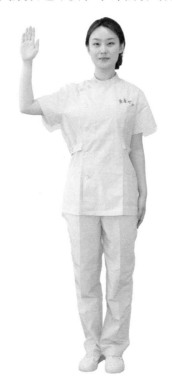

图 3-5　挥手礼

(5)其他。要随时保持校园整洁,不在教室、楼道、操场乱扔纸屑、果皮,不随地吐痰,不乱倒垃圾,不在黑板、墙壁和桌椅上乱涂、乱画、乱抹、乱刻。爱护学校的公共财物、花草树木,节约用水用电。

在食堂用餐时要排队礼让,不拥挤;爱惜粮食,不乱倒剩菜剩饭;若使用便餐盒时,饭后将其扔入垃圾袋。

第二节 言谈礼仪

言谈是指人们交流时使用的语言和表达方式。言谈礼仪是指人们在言谈中应当遵循的规则和规范,以表现出礼貌、尊重和得体的态度。

一、言谈的主要表达方式

(一)有声语言

有声语言,也被称为口头语言,是指通过声音来表达意思和情感的语言形式。它包括语音、语调、节奏和音高等元素。有声语言是人类最主要的交流方式之一。通过使用不同的词语和语法结构,人们能够描述事物、传达思想、表达情感以及建立关系。与书面语言不同,有声语言更加直接和及时,可以快速地传递信息和情感。

在交流中,人们需要注意声音的清晰度、音量、语速和语调等元素,以确保信息的准确传递。同时,人们还需要注意自己的语言表达方式,包括用词的选择、语法和句子的结构等,以避免产生歧义或误解。

(二)无声语言

无声语言又称作态势语,是有声语言(口语)的重要补充。它通过身姿、手势、表情、目光等配合有声语言来传递信息,也称体态语。

无声语言在交流中发挥着重要的作用,它可以补充和强化口语信息,加强沟通、交流情感,有时甚至可以取代有声语言。使用无声语言时,需要注意和谐、得体、自然和适度等原则。

常见的无声语言包括:

1.表情语

表情指面部情态,即通过面部眉、眼、嘴、鼻的动作和脸色变化表达出来的内心思想感情。社会交往中表情应以喜乐为主,可以给人亲切之感,有助于社会交往。微笑是人际交往中最受欢迎、最具吸引力,也最有价值的面部表情。

2.目光语

交谈时应温和、大方、自然地平视对方,注视范围应上至对方额头,下至衬衣的第二粒纽扣以上,左右以两肩为准的方框中。不宜俯视对方,也不宜不进行眼神的交流,注视时间应当是总交谈时间的三分之一。当对方沉默无语时,最好移开目光,避免紧张尴尬。

3.首语

首语主要包括点头语和摇头语及头部姿势。点头一般表示肯定,摇头一般表示否定。首语一般与目光语伴随,要通过头部的动作表示对谈话的反应。仰头一般表示高兴、傲慢、志得意满、雄心勃勃;低头一般表示哀伤、沮丧、自卑、失意、忧心忡忡;扭头一般表示排斥、厌恶、轻蔑。交谈时头部一般要保持中立,头低垂向一边或者掉头到侧面都是一种消极的人体信号,表示对谈话内容不感兴趣或感到疲惫。

4.界域语

界域语是交际者之间以空间距离所传递的信息。研究表明,人体周围都有一个属于自己的个人空间,犹如其身体的延伸,人际交往只有在这个空间允许的限度内才会显得自然。否则,一旦冲破这个限度,就会使交往双方或某一方感到不自在或不安全,而做出本能的反应。因此,在交往中要注意与交往对象保持一定的距离,双方之间的交往距离直接反映了交往双方关系的密切程度。适当的距离,体现对他人的一种尊重。距离不适度,对对方是一种冒犯。

私人(亲密)距离:小于半米以至无穷接近,此为夫妻或情侣或父母与子女之间的距离。交际(常规)距离:0.5~1.5 米,此距离适用于朋友、同学或同事。礼仪(尊重)距离:1.5~3.5 米,此距离适用于商务交往,如接待宾客、上下级谈话或与人初次交往等。公共(有空间的情况下)距离:3.5 米以上,这是人们在较大的公共场所保持的距离,适用于大型会议讲话者与听众之间或陌生人之间。

5.手势语

通过手部的姿势变化,可以增强感情色彩,使语言更富有感染力。手势语应自然,不宜太刻意。

(三)类语言

类语言也称"副语言",是交际过程中一种有声而无固定语义的语言。一般包括两部分,声音要素和功能性发声。声音要素指音强、音长、音高、音色等,功能性发声指笑、哭、叹息等。

二、言谈礼仪的基本要求

(一)与人保持适当距离

从礼仪的角度来讲,与人交谈时应注意保持一定的距离,这体现了对他人的一种尊重。在人际交往中,人与人之间的距离不适度,是对人的一种冒犯。

(二)恰当礼貌地称呼他人

与人见面,恰当礼貌地称呼对方既体现自己的礼貌,又表现出对他人的一种尊重。直呼其名仅适用于关系密切的人或平级同事之间。对有头衔的人士要称呼其头衔,如官衔、军衔,可以在头衔前冠以姓名。对知识界人士,可以直接称呼其职称,或在职称前冠以姓氏;但称呼其学位时,除博士外,其他学位(如学士、硕士)不能作为称谓来用。

（三）注意言谈态度

在交谈时所表现的态度，往往是其内心世界的真实反映，因此在交谈中切不可逢场作戏、虚情假意、敷衍了事、油腔滑调，而应当体现出稳重、平易近人、真挚诚恳、主动热情的基本态度。

言语态度有三到：眼到，要有目光的交流，注视别人目光应友善，采用平视；口到，讲普通话，正确称呼，表示对交际对象的尊重，反映个人修养；意到，通过微笑或肢体语言把微笑、热情表现出来，落落大方。

（四）注意言谈语言

在日常生活中，尤其在社交场合中，礼貌用语十分重要。多说客气话不仅表示尊重别人，而且表明自己有修养；多用礼貌用语，不仅有利于双方气氛融洽，而且有利于交际。礼貌用语即简单礼貌语，指约定俗成地表示谦虚、恭敬的专门用语。

在交谈中，语言必须准确，否则不利于各方之间的沟通。要注意的问题主要有：

（1）发音准确。在交谈之中，要求发音标准，吐字清晰。语速要快慢适中。

（2）口气谦和。在交谈中，说话时要做到亲切谦和，平等待人。切勿随便教训、指责别人。

（3）内容简明。在交谈时，应言简意赅，要点明确，少讲、不讲废话。

（4）少用方言，慎用外语。在公共场合交谈时，应用标准的普通话，不用方言、土话。无外宾在场时，最好慎用外语，否则会有卖弄之嫌。

（五）注意言谈内容

交谈时的内容是关系到交谈成败的重要因素。人们交际选择的交谈内容，往往被视为个人品位、志趣、教养和阅历的集中体现。因此言谈内容的选择应当遵守一定的原则和要求：

（1）因人而异。根据对方的性别、年龄、性格、阅历、职业、地位等各方面选择适宜的话题，需本着求同存异的原则。

（2）切合语境。言谈遵守时间、地点、场合原则，符合身份。

（3）言谈健康。言谈内容不能是一些低级庸俗的、耸人听闻的、荒诞离奇的、令人反感的。

（4）不放冷箭。不能在他人背后议论是非或诽谤他人。

（六）言谈举止适度

言谈过程中适度的动作是非常必要的，举止要大方得体，避免过分、多余的动作。禁忌动作过大、手舞足蹈、拉拉扯扯、拍拍打打；禁忌谈话时左顾右盼、双手置于脑后、跷"二郎腿"、挖耳朵、打哈欠等；禁忌交谈时用手指直指他人。

三、言谈的禁忌

（1）忌居高临下。交谈时应放下架子，平等地与人交谈，切不可给人以"高高在上"之感。

（2）忌自我炫耀。交谈中，不要炫耀自己的长处、成绩，更不要或明或暗、拐弯抹角地为自己吹嘘，以免使人反感。

(3)忌口若悬河。当对方对你所谈的内容不懂或不感兴趣,不要不顾对方的情绪,自己始终口若悬河。

(4)忌随意插嘴。要让人把话说完,不要轻易打断别人的话。

(5)忌节外生枝。要扣紧话题,不要节外生枝。

(6)忌搔首弄姿。与人交谈时,姿态要自然得体,手势要恰如其分;切不可指指点点、挤眉弄眼,更不要挖鼻掏耳,给人以轻浮或缺乏教养的印象。

(7)忌心不在焉。当听别人讲话时,思想要集中,不要左顾右盼,或面带倦容、连打哈欠,或神情木然、毫无表情,让人觉得扫兴。

(8)忌挖苦嘲弄。别人在谈话时出现了错误或不妥,不应嘲笑,特别是在人多的场合尤其不可如此,否则会伤害对方的自尊心;也不要对交谈以外的人说长道短,这不仅有损别人,也有害自己,因为谈话者从此会警惕你在背后也可能说他的坏话。更不能把别人的生理缺陷当作笑料,无视他人的人格。

(9)忌言不由衷。对不同看法,要坦诚地说出来,不要一味附和。也不要胡乱赞美、恭维别人,否则,会令人觉得你不真诚。

(10)忌故弄玄虚。本来是习以为常的事,切莫有意"加工"得神乎其神,语调时惊时惶、时断时续,或卖"关子",玩深沉,让人捉摸不透。如此故弄玄虚,是很让人反感的。

(11)忌冷暖不均。当几个人一起交谈时,切莫按自己的"胃口",更不要按他人的身份而区别对待,热衷于与某些人交谈而冷落另一些人。不公平的交谈是不会令人愉快的。

(12)忌短话长谈。切不可泡在谈话中,鸡毛蒜皮地"掘"话题,浪费大家的宝贵时光;要适可而止,说完就走,提高谈话的效率。

课堂互动

请思考:如果你是一名会议组织者,会议开场前,大家都集中在会场前五排就座,只有两个人坚持坐在会场后排的座位上,你如何说服他们? 要求会议组织者在此过程中不说"不"字。

拓展阅读

常用书面化的礼貌语

初次见面,说"久仰";许久不见,说"久违"。

等待客人,说"恭候";客人到来,说"光临"。

探望别人,说"拜访";起身作别,说"告辞"。

中途先走,说"失陪";请人别送,说"留步"。

请人批评,说"指教";请人指点,说"赐教"。

请人帮助,说"劳驾";托人办事,说"拜托"。

麻烦别人,说"打扰";求人谅解,说"包涵"。

第三节 求职礼仪

求职礼仪是发生在求职过程中的一种社交礼仪,具体体现在求职者的仪表、仪态、言谈、举止以及有关的书面资料等方面。良好的求职礼仪可以展示出求职者的整体素质,获得面试官的青睐,提升自己求职的成功率。

一、书面求职礼仪

(一)求职信/简历

在求职过程中,个人简历与求职信的书写是整个求职过程的第一步。正所谓,良好的开端是成功的一半,一份良好的求职简历与求职信,如果能获得考官的青睐,往往能将你的成功概率提高许多。制作一份成功的简历,除了求职者自身优异的条件外,往往也需要求职者在礼貌用语、相应应聘单位、应聘岗位等方面进行深入了解,毕业生需要在求职前做好充分的准备工作,做好自我定位(知己)、搜集准确详细的信息(知彼),再进行求职信及简历的书写。

求职过程中,材料的准备必不可少。现今的招聘单位会先根据求职者的简历进行筛选。

1.求职信

求职信即为自荐信,向特定的用人单位推荐自己。用人单位常以此来判断求职者是否适合该岗位。撰写自荐信要注意格式规范、字迹工整、杜绝错别字,内容要点突出、针对性强、信息真实准确、言简意赅,勿网上下载范本。

2.简历

简历是用人单位了解求职者的窗口,一份好的简历也创造了面试机会。撰写简历要实事求是,通常简历的组成有以下七个部分:

(1)个人基本资料:姓名、年龄、性别、最高学历、学位、政治面貌等。

(2)教育程度:按照受教育程度(一般从高中开始),依次填写所读学校名称、专业、学习年限以及进修等经历,让招聘单位迅速了解个人的学历背景和知识层次。

(3)工作或社团经历:提供自己过往的实习经历、社团经历,说明自己担任的工作、组织的活动等,从侧面突出个人的品质和能力。

(4)专长:无论是否与所学专业相关的专长,都可在简历中说明,但要实事求是,不可夸大或随意捏造。

(5)语言及计算机能力、获奖情况。

(6)求职意向:注明求职职位,突出自己的特点。

(7)联系方式和备注:方便应聘单位与求职者及时取得联系。

简历一般用表格的形式,更清晰简洁,一目了然。

(二)其他材料

(1)就业推荐表、成绩单。这类表加盖了学校的公章,因此用人单位十分重视。在填写时,要工整认真,在自我评价中要突出自己的特点和能力。

（2）学历证明、技能证书。主要包括毕业证、学位证、外语等级证书、计算机等级证书、普通话等级证书、专业技术职称证书等。

（3）荣誉证书。一般包括各类奖学金证书、荣誉称号证书、参加各种竞赛的获奖证书等。

（4）其他有关材料。发表的文章、出版的著作、发明的专利等。

以上材料对于求职者争取面试机会是非常重要的,尤其是对刚刚毕业的大学生,可以增强自荐材料的可信度,加深招聘单位对自己的印象,求职者可以根据具体情况有选择地附加。

二、面试礼仪

（一）面试前的礼仪

求职面试的过程是展示自己的过程,向对方传递出各种信息,加深双方的了解和信任。想在面试中充分发挥出自己的优势,以便获得成功,那做好面试前的准备工作尤为重要。

1.面试应遵循的原则

（1）走向成功的自信原则。自信是迈向成功的第一步。求职者无论在什么情况下,都应向用人单位传递"自信"的信息。只有树立信心,才能使自己在面试时以坚定的态度和从容不迫的风度应对挑战,以最旺盛、最活跃的精神状态去克服困难。

（2）远大的人生目标原则。对自己的前途有长期明确目标的人,更易获得用人单位的赏识和任用。因为用人单位需要具有积极自我成长概念的人,需要充满旺盛的事业心和斗志、能较快进入工作状态的人。

（3）强烈的工作意愿原则。面试时,求职者要随时保持对工作的高度热忱和兴趣,适时提出对所求职位工作的意见和建议,以加深用人单位对你的认识和信任。

（4）充分展现合作能力的原则。善于与人合作、有积极的团队精神的人是很受用人单位欢迎的。

2.了解面试单位,分析招聘者心态

面试前应多方面收集资料,详细了解面试单位具体情况,认真分析招聘者的心态,这样才能使自身在面试中占据主动。

（1）了解面试单位概况。对面试单位的性质、规模、发展前景,应聘岗位的职责、待遇、违约金等具体内容应详尽了解。单位性质指单位的类型,如政府部门、企事业单位等;规模指面试单位的注册资金、职工人数、单位成立时间等;待遇指单位的人事制度,如初级薪金、失业保险、养老保险、医疗保险、奖金等。

（2）分析招聘者的心态。招聘单位除考察求职者的学历、专业技能等硬件资质外,求职者的综合素质及实际操作能力也是招聘单位关注的重点。面试过程中,招聘者会通过多种方式测试或考察应试者,求职者应做好应对各种测试和考察的准备,以便使自己在面试中占据主动。

3.重视求职形象

在现代社会中,求职者如何在求职择业的激烈竞争中脱颖而出,除了自身的能力外,形象也至关重要。良好的个人形象会给面试加上很好的印象分,所以面试时的仪表和着装就显得尤为重要。面试时要注意仪表整洁、美观、大方,要展现出年轻人朝气蓬勃的活力,也要根据工作的性质进行仪表和着装的修饰。

(1)着装搭配。着装的款式宜简练、朴素、不抢眼。服装的款式可分为"风格式服装"和"门面式服装"。"门面式服装",指纯为包装自己以博取别人的好印象,适合在面试穿的衣着,比如西装、套裙。但是,若一款"风格式服装"能尽显你的个性,又与面试的气氛相融合,也可一试。

(2)仪容仪表。一个人的仪容仪表最能反映出他的精神状态,面试官对应聘者的第一印象也来源于对应聘者外在形象的观察。应聘者一定要注意自身仪容的修饰,女性应聘者适当淡妆是礼仪修养的展示,还可以表现出对面试的重视。

①头发:应聘时头发干净无异味,柔顺不干枯,切忌染成夸张的颜色。应聘者可以根据个人的体貌特征,精心设计符合应聘岗位身份的发型并加以修理。

男生适合留平头,不失庄重成熟。不要为了保持发型而往头发上抹过多的发胶等定型产品,尤其是带有香味的定型产品。

女士的发型按照自己平时的习惯打理即可。简单的马尾或者干练有型的短发都会显示出不同的气质。所有发型的刘海均不能盖过眉毛。

②面部:对面容最基本的要求是保持面部干净清爽,无汗渍和油污等不洁之物。修饰面部,首先要做到清洁。若需要化妆,应与形体、肤色、服饰、发型、年龄、性格、身份相协调,而且要与面试的目的和要求结合起来。妆容应以淡妆为宜,以自然真实为度,淡而美。

③手和指甲:手要保持干净,指甲无污垢,手指甲的长度以不超过手指尖为宜,不涂艳丽的指甲油。

④腿部:面试属于正式的场合,女士穿裙装要穿丝袜,袜子不能出现残破,必要时包中备一双备用袜,袜子要高过裙子的长度,面试时忌光腿光脚不穿袜。男士穿西装时应穿黑色棉质袜子,长及小腿中部,袜口有松紧带,不可以露出腿部肌肉。鞋子在颜色和款式上应与服装相配。

⑤饰物:少而精,少则美。

4.做好心理准备

(1)建立信心:一个求职者,只有坚信自己有实力能胜任某项工作,才能表现出坚定的态度和从容不迫的风度,才能赢得面试官的赏识和信任。信心将会帮助求职者以最旺盛、最活跃的精神状态去克服困难,以足够的耐受力面对挫折,以足够的勇气迎接挑战,而这正是求职者成功的重要精神支柱。

(2)具有竞争意识:对于求职者来说,必须强化自己的竞争意识,崇尚竞争,敢于竞争。敢于竞争,要从实际出发,对自己所处的环境,对自身的能力结构、专业特长、性格、兴趣爱好进行具体分析和评价,扬长避短;敢于竞争,就要有足够的自信,相信自己能够胜任工作,大胆地接受挑战;敢于竞争,还要有经受挫折的心理准备和承受力。在求职竞争中失败在所难免,但只要正确对待,调节期望值,就会成为竞争中的优胜者。

(二)面试中礼仪

面试是求职较为重要的一个环节,它既是招聘考核的最后一关,也是求职成功与否最具决定性的一关。注意遵循面试中的礼仪,能够更好地帮助求职者抓住面试机会,以最高的效率实现就业理想。

1.遵时守信

准时参加面试是最基本的礼仪要求。出行前做好充分的时间预留,一般提前15～30分钟到达面试地点为宜,可以利用这段时间简单了解一下面试单位的情况,可也利用这段时间平静心态、稍事休息。

2.举止有礼

在面试中要对其他人以礼相待,多使用"请""谢谢"等礼貌文明用语,保持真诚与友好;注意自身体态,站、坐、走的动作不宜过大。姿态优雅、从容不迫。

3.表达文明

语言表达要充满自信,底气十足。声音保持平静,音量适中,控制语速。交谈时眼观六路、耳听八方,即与面试官有目光的交流,说话时不要低头,合理利用目光交流,认真聆听面试官的谈话,忌任意插话,回答问题有的放矢,有问必答,言简意赅。无论什么情况,尽量避免与面试官发生争论,逞一时口舌之快。

(三)面试后的礼仪

(1)礼貌地道别。应聘者应该表达自己的谢意,与面试者握手再见,不方便握手时,可以鞠躬或者点头示意,微笑道别。告别面试官后顺手关门。

(2)座椅归位,带走私人物品。将自己坐过的椅子轻轻地归回原来的位置,用过的水杯或者瓶装水带走,离开面试地点。

(3)关注面试结果通知。一般面试单位会告知具体的面试结果公布日期,求职者应关注面试结果通知。

(4)调整心态。面试结果一般有两种:受聘、落聘。若受聘,应为上岗做好积极准备;若落聘,应不气馁,重拾信心、直面失败,认真分析落聘原因,积累经验,为再次面试做好准备。

嘉言善行

泰山不让土壤,故能成其大;河海不择细流,故能就其深。

——《谏逐客书》

三、实习礼仪

临床实习是护理学生(以下简称护生)将护理理论知识、护理技能和临床实践工作有机结合的过程,是培养护生分析问题、解决问题、服务患者的综合能力,走向临床工作必不可少的重要环节。临床实习阶段是护生将基础理论应用于临床实践的过程,是学生从学校走向社会的"桥梁",是职业生涯的起点,关系到今后能否顺利入职、更好更快适应工作岗位。

（一）实习前的准备

1.知识与技能的准备

（1）专业理论知识。实习计划中常见疾病的临床表现、常用药物及不良反应、常见护理问题、临床新知识和新进展等。

（2）护理操作技术。基础护理技能操作是满足患者生理、心理和治疗需求所必备的基本技能。护生应达到熟练操作的水平,才有可能从容面对患者。

（3）基本沟通能力。掌握医护、护际及护患之间基本的沟通方法和技巧,避免因沟通不畅发生护患纠纷,使实习过程顺利进行。

（4）职业礼仪修养。护生应做到仪表规范,举止得体,语言文明,掌握与带教老师、患者和其他医务人员的交往礼仪,以及护理操作过程中的基本礼仪规范。

2.心理准备

临床实习是护生从学生角色向护士角色转变的重要阶段,护生如何调整心理适应现实,对实习过程和以后的工作起着至关重要的作用。

（1）接受现实落差的心理准备。进入医院实习后,面对受病痛折磨的患者、焦虑不安的家属,加上护理工作的琐碎和繁重,护生会产生心理落差;当受到患者家属的挑剔、指责或被拒绝时,有时不能处理好护患关系,甚至发生冲突。护生要参加实习前的心理指导,学会调整心态,辩证地看待问题,以"提灯女神"南丁格尔精神激励自己,真正了解护理专业的需要,提高沟通能力,得到老师和患者的认可,克服落差感。

（2）护理异性患者的心理准备。第一次因护理工作需要接触患者的隐私部位,尤其是异性患者时,免不了紧张甚至尴尬,为此,护生要摆正"护理职业"与"患者性别"的关系。护理异性患者尤其是同龄异性患者时,要把握好分寸,避免过度热情,做到不卑不亢、以礼相待。涉及异性患者隐私部位的护理操作,应有带教老师在场,避免误解,也要做好自身防护的准备。患者也有权利选择与自己同性别的护士为自己操作。

（3）接受挫折的心理准备。护生在实习过程中还没有练就熟练的技术,未完全掌握与患者、家属、老师沟通的技巧,可能会遇到更多的挫折。常见的挫折有操作失败的挫折、患者不认可不信任、工作失误时会被带教老师严厉批评、因私事请假被拒绝等,会让护生感觉到委屈、不被理解或有挫败感。护生应有充分的心理准备,端正学习态度,辩证看待问题,学会自我调节,以积极乐观的态度来适应环境变化。

3.基本生活能力

临床护理工作基本上是"三班制"。初入临床时,为适应这种工作需要,原有的作息时间可能会被打乱。中班、夜班等严重影响了正常的睡眠和饮食规律,如果适应不良,必会严重影响身心健康、工作和学习质量。为此,岗前教育要做好护生的生活指导,引导学生及时调整生活节奏,合理安排学习、活动和睡眠时间,减少或避免生理性疲劳,加强营养,进行身体锻炼,保持强健的体魄和充沛的精力,提高生活方面的适应能力。

4.熟悉医院的环境与制度

实习医院确定后,护生应尽快了解医院的布局环境和各项规章制度,以便更好地适应工作,服务患者,严防差错事故的发生。

5.实习护生的权利与义务

《护士条例》第四章第二十一条明确规定:在教学、综合医院进行护理临床实行的人员应当在护士指导下开展有关工作。"放手不放眼"则概括了教师既应给护生提供实践锻炼的机会,又要对护生的行为予以密切督导。实习护生尚未取得护士执业证书,不能独立从事诊疗技术规范规定的护理工作,一切护理活动必须在执业护士指导下进行,并把观察到的情况及时向老师汇报。凡是需要签名的地方,不可代替或模仿老师签字,所做的工作必须在实习生签名后由带教老师复核确认后签名。实习护生的所有行为必须按照护士的标准严格要求,为从事护理工作打下良好的基础;同时注意必须在带教老师的监督和指导下做好护理工作,没有经过带教老师的允许,擅自独立操作而造成患者的损害,要承担相应的法律责任。

(二)实习过程中的基本礼仪

1.重视"第一印象"

在与陌生人交往的过程中,所得到的有关对方的最初印象称为第一印象。第一印象并非总是正确的,但却总是最鲜明、最牢固的,并决定着以后双方交往的过程和程度。护生要从仪表、语言、举止等多方面表现自己,展示谦虚、礼貌、认真、敏捷的形象,做耐心的倾听者,以真诚的方式与对方交往。

(1)仪表端庄,举止文雅。护士服、护士帽、发型、面部修饰等要得体,举止倾向职业化,尽量避免幼稚的动作。

(2)语言文明,面带微笑。语言清晰,通俗易懂,多用"请""谢谢"等文明用语,交谈时面带微笑,举止大方得体。

(3)善于倾听,态度真诚。不仅听取对方口头表达的内容,还包括观察非语言的行为,如动作、表情、语音、语调,同时还要有适当的反馈。听后思考,不懂再问。态度应真诚,不虚伪,不做作,才能得到对方的信任。

(4)介绍自己,主动交往。护生应以恰当的称谓称呼患者,主动向患者做自我介绍,下次见面主动打招呼,并懂得赞美和关心别人,为交往打下良好的基础。

2.护生与医务人员的交往礼仪

实习环境是一个小的社会环境,环境中有各种人际关系存在,如与带教老师的关系、与护士长的关系、与医生的关系、与实习生之间的关系等。良好的人际关系可以使护生在温馨和谐的环境中愉快地完成实习任务。

(1)尊重护理老师:护生应始终保持虚心、好学、勤快的态度,摆正实习生心态。不懂之处虚心向老师请教,对老师的操作或讲解有异议时,注意询问的方式方法,避开患者,可先查找相关知识再请教。面对老师的表扬应坦诚,并表示谢意;面对批评,要认真听取、自省;不可当面与教师顶撞和争辩;不可背后评议别人。

(2)尊重医生和其他工作人员:尊重所有医生,对医嘱尤其是有疑问的医嘱和口头医嘱,要先告知带教老师并按照操作流程合理地执行。自己的工作绝对不要推给他人,需要帮助时要以恳求的方式请求对方支持。

3.护生与其他部门工作人员的交往礼仪

医院辅助科室及行政管理部门也是医院重要的组成部分。护生与这些部门的人员交往时，必须保持合作的态度，以尊重为先，理解对方，做到举止文雅、宽容大度、以诚相待。

4.实习生之间的交往礼仪

一个科室往往有很多护生，一名老师带多名护生是常有的事情，与其他护生建立团结互助的关系有助于共同进步。

（1）换位思考，以礼相待。护生要把所有的实习生都当作自己的同学、当作自己的朋友，以礼相待，营造快乐的实习氛围。

（2）互助互学，共同提高。护生之间典型病例应共同分析，经验教训要共同分享，使实习得到事半功倍的效果。

（3）团队合作，大局意识。在一起实习的护生要注意培养团队精神，共同协作，才能获得最大的收益。

5.护生实习时的基本礼仪

（1）举止得体，自尊自信。护生应规范着装，举止要落落大方，站立坐行及操作中的动作要流畅优雅，符合美感和节奏原则；做事要稳重，动作要敏捷，忙而不慌，快而不乱；谈笑要有节制，交谈时用词要委婉、得体，注意倾听。

（2）谦虚礼貌，换位思考。护生接触患者及家属时态度要诚恳谦虚，言语温和有礼，理解患者和家属对护生的抵触和不信任，甚至拒绝护生为其操作的心理和言行，尊重患者的意见，体谅患者，不要急于求成，平时注意细节，不断提高护理质量，逐步取得患者和家属的信任和配合。

（3）关爱患者，自觉自律。护生应关心体谅患者的感受和痛苦，在给患者操作前要解释并取得同意；操作时如果一次不成功，应向患者表示歉意，并自觉让老师来完成或者请老师帮忙完成，不可反复进行以免增加患者的不适和痛苦。操作结束后，要仔细向患者及家属交代注意事项，并对其配合表示真诚的感谢。

（4）诚信文明，保护隐私。护理工作当中应注意言行文明，与患者的交流言辞温和恰当，不可说大话、谎话。操作过程中要照顾患者的感受，注意遮挡；不随意打听和评论、传播患者或其家庭的信息和隐私等。

第四节　涉外护理礼仪

涉外礼仪是涉外交际礼仪的简称，是中国人在对外交际中，用以维护自身和本国形象，对外交往对象表示尊敬与友好的约定俗成的习惯做法。涉外护理礼仪是指护士在对外交往过程中，逐渐形成的一种相互尊重、相互礼敬的行为规范。

一、涉外护理礼仪的原则

（一）维护国家利益

在参与涉外交往活动时，应时刻意识到在外国人眼里，自己是国家、民族、单位组织的代表,做到不卑不亢。自己的言行应当端庄得体,堂堂正正。在外国人面前,既不应该表现得畏惧自卑、低三下四,也不应该表现得自大狂傲、放肆嚣张。应表现得既谨慎又不拘谨,既主动又不盲动,既注意慎独自律又不是手足无措、无所事事。

拓展阅读

　　20世纪90年代中期,国内的一名中学生应邀前往一个拉美国家,参加民间外交活动。有一天,当他前去出席那个国家举行的一次国际性会议时,发现在会场周围悬挂的各与会国国旗中缺少中华人民共和国国旗,便当即向会议的组织者指出了这一问题,并且严正地表示:"不悬挂我国国旗,就是缺乏对我国的尊重。假如不马上改正,我将拒绝出席这次会议,并且立即回国。"经过他的据理力争,中国国旗终于飘扬在会场的上空。在会议的组织者再三地表示了歉意后,那位中国的中学生才终于步入会场,出席会议。在他入场时,有不少与会者主动起立,向他热烈地鼓掌表示欢迎。当地的报纸事后为此发表评论说:"连一名中学生都具有那么强烈的民族自尊心,中国人的确是值得尊重的。"

　　(二)礼貌用语

　　礼貌用语是礼仪的表现形式,能传达爱心与礼节,使说话人更被人敬重。"您好、请、谢谢、对不起、再见"在国际交往中要经常使用。

　　(三)信守约定

　　在国际交往活动中,人们要尊重对方,将对交往对象的重视、恭敬、友好作为涉外礼仪的核心。在一切涉外交往中,都必须认真而严格地遵守自己的所有承诺,说话务必要算数,许诺一定要兑现。

　　(四)女士优先

　　在男女都在的社交场合中,男士要照顾、礼让女士,遵循"尊重妇女、女士优先"原则。它要求在一切社交场合(有些公务场合除外),成年男子都有义务主动自觉地以自己的实际行为去尊重妇女、照顾妇女、体谅妇女、关心妇女、保护妇女,并尽心竭力地去为妇女排忧解难。

　　(五)尊重隐私

　　对于西方人来讲,凡涉及经历、收入、年龄、婚恋、健康状况、政治见解等均属个人隐私,别人不应查问,即在交往中"有所不为"。

　　(六)不卑不亢

　　涉外交往是面对全球的跨文化活动,是一种双向互动交流活动。中国传统文化形成的热情好客、宾至如归以及谦逊等美德,在国际交往待人接物中必须有所适"度"。所以,在涉外礼仪中遵循热情有度、不必过谦原则尤为必要。

　　(七)入乡随俗

　　在涉外交往中,要真正做到尊重交往对象,就必须了解和尊重对方所独有的风俗习惯。做不到这一点,对于交往对象的尊重、友好和敬意,便无从谈起。这就要求,首先必须充分地了解与交往对象相关的习俗,即在衣食住行、言谈举止、待人接物等方面所特有的讲究与禁忌。其次必须充分尊重交往对象所特有的种种习俗,既不能少见多怪,妄加非议,也不能以我为尊,我行我素。

> **嘉言善行**
>
> 入境而问禁,入国而问俗,入门而问讳。
>
> ——《礼记》

二、涉外护理礼仪的意义

(一)增进国际交往,促进国家和谐

良好的涉外护理礼仪,既能在国际社会中展现我国护士的形象,也能展示我国在国际社会中的形象,促进我国的国际化进程,维护国家的和谐稳定。

(二)提高护士素质,塑造国际形象

在对外交往中,良好的涉外礼仪作为护士的必备素质之一,不仅反映了护士的气质风度、道德情操和精神风貌,同时又体现着我国的国际形象和国际地位,更是衡量一个国家文明程度的准绳。

> **嘉言善行**
>
> 以宾礼亲邦国:春见曰朝,夏见曰宗,秋见曰觐,冬见曰遇,时见曰会,殷见曰同,时聘曰问,殷覜曰视。
>
> ——《周礼·春官·大宗伯》

三、涉外护理礼仪的禁忌

(一)言行禁忌

严忌姿势歪斜、手舞足蹈、以手指人、拉拉扯扯、相距过近、左顾右盼、目视远处、频频看表、伸懒腰、玩弄东西、抓耳挠腮等不雅观动作。言谈时严忌涉及荒唐淫秽、他人履历、女子私事、工资收入、私人财产、衣饰价值、批评尊长、非议宗教、嘲弄异性等话题。

(二)花卉禁忌

探视患者时,日本人严禁以带根的花(包括盆花)为礼,且忌用山茶花、仙客来、淡黄花及白花。而在一些欧洲国家往往忌用香气浓烈的或具有特殊象征意义的鲜花。印度人忌以荷花作馈赠品,他们多以荷花为祭祀之花。在欧洲,除生日与命名日之外,一般忌用白色鲜花。在欧洲许多国家,人们忌用菊花、盆花为礼。波兰人与罗马尼亚人以花为礼时,所用的花束必须是单数,即使一枝也可,忌讳双数。除人造花之外,波兰人忌送干花或枯萎的花,他们认为送干花或枯萎的花,意味着情谊的终结。德国人忌以郁金香为馈赠品,他们认为它是无情之花。英国传统习俗认为黄玫瑰象征亲友分离,忌以黄玫瑰为礼花。法国人忌送黄花,法国传统的习俗认为:黄色花象征着不忠诚。巴西人惯以紫花为葬礼之花,所以忌用绛紫色的花为礼花。

(三)数字禁忌

数字"13"在西方人看来是不吉利、不可知的数字,应当尽量避开。在亚洲国家中数字"4"的发音与"死"相近,日本、韩国、朝鲜等国家均忌讳使用,在我国忌讳的人也往往用"两双"或"两个二"来代替。数字"9"在日文中的发音近似"苦",也属禁忌之列。

四、涉外护理常用礼仪

(一)称谓

西方国家的称谓习惯名在前,姓在后,正式场合用全称,口头一般只称姓。在对外交往中,男性称先生,未婚女性称小姐,已婚称夫人,认识的人相互之间可直呼其名。

(二)问候

护患之间见面常会说"你好,吃了吗""昨晚睡得怎样"等等,以体现人与人的亲切感,而西方人可能会将其理解为一种"盘问",因此,对外籍患者日常问候只需说"你好",或者按时间说"早上好""下午好""晚上好"。

(三)致谢

因中西方文化差异,若受到外籍患者的赞美或肯定时,可用"谢谢"来作答,不要自谦,直接感谢对方的夸赞即可。

实践活动

参观教学医院

目标:掌握面试的各种技巧。

时间:40分钟。

实施:模拟训练时,可邀请曾参加过护士招聘的同学或教师担任"评委"。

1.评委要观察应聘者的形象、服装、发型、化妆及面试中涉及的礼仪。

2.看其口才和表达。当场提出几个针对性较强的问题,例如"请你做一下自我介绍""为什么选择我们单位"等,检验应聘者的反应能力,并进行指点。

3.考察应聘者对专业知识的掌握程度和护理操作流程的熟练程度。

4.指出其不足,并有针对性地进行强化训练。

拓展阅读

交往的艺术——周总理"智取"九龙杯

1971 年 3 月 26 日中午,周恩来总理陪同越南劳动党代表团一行来到上海衡山宾馆就餐。服务人员告诉总理,宾馆里丢失了国宝级的饮具九龙杯。

国宝失窃

就在前一天的 3 月 25 日下午,一个由 27 名罗马尼亚政府人员组成的工作小组飞抵上海,为即将来华的罗马尼亚国家元首访问上海期间的食宿、交通等方面进行考查。

当晚,这 27 名外宾在上海衡山宾馆不仅吃到了美味的菜肴,还试用了神奇而珍稀的饮具九龙杯。当他们端起盛满美酒的九龙杯时,发现杯中竟有一条口含金珠的金龙在不停地游动。当杯子里没有酒时,金龙便不见了。他们反复多次,屡试不爽。

罗马尼亚外宾对这次招待晚宴非常满意。不料,一名服务人员在宴会结束后却发现,九龙杯不见了!

智取九龙杯

衡山宾馆丢失的九龙杯引起周恩来的高度重视。周恩来提醒说:"不是拍了录像片了吗?把片子调出来看看,说不定对查清问题有帮助。"宾馆人员果然从片子中发现了九龙杯失窃的过程。原来那天晚上,罗马尼亚外交部一名 34 岁的文化秘书喝下几杯酒后,竟趁人不备将九龙杯装进了手提包中。

周恩来指示说:"九龙杯是我们国家的宝贵财产,必须设法追回。"但如果此事处理不当,必然产生消极的国际影响。周恩来说:"今晚越南的同志要去观赏杂技节目,我们可以邀请罗马尼亚贵宾一起观看。九龙杯在那位外宾眼里既然十分珍贵,他一定会放在手提包里,寸步不离,我们正好借机行事,收回九龙杯。"

当晚 8 时整,一场精心安排的杂技、魔术演出开始了。魔术师颜金端着盘子走上舞台,盘子里摆放着 3 只九龙杯。颜金掏出一把手枪对观众说道:"只要枪声一响,我想让九龙杯飞到哪里就可以飞到哪里。"话音未落,只听"砰"的一声枪响,3 只九龙杯少了 1 只。正当观众感到惊诧时,颜金径直走到那位罗马尼亚外宾面前说道:"被我一枪打飞的那只九龙杯就在这位先生的手提包里。请您打开包,看看我说得对不对。"此时,原本也很惊诧的这位罗马尼亚外宾似乎明白了,遂假装疑惑而又无奈地打开手提包,拿出了那只被他盗走 20 多个小时的九龙杯。

就这样,稀世国宝收回了,一个原本在外交史上可能引起的麻烦也消弭于无形了。成功的交往和沟通艺术,展示了周总理的才智与高明。

(选编自《文摘报》2013 年 11 月 30 日 05 版)

思维导图

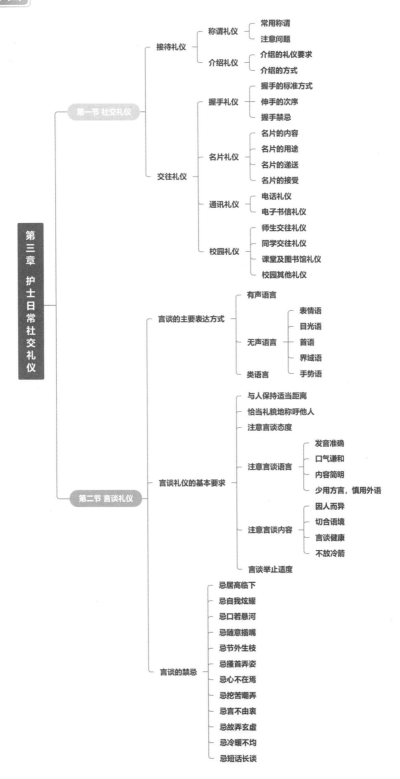

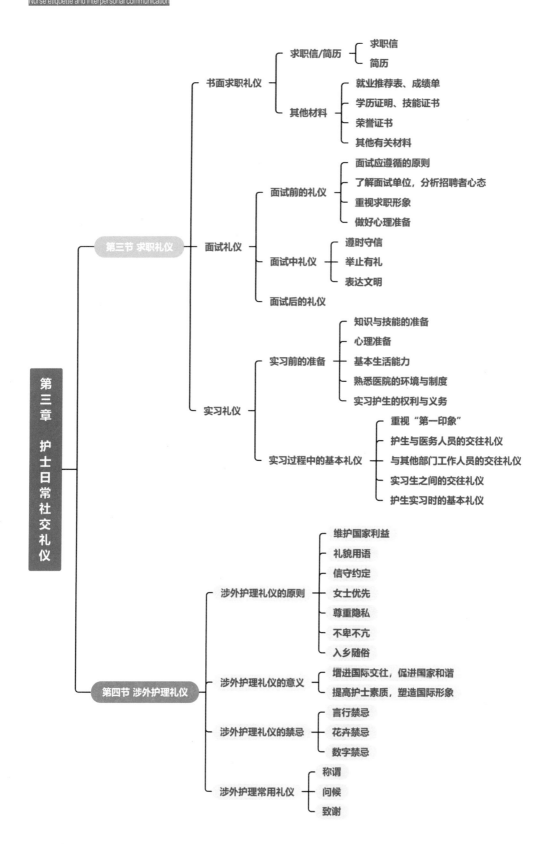

案例分析

　　护士小王有心让朋友老张和自己的新朋友小刘认识,正好一次小刘陪小王逛街,遇到了老张。小王马上热情地招呼老张。小王先对小刘说:"这就是我常和你提起的老张,是急诊科非常厉害的专家。"随即对老张说:"老张,这是我新认识的朋友,小刘,也是一名急诊科护士。"人到中年的老张见小刘只是个20多岁的普通青年,不禁感到被介绍给她很丢面子。打个"哈哈"就走了,不仅没接受小刘这个朋友,把小王也被冷落到一边儿去了。

　　请结合所学知识分析,小王的此番介绍为什么以失败而告终?

复习思考题

一、选择题

　　1.下面关于握手礼的描述错误的是(　　　　)。

　　　　A.职位低的人与职位高的人握手时应先伸手为礼

　　　　B.社交场合应由先到者先伸手为礼

　　　　C.客人告辞时,应由客人先伸手为礼

　　　　D.握手的顺序主要取决于尊者优先原则

　　2.以下与他人通话比较恰当的时间是(　　　　)。

　　　　A.周末早上　　　　B.中午一点左右　　　　C.晚上十点以后　　　　D.工作日早上九点

　　3.在做介绍时,介绍人应起立,站在被介绍的双方之间一侧,呈三角站立,手的正确姿势是抬起前臂,(　　　　)被介绍者。

　　　　A.五指并拢指向　　　　B.食指指向　　　　C.中指指向　　　　D.用手拍打

　　4.初次见面时握手以(　　　　)左右为宜。

　　　　A.1秒　　　　B.10秒　　　　C.30秒　　　　D.3秒

　　5.做自我介绍时,介绍时间最长不超过(　　　　)。

　　　　A.30秒　　　　B.1分钟　　　　C.2分钟　　　　D.3分钟

　　6.下列符合求职者自我介绍要求的一句话是(　　　　)。

　　　　A.求职者介绍自己要面面俱到,全面涉及

　　　　B.求职者要注意用自己的眼神和表情表达内心世界

　　　　C.求职者介绍时语言要尽量口语化,可以用口头语、附加词等

　　　　D.求职者在介绍自己特有的才华和优势时一定要竭力突出自己,甚至可以修饰夸张些

　　7.面试时,求职者的着装总体要求(　　　　),注意搭配。

　　　　A.合适、得体　　　　B.颜色鲜艳　　　　C.独特、新颖　　　　D.时尚、个性

　　8.递接名片时应当注意字体的(　　　　)。

　　　　A.正面朝向对方　　　　　　　　B.侧面朝向对方

C.反面朝向对方　　　　　　　　　　D.无所谓

9.以下通话过程中的行为正确的是(　　)。

　　A.东拉西扯　　　B.不懂装懂　　　C.长话短说　　　D.随心所欲

10.把一位年轻的女同事介绍给一位德高望重的长辈,你会(　　)。

　　A.介绍长辈　　　B.介绍同事　　　C.先长辈再同事　　　D.先同事再长辈

11.日常涉外交往中(　　)是不合礼节的。

　　A.纠正对方有损我方国格或违背伦理道德的行为

　　B.将来访客人置于右侧位置上

　　C.在跟外国友人闲聊时论及双方工资待遇问题

　　D.成年男士在社交场合要尽一切可能来尊重照顾女士

12.美国人忌讳的数字有(　　)。

　　A.9　　　　　　　B.13　　　　　　C.7　　　　　　D.18

二、问答题

1.常用的称谓有哪些?

2.简述介绍他人的礼仪及顺序。

3.回答护士面试时常见的问题:

(1)作为一名医务工作者,你认为自己有哪些优势与不足?

(2)如何与患者建立良好的护患关系?

(3)假设你在某单位工作,因成绩突出得到领导肯定,但你发现同事越来越孤立你,你怎么看这个问题? 你准备怎么办?

4.根据所学知识,请思考当你实习时应该怎么做。

5.涉外护理礼仪的原则有哪些?

第四章　护士临床工作礼仪

导入情景

情景描述

某病区护士长按计划组织病区护理人员进行护理业务查房。查房时，在护士长带领下，护理人员及实习护士来到患者病床前，先由责任护士小王站在患者卧位右侧为患者进行细致的查体。在查体的过程中，小王时不时停下查体，给实习护士进行疾病知识的讲解。查体结束后，小王针对查体情况，对前来参加护理查房人员汇报了患者的病情。整个的查房过程中，患者沉默寡言，互动性较差，效果不是很理想。

请思考：针对这种情况，你认为责任护士小王在护理查房中的表现有什么不妥吗？

护士礼仪是一种专业文化模式,是研究护理工作艺术的学问。护理工作是科学、爱心和艺术相结合的具体表现,不仅要具备丰富而扎实的护理知识和技能,还要有丰富的人文社会学知识与高尚的职业道德。护士临床工作礼仪是护士在临床工作中应遵循的一系列礼仪规范,旨在提高护士的职业形象,增强与患者的沟通效果,提升医疗服务质量。因此,护士需要了解临床护理工作相关的礼仪,在不同岗位灵活运用工作礼仪。

第一节　日常工作礼仪

一、护理查房礼仪

护理查房是医院护理工作的重要环节,它有助于提高护理质量,保障患者安全,促进医护人员之间的交流与合作。在护理查房过程中,礼仪要求同样重要,它不仅体现了医护人员的专业素养,也影响着患者及家属对医院的信任度。护理查房的目的是检查和提高护理质量、落实规章制度及提高护理人员业务水平,其内容包括基础护理的落实情况、专科疾病护理内容、心理护理、技术操作、护理制度的落实等方面。

（一）护理查房的分类和形式

（1）按照查房的性质分:临床业务性查房、教学指导性查房、常规评价性查房。

（2）按查房的形式和内容分:个案护理查房、教学查房、危重抢救查房、质量查房、健康教育查房、护理科研查房、整体护理查房、管理查房等。

（3）按查房级别分:护士长查房、科护士长查房、护理部主任查房。

一般护士长查房 1 次/周,科护士长查房 1 次/月,护理部主任查房 1 次/季。

（二）护理查房时的礼仪位置

1.在病房查房时的礼仪位置

在患者身边查房护理人员站位:按患者卧位左侧依次为责任护士、主管护士、护士、实习护士;右侧为主查人(护士长、科护士长、护理部主任);床尾为配合护士、查房车及用物。

2.在办公室护理查房讨论时的礼仪位置

主查人位于会议桌一端的正中;如为科护士长或护理部主任参加查房,科护士长或护理部主任应就座于主查人左侧(中国以中为尊,以左为尊;国际礼仪以右为尊),高年资护士应坐前排。

（三）护理查房礼仪要求

在护理查房过程中,良好的礼仪不仅体现了护理人员的专业素养,还能增强与患者及其家属的沟通,提升患者满意度。现详细介绍护理查房的礼仪要求。

1.护理查房前的准备

（1）着装整洁:护理人员在查房时应穿着整洁的工作服,保持服装的干净、整洁,避免出现褶皱、污渍等情况。同时,应佩戴好口罩、帽子等防护用品,保持个人卫生。

（2）仪态端正：查房时应保持正确的站姿、坐姿，做到仪态自然、端正，避免出现不适当的动作，如斜靠墙壁、摇头晃脑等。站立时应双脚平分，保持身体平衡。

（3）注意言辞：在查房过程中，护理人员应注意言辞的礼貌、规范，尊重患者及家属的隐私，避免出现过于直白、生硬的语言。应积极与患者及家属沟通，耐心解答他们的问题。

（4）态度和蔼：护理人员在查房时应保持和蔼的态度，微笑面对患者及家属，让他们感受到关爱与温暖。同时，应认真倾听他们的诉求，关注他们的感受。

（5）尊重患者：在查房过程中，护理人员应尊重患者的自主权和尊严，不强制患者进行任何检查或操作。应尊重患者的知情权和选择权，在充分告知的基础上，让他们自主做出决定。

2.护理查房中的礼仪要求

（1）问候与自我介绍：进入病房前，先敲门，向患者及家属问候，自我介绍并说明来意。

（2）注意沟通方式：在查房过程中，用温和、专业的语气与患者及其家属沟通，注意聆听对方意见和建议。

（3）维护患者隐私：在查房过程中，护理人员应注意保护患者的隐私，避免泄露患者的个人信息和病情。应将患者的床帘拉上，减少不必要的暴露。同时，不在公共场合讨论患者的病情。

（4）注意站位：站位要恰当，既要便于观察患者情况，也要让患者及家属感到舒适。

（5）保持整洁：在查房过程中，避免不必要地触碰患者床铺、物品等，保持环境整洁。

（6）护理查房时，护理人员要认真倾听、即时记录和适时提问。主查人在给患者查体时，不要打断查体流程，在整个查体过程中要关注患者的情绪及状态，注意沟通交流。

3.护理查房后的礼仪要求

（1）整理资料：查房结束后，及时整理相关资料，保持工作区域整洁有序。

（2）致谢与告别：向患者及家属表示感谢，并礼貌告别。

（3）及时反馈：在查房过程中，护理人员应及时反馈患者的病情和治疗情况，让患者及家属了解治疗进展和注意事项。同时，应积极回答患者及家属的疑问，给予他们正确的指导和建议。

（4）持续关注：对患者病情状况和自身认知情况进行了解和关注。

二、护理交接班礼仪

（一）医护晨会交接班礼仪

晨会交接班是医护人员之间进行日常工作交接的重要环节，旨在确保医护人员全面了解病区情况，明确当日工作重点及注意事项，提高工作效率和医疗服务质量。

1.礼仪要求

（1）晨会交班在医生办公室进行，由科室主任或护士长主持，全体医护人员应准时到达办公室，不得迟到早退，如有特殊情况需提前请假。

（2）主任、护士长于会议桌一侧正中站立，夜班交接班医生与护士站在主持者（护士长、科室主任）对面，参加交接班的医护人员整齐站于两侧。医生站左（右）侧，护士站右（左）侧，不堵门站立。

（3）参加交接班人员要着装整齐（胸牌端正佩戴左胸前）、仪表端庄，双手轻握放于腹部下方，面向主持者，双目平视，全神贯注。不允许一边穿戴衣帽，一边参加交班，或东张西望、交头接耳、倚墙靠门、弓腰塌背等。

（4）夜班人员（值班医师、值班护士）报告值班情况要重点突出、全面概况、声音洪亮、吐字清晰。在听取交接内容时，医护人员应保持专注，不得随意打断他人发言。对于交接的重点内容，医护人员应做好记录，以便后续工作的顺利进行。

（5）科室主任、护士长点评或安排工作、传达会议精神等，要重点突出，简明扼要。

2.注意事项

（1）医护人员应严格遵守晨会交接班礼仪规范，保持良好的职业形象。

（2）交班前整理办公室卫生，保持清洁，物品放置整齐有序。参加交班人员手机关闭或调至静音状态，不允许接听私人电话。

（3）在交接过程中，如有紧急情况或重要事项，医护人员应及时通知相关人员。医护人员应使用礼貌用语，尊重他人的意见和看法。如有疑问或建议，医护人员可在晨会结束后与相关人员进行沟通。

（4）晨会交接班结束后，医护人员应按照规定的时间开始工作，不得延误。

（二）护士床旁交接班礼仪

护理床旁交接班的礼仪要求旨在确保交接班的顺利进行，提高护理服务质量，促进医护之间的沟通与合作，保障患者的安全和舒适。

1.礼仪要求

（1）仪容仪表：保持整洁、端庄的仪容仪表，着装规范，符合职业要求。

（2）语言文明：使用礼貌用语，语气平和、亲切，避免使用带有攻击性或贬低意味的语言。

（3）倾听与沟通：认真倾听交班者的汇报，对有疑问或不清楚的地方及时提问，交接双方充分沟通，确保信息传递无误。

（4）尊重隐私：在交接过程中，尊重患者的隐私权，避免泄露患者的个人信息。

（5）保持专业态度：始终保持专业的态度和严谨的工作作风，确保交接工作的顺利进行。

2.交接流程

（1）每天晨会结束后由护士长带领全体护理人员，按病床序号逐一进行交班，对新入院患者、危重患者、手术前和手术后患者、分娩妇女、出院患者以及需特殊观察的患者进行重点交班。

（2）交接班内容包括患者床号、姓名、诊断、手术名称及麻醉方式、病情变化、治疗方案、护理方案和夜间睡眠等情况，本班已完成和下一班需要继续完成的工作。

（3）接班护士对交班的重点及患者情况进行检查，如手术切口敷料情况、各种导管是否固定通畅等,并给予相应的健康教育。

(4)根据不同患者应有不同的交班重点:新入患者侧重健康教育,危重患者侧重病情观察,手术前患者侧重术前准备,术后患者侧重专科情况观察及护理,出院患者侧重出院指导和征求意见等。

(5)床旁交接班进入病房顺序及站立位置为交班护士在前,依次为接班护士、护士长及其他护士,有序地进入病房。交班护士站在病床左侧,接班护士及其他护士站在病床右侧,护士长则站在床尾,便于全面观察,对整个交班过程进行质量控制。

(6)交班者汇报病情时要严肃认真,体现对患者的尊重。交接人员不可互相说笑、嬉戏、谈论与患者无关的事情。对有些不需要患者了解的内容要注意回避,如患者的隐私,家属要求对患者保密的诊断、病情及工作人员之间的问题等,可回到办公室或护士站后再交代解决。同时将需要交接的物品清点并移交给接班者,确保物品的完整性。

课堂互动

1. 某病区护士每周均会组织住院患者进行一次健康宣教,宣教时,急性子的护士小王总是主动请缨给患者进行疾病知识的讲解,但是发现宣教效果不是很满意,患者不能理解讲解的内容,依从性较差。护士长为了解决这个问题,观察了她的一次健康宣教,发现护士小王说话语速比较快,讲解内容比较多,没有给患者消化知识的时间,整个过程非常利落,护士长也由此发现了问题,要找小王谈话。

问题与思考:如果你是护士长,你会怎样跟小王谈话?

2. 5人一组分别扮演护士长、护理人员和患者,模拟一次护士床边交接班礼仪的全过程,在这个过程中充分体现礼仪的基本原则。

三、健康宣教礼仪

健康宣教则是通过传播知识与教育的方法,进行有组织、有目的、有计划、有评价的教育活动和社会活动,它的最终目标是从"普及卫生知识"延伸到"建立健康行为"上来。而护理健康宣教是指以患者及其家属为研究对象,利用护理学和健康教育的基本理论和基本方法,通过对患者及其家属进行的有效评价及有目的、有计划的教育活动,提高护理对象的健康知识与水平,达到维持和增进健康目的的一系列护理措施。

护士在进行健康宣教时的工作礼仪对于患者及其家属来说相当重要,充实详尽的健康宣教内容、合理科学的追踪教育、热情合适的态度都影响着患者及其家属对健康宣教内容的接受程度。

(一)健康宣教前仪表准备

1.着装

在进行健康宣教时,着装应该得体,整洁干净,给人一种专业、可信赖的感觉。避免穿戴过于花哨或着奇异的服装,以免分散听众的注意力或者给人不专业的印象。宜选择颜色素雅、款式简单的服装,以及适当的配饰,如领带、手表等。

2.仪容

仪容要整洁,保持面部清洁,头发整齐,指甲修剪得当。避免浓妆或过于鲜艳的妆容。在使用香水时,应适量,以免影响他人。保持微笑,进行眼神交流,展现亲和力。

3.姿态

保持直立姿态,坐姿端正,避免倚靠、摇晃等不良姿势。保持良好的肢体语言,手势自然,避免过多或过少的手势。保持适当的步态,步伐稳定,避免过快或过慢。

4.其他准备

在进行健康教育前,还应该注意口腔卫生,保持口气清新。避免在教育过程中出现咳嗽、打喷嚏等声音干扰。如有需要,可以提前准备纸巾或手帕等个人物品。此外,还应保持自信和积极的态度,以更好地与听众交流和互动。

总之,良好的仪表准备能够提升健康教育的效果和形象,使听众更加信任和接受健康宣教的内容。在进行健康宣教前,认真准备和注意仪表细节是十分必要的。

(二)健康宣教中行为举止

(1)守时守约:遵守时间,按时到达约定地点,避免迟到或失约。

(2)热情接待:对于来访者要热情接待,主动询问来访目的,提供必要的帮助。

(3)注意细节:在健康宣教活动中,要注意细节。在健康宣教过程中,指引PPT相关内容时,需要将右手或左手抬至一定高度,五指并拢,掌面向上,以肘部为轴,朝向目标伸出手臂。站在讲台时,需要头正颈直,双目平视,表情自然。挺胸收腹,两肩平行,两手放松。立腰提臀,两臂自然下垂,两手相握在腹前。两腿并拢,两脚呈"Ⅴ""丁""Ⅱ"字形。在与患者面对面健康宣教时取站立姿态,右脚后移半步,单手或双手将平衣裙,轻稳落座在椅面的前2/3处,两眼平视,挺胸抬头,躯干与大腿、大腿与小腿均呈90°;双脚平稳放在地面上,足尖向前;双手掌心向下,两手相叠置于一侧大腿中部。在健康宣教中假如有手机、笔等物品掉落在地时需要单膝点地式蹲姿捡起。当护士走上讲台以及离开时,需要以站姿为基础,脚尖朝向正前方,收腹挺胸,两眼平视,双肩平衡略后展,两臂自然摆动或持物在胸前,步履轻捷,弹足有力,柔步无声,充满活力。

(4)尊重他人:在与人交往沟通中,要尊重他人的隐私和权利,避免做出令人不适的行为。

(三)健康宣教中言谈举止

(1)礼貌用语:使用"请""谢谢""对不起"等礼貌用语,展现尊重和友善的态度。健康宣教要语言准确、规范、清晰、声调柔和、言简意赅、语法正确、合乎逻辑。

(2)耐心倾听:在与人交流时,要耐心倾听对方说话,不要打断或插话。

(3)热情解答:对于他人的询问,要热情地给予解答,避免冷漠或不耐烦的态度。

(4)语言文明:进行健康宣教时需要尊重患者,注意语言艺术谈话时护士的心理表露适度,不过分夸大和亲昵,要自然、稳重。避免使用粗俗或不文明的言语,保持文明礼貌的形象。

（四）健康宣教时间、内容的准备

如果患者条件允许，可在入院后即进行健康宣教，也可在下午治疗工作结束后，针对不同患者的需求进行。尽量避免边做操作，边进行健康宣教，这样往往不能引起患者及其家属的重视，从而大大降低健康宣教的效果。在进行健康宣教前，护士需对自身进行学习"充电"，了解及学习多学科相关知识，将健康教育内容以多样化、个性化的形式进行讲解。

（五）专业素养

（1）知识储备：掌握相关的健康知识和技能，能够为他人提供正确的健康指导。

（2）态度积极：保持积极的态度，勇于面对挑战和困难。

（3）善于沟通：具备良好的沟通能力和表达能力，能够有效地与他人交流和传递信息。

（4）创新思维：具备创新思维和开拓精神，能够为健康宣教工作提出新的思路和方法。

四、咨询礼仪

当患者或家属前来咨询有关问题时，护士应专心、不打岔，认真倾听患者的叙述。解答患者及其家属的疑问时态度要和蔼，语言要亲切、通俗易懂，尽量满足患者的需要。在医院咨询中，良好的礼仪有助于建立患者信任，提高服务质量，增强医院形象。

（一）对待患者及其家属咨询的基本原则

1.尊重患者

此即尊重患者的人格和权利。尊重人格，即尊重患者的个性心理，尊重其作为社会成员应有的尊严。在遇到诸如未婚怀孕或分娩、性传播疾病、肝炎、施暴致伤等患者时，不能因疾病而训斥、嘲弄和侮辱患者，不能因病症歧视患者，更不能因疾病否定患者的人格。对待精神病患者，同样也要做到尊重患者人格。

2.诚实守信

此即对他人要真诚，承诺的事情要付诸行动，实现诺言。护理人员在与患者交往的过程中，做到诚实守信，言必行，行必果，认真履行护理人员的神圣职责，只有这样，才能取得患者的真正信赖，建立起良好和谐的护患关系。

护理人员取得了患者的信任，患者会在有困难和要求时请求帮助，护理人员应根据患者病情的需要和医院的实际条件，尽量给予满足。如不能满足时应向患者说明原因，以取得患者及家属的谅解。护理人员向患者承诺的事情，要想方设法给予兑现，认真完成，要取信于人；对患者的承诺，必须符合病情的需要与实际的可能，不能信口开河，随意许愿。

3.举止文明

此即一个人的行为适度、大方、稳重。护理人员的行为举止，常常直接影响到患者对他们的信赖和治疗护理的信心，尤其是护患初次接触时护理人员的举止、仪表、风度等是形成"第一印象"的主要内容。所以,护理人员的举止要落落大方,着装端庄,面部表情自然,谈吐礼貌,温文尔雅,作风正派。

4.共情帮助

共情是从对方的角度出发,用对方的眼光看问题,从对方的角度去感受。理解他人的感情,简言之就是设身处地的意思。

共情不是同情。同情是以自己的眼光看对方,在某种程度上产生与对方的感情交流或共鸣;共情则是把自己摆在对方的位置上,去体验对方的内心世界,提出"如果是我,该怎么办?"这类问题。在护患交往中护士多表达共情,可以使患者减少被疏远和陷于困境的孤独感觉,使患者感到护士能正确理解他,从而使护患之间产生共鸣,促进护患关系的良好发展。

（二）对待患者咨询不同内容的礼仪

1.医学问题的咨询

一般来说,在患危重疾病时,患者及其家属的心理多是焦虑、急切、紧张,还会出现恐慌、束手无策或孤助无援。咨询的多是患者及其亲朋好友,他们都希望从医护人员那里尽可能详细地了解到患病情况、治疗过程及预后等,医护人员的言行举止甚至神态常会直接或间接影响到患者的情绪及病情的转归,有时也会影响到病区正常医疗护理工作的开展。在接待中护士应遵循尊重、礼貌、热情、诚恳的礼仪原则,适当地回答和处理问题,做到科学地解释,诚恳地安慰。回答问题时要与医生保持一致,避免引起不必要的纠纷。

2.非医学问题的咨询

在日常护理工作中,也有患者及其家属咨询非医学问题。当遇到这种情况时,也要做到耐心地解答,详细告知患者及其家属所询问的事项,如医院环境、检查的科室等;必要时联系陪检人员陪同去,以便使患者及其家属尽快找到相关地点,为患者及其家属提供便捷而热情的服务。

（三）对待不同患者咨询礼仪要求

1.对待老年患者咨询礼仪要求

（1）接待时应礼貌得体、不亢不卑,语气应温和、亲切、语速适中、简练,临床工作中对老年患者一定要专心,要像对待自己的父母一样来照顾他们。

（2）尊重患者原有的生活习惯和性格,对患者的病情状况和自身认知情况进行了解,耐心解答患者咨询的问题。

（3）要根据老年患者的心理特点,使用恰当的称呼,如可叫大爷、大妈等;同时给患者一杯水或指导其取舒适的体位,使其感到备受关心和重视。

（4）对于行动不便的患者,应主动提供帮助,能有效地体现高超的沟通技巧和自身业务素质。

2.对待年轻患者咨询礼仪要求

（1）医务人员接待年轻患者时,要有较强的亲和力,语气要平和,要充分地体现出尊重患者,要注重保护患者的隐私。应主动热情、服务耐心、尊重对方意见。

(2)详细询问病情,说明注意事项,语言通俗易懂。了解患者的病情状况,耐心地解答患者咨询的问题,建立医患之间的信任关系。

(3)提供医疗保健咨询服务时,要耐心细致地讲解。在解答问题时,要认真思考后再回答,不要随意否定患者提供的信息,同时要给予必要的安慰和鼓励。态度要和蔼亲切,让患者感到温暖和关爱。

3.对待异性患者咨询礼仪要求

(1)要根据患者性别使用恰当的语言和合适的称呼。女性患者在谈话时更希望得到同情、关心和体贴,所以护士在与女性患者交谈时,应态度热情、和蔼可亲,仔细倾听其主诉,同时注意用词的严谨性。

(2)要时刻维护患者的自尊和隐私权,注意自我调节情绪,不与患者发生感情冲突,避免产生不良影响。在与异性患者接触时更要端庄稳重,不要与异性患者在非公共场所进行长时间的交谈,或表现出过多的亲密接触,使对方误入歧途,要防止家庭、婚姻受到影响和损害。护士的职业道德就是要遵循护理道德准则去尊重和维护患者的权益和尊严。所以,在护理过程中以同情、体贴、关心、尊重的态度与异性患者接触是必要的。

4.对待患儿咨询礼仪要求

(1)接待患儿家属时要面带微笑,热情主动,并询问患儿病情状况。与患儿交谈时,护士要采用适合患儿的讲话方式,态度要和蔼可亲,消除患儿的恐惧、陌生心理。

(2)与患儿交流时应尽量蹲下或弯腰与其进行沟通,以拉近医患关系。可配合手势、表情或把玩具、小食品等作为辅助治疗用品,使患儿消除恐惧心理,产生亲切感。

(3)护士应与患儿建立友好关系,取得患儿信任,增强患儿战胜疾病的信心。

5.对待危重病患者咨询礼仪要求

(1)尊重与同情:对待危重患者,应保持高度的尊重和同情心,以建立信任和安全感。

(2)耐心倾听:在咨询过程中,应耐心倾听患者和家属的陈述,不随意打断他们。

(3)语言清晰:使用简单明了的语言,避免专业术语,确保患者和家属充分理解。

(4)及时反馈:对于患者和家属的疑问或需求,应给予及时、准确的反馈。

五、护理学科会诊礼仪

护理学科会诊礼仪是医院护理工作中不可或缺的一部分,它涉及医护人员之间的交流与合作,以及对患者的尊重和关爱。良好的护理学科会诊礼仪可以提高护理服务质量,增强医护团队的凝聚力,并提升医院的整体形象。

(一)护理学科会诊种类

(1)科内会诊:由责任护士提出,护士长主持,召集有关人员参加,并进行总结。

(2)科间会诊:由申请科室主管护士填写护理会诊申请记录单,注明患者一般资料、护理会诊理由等,经护士长签字后送邀请科室。会诊一般应于 12 小时内完成;急会诊时应在会诊单上注明"急会诊"字样,急会诊应在 2 小时内完成。

（3）院内会诊：由申请科室护士长填写护理会诊申请记录单，送交护理部，确定会诊时间，通知有关人员参加，护理部主任或副主任主持。

（二）护理学科会诊礼仪要求

1.准备阶段

在开始护理会诊之前，应该做充足的准备。这包括确定会诊的时间、地点和参与者，并确保所有参与者都了解会诊的目的和议程。主持人还应该收集和准备所有相关的护理记录和病历，以便在会诊中参考。

2.主持阶段

在主持护理会诊时，主持人应该遵循以下步骤：

（1）开场致辞：主持人应该简单介绍自己，并解释会诊的目的和预期结果。此外，还应该感谢参与者。

（2）概述病例：主持人应该概述患者的情况，包括病史、当前状况和对患者的护理计划。

（3）讨论问题：主持人应该明确提出需要讨论的问题，并鼓励所有参与者积极发言和分享他们的观点。

（4）总结讨论：在讨论结束后，主持人应该总结大家的观点和建议，并明确下一步的行动计划。

（5）结束会议：主持人再次感谢所有参与者，并解释下一步的计划。此外，还应该提供联系方式，以便在以后需要时进行沟通。

3.注意事项

（1）把握机会：利用会诊机会向前来参加人员介绍本科室对疑难、危重病例或者护理操作及护理新技术推广等情况的做法，随时征求医生意见，必要时邀请医生参加，使全体医护人员为了一个共同目标团结协作，互相帮助，互相支持，提高医疗护理质量。

（2）注重交往的艺术：尊重所有参与者的意见，并确保每个人都有机会发表自己的观点。申请会诊的科室护理人员应根据会诊需要解决哪些问题进行认真准备，将有关资料加以整理，尽可能做出书面摘要，并发给参加会诊的人员。参加人员对病情、护理问题、措施及成效等进行充分的讨论，并提出会诊意见和建议。责任护士报告病情时要注意语言的表达方式，以询问或商讨的方式进行沟通，这样既体现了对参加人员的尊重，又解决了护理中遇到的实际问题。记录会诊的内容和结果，以便以后参考和回顾。

（3）相互学习，共同提高："三人行，必有我师。"保持专业和礼貌的态度，避免在会诊过程中出现任何不适当的言行。有经验的医生能根据患者的症状和体征做出准确的诊断，有经验的护士能发现疾病并发症的先兆，这就是双方精湛技术的体现。一个融洽、和谐的团体，医护双方应本着真诚、宽容的态度在工作中相互学习，取长补短，谦让谅解，这样就可以克服医护间的人际矛盾，提高医疗护理质量，使患者处于最佳的治疗护理环境之中。

探源溯流

护理学科会诊是近年来护理领域中迅速发展的专业性服务模式。作为一种针对复杂病例的跨学科协同诊疗手段,会诊旨在提高护理质量,优化患者护理流程,降低医疗风险,并促进医护人员的专业成长。本内容将探讨护理学科会诊的发展历程、现状及其未来的发展趋势。

1.护理学科会诊的发展历程

自20世纪以来,随着医学的进步和患者需求的多样化,护理学科会诊的理念和实践逐渐兴起。早期护理会诊主要集中在重症患者和高风险手术患者的护理上,目的是解决复杂病例的护理问题,提高患者的康复效果。

进入21世纪,随着医疗技术的飞速发展,护理学科会诊的领域也在不断扩展。除了重症病例,越来越多的常规疾病和慢性病也纳入护理会诊的范畴,体现了从被动救治向主动照护的转变。

2.护理学科会诊的现状

目前,护理学科会诊已经成为医疗机构中重要的诊疗手段。通过跨学科的合作,护理会诊提高了患者的治疗效果,优化了医疗资源的配置,并在一定程度上缓解了医护人员的工作压力。此外,随着信息技术的发展,远程护理会诊也逐渐普及,使得优质护理资源得以更广泛地共享。

然而,护理学科会诊在实践中仍面临一些挑战,如会诊流程的不规范、会诊费用的不明确以及各学科之间信息沟通的障碍等。这些问题的解决需要政府、医疗机构和医护人员的共同努力。

3.护理学科会诊的未来发展趋势

(1)标准化和规范化:未来护理学科会诊将更加注重流程的标准化和规范化,以提高会诊效率和效果。相关的行业标准和操作指南也将不断完善,为实践提供指导。

(2)信息化和智能化:信息技术将在护理会诊中发挥更大作用,如利用大数据、人工智能等技术手段优化病例分析、病情评估和照护计划的制订。此外,远程护理会诊将进一步普及,使得更多地区的患者能够享受到高质量的护理服务。

(3)跨学科合作与团队建设:加强跨学科的合作与交流是护理学科会诊的重要方向。通过建设多元化的护理团队,包括医生、护士、营养师、康复师等,能够为患者提供全面、个性化的护理方案。

(4)科研与教学:护理学科会诊不仅是临床实践的一部分,也是科研和教学的热点领域。未来将有更多关于护理会诊的研究成果应用于实践,同时也有更多的医护人员通过参与会诊获得专业成长的机会。

(5)伦理与法律:随着护理学科会诊的普及,相关的伦理和法律问题也需引起重视。保护患者隐私、维护患者自主权以及避免任何形式的技术滥用将是重要议题。

（6）社会认知与支持：加强公众对护理学科会诊的理解与认同对于其健康发展至关重要。政府、医疗机构和社会各界应共同努力，提高护理学科的社会地位和影响力。

综上所述，护理学科会诊的发展是医学进步和社会需求的必然结果。面对未来的挑战和机遇，需要从多方面入手，推动护理学科会诊的持续发展，为患者提供更高质量的护理服务。

课堂互动

患者为老年女性，78 岁，主因发作性胸闷、胸痛 15 年加重 3 天入院，诊断为冠心病，急性冠脉综合征。给予扩冠、抗凝等药物治疗。行冠状动脉造影术提示冠状动脉三支病变，前降支根部 90％ 狭窄，回旋支 99％ 长病变，右冠 90％ 狭窄，于前降支根部置入一枚支架。术后给予常规抗凝治疗，于第二天患者突发语言障碍，烦躁，左侧肢体活动不利，为排除脑出血，急行 CT 检查，CT 提示左侧颞叶脑梗死。为求急性期正确的护理，加快患者的康复，神经内科护士长给予指导。

请分析如何对该患者进行健康指导。

实践活动

参加教学医院临床科室健康宣教活动

目标：了解医院的护理人员针对不同的疾病、不同的患者，如何来进行健康教育；能列出护士进行健康宣教时所运用的礼仪规范。

时间：60 分钟。

实施：

1.教师和医院带教老师介绍临床科室的情况及特点。

2.学生分为 5 人一组，分别去临床病区参加健康宣教活动。

3.每组选派一人汇报参观后的发现和心得体会，教师提问并启发，帮助学生发现更多的信息。

4.活动结束后书写实践报告。

拓展阅读

特殊情况时应注意的礼仪

1.当患者与护士意见不一致时,护士应暂时回避话题,保持冷静。如果是一件非说清楚不可的事情,一般要先肯定患者意见中正确的部分,或替患者找出客观理由后,再以委婉或商量的口气说清楚自己的意见,不要直白地说"你不懂"或"你不知道"等等。

2.年轻护士在年轻男性患者面前应避免交谈个人的事情,特别是感情方面的话题。一定要划清患者与护士的界线,并以此为界去判断自己与患者的语言交流是否超出了这个范围,要掌握一个不卑不亢的原则。

3.对于违反院规的患者及陪护,护士要以"患者健康维护者"的姿态,将违反院规可能出现的不良后果——阐述并举例说明,既强调院规又尊敬患者。对明显干扰正常治疗,影响到他人的患者及陪护,护士应立即针对其行为提出批评,如在病区内吸烟、大声喧哗等。批评要对事不对人,强调这种行为可能造成的后果,而不是指责患者或陪护的品行。如"对不起,请原谅我打断了您的说话,您的讲话声音有点大了,会影响其他患者休息,请您谈话时再小点声好吗?谢谢您对我们工作的支持"。

4.如遇到听力障碍的患者时,要保证充足的时间,耐心地与其交流,也可利用简单的手语、体语,必要时配用图片讲解说明。

5.当患者与家属产生矛盾时,护士应起到中间调解的作用。将家属与患者分开,安慰患者,耐心进行疏导,使其情绪稳定;对家属要了解原因,讲解情绪稳定对患者恢复健康的重要性,与其一起制订出最佳的解决方法。

第二节 各部门的工作礼仪

护士礼仪是护理活动中的一种善良体现,它要求护士在不同的岗位将自己的本性纳入规矩,加以约束,时时用道德的力量支配行为,才能具有优雅的仪态、丰富的表情、得体的举止,才能体现出对他人的恭敬、友好、谦和,也表现出自己的谦虚、诚恳、善意。

一、门诊护士工作礼仪

门诊护士常常是医院工作人员中与患者见面的第一人,给患者留下的印象是好还是坏都是很深刻的。好印象很容易被患者接纳和信任,而坏的印象一旦形成,对门诊护士而言,则很难有机会去改变它。因此,给患者留下良好的第一印象,做好医院的形象使者,门诊护士是责无旁贷的。

(一)门诊护士的仪表礼仪

仪表是门诊护士内心世界的真实写照,门诊护士的仪容、仪表和服饰,能反映门诊护士的精神面貌,是评价门诊护士形象的重要依据。

（1）服装：门诊护士必须按规定着工作服、工作鞋，佩戴胸卡。

（2）妆容：要求淡妆上岗，以示对患者的尊重。

（3）饰物：工作时间尽量不佩戴饰物，如需佩戴可选择耳钉、项链等简单的饰物；佩戴的耳环不应太夸张。不在工作场合佩戴过多的饰物。手部不适合佩戴首饰。

（4）发型：头发应保持整洁、无异味；颜色以黑色或深褐色为主，不准染发、烫发。

（二）门诊护士的表情礼仪

表情是人们内心情绪的晴雨表，对患者，则有安抚、治疗和引导的作用。门诊护士的微笑，会给患者带来亲切感、温暖感、信任感、安全感，对患者的不良心理具有抑制作用；同时能协调人际关系，改善护患关系，增强患者战胜疾病的信心。所以门诊护士不仅要有美好的愿望和崇高的敬业精神，还要加强自身素质的培养，通过自己的真诚和微笑创造一个健康、美好的人际关系，提高工作效率。

1.眼神

眼神是心灵的窗户，是门诊护士与患者交流的信号。门诊护士可通过眼神向患者传递关心、同情、理解和护理信息。同时要注意观察患者的眼神，揣摩患者的内心活动，收集患者反馈的信息。在为患者测量血压、脉搏时也要观察患者的眼神，这常常有助于发现一些不易察觉的病情变化。

2.笑容

笑容是面部表情中最重要的内容，是人际交往中的"润滑剂"。微笑服务能创造和谐的氛围，传递美好的感情。它不仅使人感到亲切、温暖和愉快，而且还可以消除陌生感。所以门诊护士要树立"以患者为中心"的理念，尊重患者，体谅患者，关心患者；要学会忍让和克制，宽容大度，善解人意；要充分认识和体验到微笑的魅力及其作用，并付诸实践；要使微笑发自内心，表里如一。

（三）门诊护士的言谈礼仪

言谈是护士与患者沟通的重要形式。在与患者交谈时要注意语言修养和运用语言的艺术性。护理人员常用的文明用语有：您好、请坐、请走好、请慢走、不客气、别着急、请放心、请按时服药、请按时作息、祝您早日康复等。在与患者交谈时要注意方式方法及语气语调；要注意语言的保密性；要尊重患者的人格和权利；要倾听患者的意见和心声；要注意与患者交谈时的特殊要求。如患者向你了解病情时，要用肯定的语气回答；当患者向你询问与自己无关的事情时，不要随意表态或流露出不屑一顾的表情；当患者提出的要求不符合医疗护理原则时，不要指责或直接拒绝；当遇到不合作的患者时，要有耐心，不要急躁；当遇到情绪不稳定的患者时，要注意给予必要的关心和体贴等。总之要善于运用语言沟通技巧与患者交流思想感情，以促进护患之间的相互了解和信任。

（四）门诊护士的行为礼仪

行为是内心活动的真实流露。门诊护士的行为举止是一种无声的语言，是人际交往中最受欢迎的非语言交流形式之一。它通过表情、姿态、动作、手势等来传递信息和控制气氛。良好的行为举止能令人产生愉悦和美感，而不良的行为举止则会引起人们的反感和厌恶。因此门诊护士应做到仪表端庄、举止文雅、态度和蔼、动作轻柔敏捷。在接待新入院患者时要注意保护患者的隐私。总之门诊护士的行为举止要符合职业道德规范的要求和礼仪规范的要求，才能赢得患者的信赖和尊重。

（五）门诊护士的接待礼仪

1.和蔼热情地接待每位前来就诊患者

门诊护士作为专业护士，应该懂得患者的心情，理解患者的心理，所以在热情接待每一位患者的时候，要主动和蔼地打招呼，询问是否需要帮助。合理地安排和维持就诊的秩序，使患者感到在陌生的医院里，自己是受到欢迎和重视的人。

2.主动介绍，帮助患者熟悉医院环境

护士在维持就诊秩序的同时，应该主动向患者介绍医院以及与其相关的专科特色，介绍出诊专家的诊疗特长，宣传疾病预防的常识和护理知识，从而营造一个温馨友善、互助有序的就诊环境。

3.为患者指引方向，提供方便

护士应该耐心和详细地说明行走的路线和方向；对于特殊情况，可以在工作允许的情况下，带领患者走一段路程；对病情重、行走不方便的患者，要主动协调轮椅或平车护送，这时候可以讲"您稍等一下，我协调个轮椅或平车送您"。

4.亲切的微笑和得体的问候

微笑是一种特殊的语言。门诊护士作为医院的使者，在与患者第一次见面时，要用最亲切的微笑来面对患者。无论自己在其他时间、其他问题上有任何不愉快的事情发生，工作时一定要控制好情绪，要用最亲切的微笑去拉近候诊患者和护士之间的距离，使患者能够安心地就诊。不要把一些不良情绪带到工作场合，以免使患者在候诊时增加更多的烦躁感。

二、急诊护士工作礼仪

急诊护士是医院急诊工作的主力军。急诊科是医院的"窗口"，是体现医院整体形象和人文素质的缩影。因此，急诊护士在工作中不仅要有扎实的理论知识和熟练的护理技能，还需要有良好的身体素质和心理素质，应以良好的精神状态工作，以减少或消除患者的紧张和恐慌心理，赢得患者的信任，使其积极地配合抢救；还要有强烈的责任心和使命感，同时也需要具备一定的礼仪修养。

（一）预检分诊护士工作礼仪

急诊患者多数发病急、病情重、发展快，多缺乏思想准备，甚至极度恐慌。预检护士在接待就诊患者时，本着"时间就是生命"的原则，运用娴熟的专业知识，通过简要评估后，做到"一问二看三检查四分诊"，将患者分诊到就诊的诊室或抢救室。若遇到急症、重症患者，意外灾害、法律纠纷、刑事伤害、交通事故等事件，急诊护士应具备一定的法律常识，能及时与相关人员和部门联系，沉着冷静，做好适当的安慰、理解和疏导工作，尽快消除患者家属的紧张情绪。

1.准备工作

预检分诊护士在开始一天的工作之前,应确保个人仪表整洁、专业,并保持积极的工作态度。同时,应准备好所需的医疗设备和办公用品,如听诊器、血压计、登记本等。

2.接待患者

当有患者来到预检分诊台时,护士应微笑问候,并询问患者的病情和需求。在与患者交流时,应保持耐心和关注,以确保理解患者的病情和需求。

3.病情评估

根据患者的描述,预检分诊护士应对患者的病情进行初步评估。这包括了解患者的主要症状、病史、用药情况等。同时,应观察患者的生命体征,如体温、脉搏、呼吸等。

4.分诊指导

基于病情评估结果,预检分诊护士应指导患者前往相应的科室进行检查或治疗。在分诊过程中,应保持专业和友善的态度,并解释分诊的原因和必要性。

5.登记和记录

预检分诊护士应对每一位患者进行登记,记录基本信息和病情。这有助于跟踪患者的治疗进展和提供更好的护理服务。同时,记录也是医疗质量的保证。

6.保持卫生和安全

预检分诊台应保持清洁卫生,以降低交叉感染的风险。护士在工作中应遵守医院的安全规定,如正确处理医疗废物、使用防护设备等。

7.与其他医护人员协作

预检分诊护士应与其他医护人员保持良好的合作关系,共同为患者提供优质的医疗服务。在必要时,应及时向医生或其他专业人员寻求帮助。

总之,预检分诊护士的工作礼仪是确保患者得到及时、准确治疗的关键。通过遵守上述工作礼仪,预检分诊护士可以提升医院的整体形象,并提高医疗服务质量。

(二)急诊护士接待礼仪

1.礼仪要求

(1)态度和蔼、微笑服务:在为患者提供护理时,要和蔼可亲,面带微笑,给人以亲切和关心的感觉,使患者消除紧张、不安、焦虑的情绪,让患者在就诊检查中,感到不仅有病可治,而且能够心情舒畅,愉快地接受检查及治疗。

(2)尊重患者、认真倾听:在与患者交谈时,注意倾听患者所提出的问题,虚心接受批评和建议,尽量满足患者提出的要求。在接待伤病员中,做到随机应变,灵活处理。注意给患者完整的回答,让患者感到急诊护士是能为其提供良好服务的白衣天使。

(3)热情主动、细致周到:主动帮助患者解决困难,做到有问必答,百问不厌,使患者及家属有宾至如归的感觉。如遇重危抢救患者,应尽快报告医生,同时给患者采取必要护理措施。在为患者做治疗时,应安慰患者不要紧张,以便更好地合作。在患者离院时,应致谢语或提示病情注意事项。

2.礼仪禁忌

(1)不说否定句:在急诊护理接待中,如果患者存在不满情绪或过激行为时,护士应尽量避免说"不"等否定句。此时护士应以微笑点头的方式回答。如常用否定句回答，患者容易出现更强烈的反感和不信任感。

（2）不说"你懂吗"：护理人员在向患者解释病情、交代注意事项时，或与患者沟通某件事情时，杜绝出现"你懂吗"等反问句式。这种句式容易让患者产生护理人员对其不屑一顾的感觉。

（3）不说"我要下班了"：急诊护士不同于门诊护士，工作时间是三班轮流制。但为患者做交代时，不要让患者感觉"我要下班了，你可得快点"，这样容易让患者产生不信任感或抱怨。

3.注意事项

（1）稳定情绪，陈述利害：急诊患者由于病情急、来势猛、缺乏心理准备，而表现出情绪紧张、惊恐不安。护士要针对这些情况，在紧张环境中有条不紊地进行救治工作，同时给患者和家属以必要的、适当的安慰和解释，晓以利弊，尽快使患者和家属消除紧张情绪，以利于进一步对病情做出处理。

（2）抓紧时机，果断处理：护士对病情有个大致的了解后，即迅速对患者进行必要的救治处理。救治工作的方法要正确，决策要果断，措施要得力，充分体现护理人员处理问题的针对性、及时性，增强患者对护理人员的信任感。

（3）急不失礼，忙中守节：对急诊患者的接待虽是要求紧张及时，但也不等于急忙中便可以不顾礼节，而是应当做到急不失礼，忙中守节。急重症患者心理较复杂，总是有一种恐慌和绝望感。急诊护士在接待患者时更应考虑到患者的特殊心理，态度要更为温和礼貌，处理病情果断而及时，繁忙中仍能不失礼节，耐心而富有关爱之情。这对于患者不仅仅是态度上的关心，更重要的是给予患者信念上的支持。

（三）急诊抢救工作礼仪

护士是医院里最忙碌的人，他们的工作常常需要快速、准确地做出决策，特别是在急诊室。在抢救工作中，护士的一言一行都可能影响到患者的生命安全。因此，急诊护士应该遵循一定的礼仪规范，以提升服务质量，保障患者安全。

1.基础礼仪

在抢救过程中，急诊护士应当保持冷静、专业，以高度的责任心和同情心履行职责。基础礼仪包括：

（1）着装整洁：保持工作服干净、整洁，穿戴整齐，无破损。

（2）仪态端正：保持姿势端正，不得在患者面前晃动、倚靠。

（3）语言文明：使用礼貌用语，避免使用粗俗语言，对患者及家属的问题要耐心解答。

（4）尊重患者：尊重患者的隐私和尊严，避免在患者面前讨论病情。

2.抢救操作礼仪

在抢救过程中，急诊护士的操作要准确、迅速、轻柔，并保持一定的礼节。操作礼仪包括：

（1）合理分工：根据患者的病情和抢救需求，合理分工，保证抢救工作的高效进行。

（2）关注细节：对患者的病情状况、年龄、性别等因素要全面考虑，关注患者的特殊需求。

（3）及时沟通：在抢救过程中，及时与医生、患者及家属沟通，确保信息传递的准确性和及时性。

（4）尊重同行：在抢救过程中，要尊重同行，避免相互干扰，保持工作的高效性。

3.与患者及家属的沟通礼仪

急诊护士在沟通中要保持耐心、关心和同理心，让患者及家属感受到温暖和关爱。

（1）关注情绪：关注患者及家属的情绪状态，采取适当的沟通方式，缓解其紧张情绪。

（2）充分告知：对患者的病情状况、治疗方案等信息要充分告知，避免信息不对称。

（3）倾听反馈：认真倾听患者及家属的意见和建议，及时反馈给医生，促进医患关系的和谐发展。

4.注意事项

（1）急诊抢救生命为重。护士必须有争分夺秒实施抢救的意识，在医生到达之前，护士应根据患者病情做出初步判断并实施紧急处理，如测量血压、给氧、吸痰、止血、配血、建立静脉输液通道、进行人工呼吸、胸外心脏按压等。

（2）急诊护士用语应简单明确，急而不乱，周全有序。对急诊患者，护士应该积极果断快速有序，富有同情关爱之心。在抢救过程中，要注意说话的声调不宜过高、语气平和，动作轻柔敏捷、娴熟到位；对急诊患者的委托必须及时地给予回应，负责地给患者一个最满意的答复，来取得患者对护士的信任。当遇到几位患者同时都有需求的时候，要根据轻重缓急，先解决最急需解决的问题，同时委婉有效地进行协调，避免患者之间的纠纷，同时非常有效地处理病情。在与医生配合过程中，注意同事间的及时沟通，确保执行口头医嘱的准确性，尊重其他医护人员，团结协作，顺利完成抢救工作。

（3）抢救的过程中，要随时做好沟通和安慰。对突患急症的患者，要理解对方的心理。突患急症可以使患者和家属的心理处于高度的应激状态，这时急诊护士应该一边实施紧急抢救，一边与患者进行沟通，来了解他们的需求，以精湛的急救技术和良好的沟通技巧来赢得患者和家属的信任，给予患者和家属适当的安慰和解释，耐心解答患者家属提出来的各种问题；为保证抢救秩序能正常进行，劝说患者家属及护送人员在急救室外和家属休息室等候；对有不理智情绪或过激行为的患者家属，应以温和的态度随时向患者家属说明患者的病情变化，使他们在心理上有充分的准备，妥善处理与患者家属的关系，从而获得患者家属对急诊救护工作的支持。

三、病房护士工作礼仪

在本职工作实践中，病房护士的工作礼仪对稳定住院患者及其家属的情绪、帮助他们树立战胜疾病的信心至关重要。

（一）患者办理入院手续时的护理礼仪

（1）护理人员着装整洁，主动热情，用语文明，态度和蔼。

（2）接待患者时，应彬彬有礼、落落大方、面带笑容、保持热情，一定要给患者及家属留下良好的第一印象，使患者有犹如到家的感觉。

（3）帮助患者及其家属凭住院票办理有关入院手续，同时详细安排患者住院的其他事项，尽可能消除患者因人生地不熟而感到孤单、恐惧、紧张和焦虑等心情。

（4）协助患者进行入院检查，尽快熟悉病区环境及有关制度，告知患者，如有问题可向相关人员咨询。

（5）为新入院的患者测量体温、脉搏、呼吸、血压。

（6）详细询问和了解患者的病情及家庭情况，评估患者的健康状况，了解患者对医院及护士工作的要求。

（二）患者进入病房后的护理礼仪

1.接待新入院患者礼仪

（1）护士面带微笑，主动热情接待患者，向患者介绍病区环境、安全告知、作息时间、相关规定等。护士在引导患者进入病区的时候，要采用稍微朝向患者侧前行的姿势，一边走一边介绍环境。这不仅仅是出于礼貌，更可以随时观察患者的病情和意向，以便能够及时地提供护理服务。如果与你同行的是一位年长的患者，这时你可以看到他行走是否方便。如果你带的是一个病情较重的患者，这时就需要随时观察患者的状态，随时为他提供护理服务，同时你也可以决定是继续详细地介绍情况，还是尽量缩短时间把患者送到病房。所以护理人员应与患者基本平行，切忌只顾自己往前走，把患者甩到身后。

（2）护士应主动向新入院的患者进行介绍，介绍时要耐心、细致，且语速不宜过快，内容不宜过多。首先介绍自己和主管医生："您好，我是您的主管护士，我叫李某某，您有什么事情可以随时找我，我也会经常来看您的。您的主管医生是李大夫，一会他就会过来看你，护士长是王某某，科主任是李某某。"如果患者病情允许，也可以同时再介绍病区环境，之后送患者到床旁。对住院制度介绍时，须注意使用礼貌用语，注意语气和措辞等，尽量多用"请""谢谢"等字眼，避免使用"必须""不准"等命令式语言。

（3）介绍呼叫铃的使用方法，详细介绍病房环境及解释病房安全制度。

（4）根据患者的病情和需求，协助患者或家属整理用物，协助患者妥善安置好行李物品，对携带的物品进行登记。协助患者做好个人卫生，更换清洁舒适的病员服。

（5）做好入院护理评估：了解患者的过敏史、年龄、职业、文化背景、宗教信仰、生活习惯等。评估患者的生命体征、自理能力、皮肤情况等。收集患者的医疗资料，包括疾病诊断、治疗情况、用药情况等。通知医生进行接诊，了解病情及特殊需求。

（6）做好入院宣教：向患者介绍疾病的康复知识，让患者了解治疗方案及治疗过程中的注意事项。告知患者在治疗过程中的配合方法及注意事项，鼓励患者积极配合治疗。提醒患者遵守医院的规章制度，保持良好的心态和健康的生活方式。

2.患者住院期间的护理礼仪

（1）病区环境：病区安静、整洁，为患者营造温馨、舒适、安静的病房环境。病房内保持空气流通，定期开窗通风，每天早、中、晚开窗通风30分钟，确保室内空气新鲜。

（2）护理人员仪容仪表：护理人员着装整洁，不佩戴首饰，不浓妆艳抹，不穿响底鞋。头发梳理整齐，不披头散发，不染鲜艳指甲油。坐姿端正，走路轻柔，避免随意摇晃或穿行于病房。

（3）服务态度：护理人员应微笑服务，语气温柔，用词准确，避免使用专业术语。关心患者需求，倾听患者诉求，不厌其烦地解答患者疑问。对患者的病情状况和自身认知情况进行了解，并给予相应指导和帮助。

（4）保护患者隐私：尊重患者隐私权，不随意谈论患者病情、家庭情况等私人信息。保护患者隐私部位，在进行治疗和护理操作时，应采取适当的遮挡措施。不在公共场合暴露患者个人信息，确需公开时，应事先征得患者同意。

3.护理操作中的礼仪

护理操作中最高的礼仪就是对患者的尊重，"珍惜生命，以患者为重"。要最大限度地给患者以安全感，给患者一个良好的环境。护士在上班期间如果带了手机，一定要把手机调到静音状态，以免手机铃声响的时候，分散自己的注意力，造成患者不安的情绪。如果在操作的过程中有同事通知你接听电话，那你就应该请同事转告对方等一会儿给他回电话，把电话挂断，按照原来的操作速度有条不紊地完成操作，让患者感到在你的工作中，他是最重要的。

（1）护理操作前：每次操作前后，应按照七步洗手法规范洗手，确保手部卫生。洗手时注意节约用水，关闭水龙头，避免浪费。护士对患者要有一个操作前解释。护士进入病房时，应该轻轻地叩门以表示对对方的尊重，并轻声地致以问候："您好，早上好/晚上好"，并询问患者是否方便沟通。同时护士的举止要端庄大方，热情友好，让患者能感觉到亲切和温暖。在操作前护士应认真核对患者的床号、姓名、住院号、本次操作的目的、患者需准备的工作、操作的方法及患者在操作中可能需要注意的事项等。同时要尊重患者，应该处处为患者着想，如拉好窗帘、遮挡屏风等，耐心给患者做好解释、安慰工作以取得患者的配合。

（2）护理操作中：操作过程中注意与患者沟通，态度和蔼，真诚关怀。通过耐心地解释，仔细地询问患者的感受，给予适当的安慰与鼓励，消除患者对操作治疗的恐惧感和神秘感，争取患者最大限度地理解与合作。操作中护士要技术娴熟，动作轻稳，一边操作一边亲切地指导患者配合，并不时地用安慰性语言转移患者的注意力，使用鼓励性语言增强其信心。这样既可减轻患者的痛苦，又可降低操作难度，提高工作质量和效率。

（3）护理操作后：整理床铺、清理用物，保持病房整洁。向患者交代注意事项，告知后续护理方法。护士要给予患者亲切地安慰，诚恳地致谢。如发生意外情况，应及时报告医生并协助处理。

（三）患者出院时的护理礼仪

患者出院护理礼仪旨在提高患者满意度，增强患者对医护人员的信任，并促进患者的康复。通过遵循一定的护理礼仪规范，能够为患者提供更加专业、温馨的护理服务，使患者在出院后仍能感受到医院的人文关怀。当医生下达医嘱，患者治愈出院时，病房护士应切实做好出院准备工作。不要认为患者离开医院后就和护理人员没有关系了，礼仪规范也就无所谓了。打造医院品牌,使护患关系有一个良好的结束,因此出院时的护理礼仪也很重要。

1.出院前的祝词

医生下医嘱同意患者出院,护理人员通知患者时应对其康复表示祝贺,感谢患者对医院工作的支持和配合,并对工作中的不足之处和对患者关心不到之处表示歉意。

2.出院宣教及随访

在患者出院的时候,护士应该主动协助办理出院手续,同时进行口头的健康宣教,或者提供书面宣教。而且要主动为患者提供专家复诊的时间,回答患者所咨询的问题,告诉患者要按医嘱定期来医院复查;如果有不适的话,要随时来医院就诊,或者打电话咨询等。还可以请患者留下他的联系方式和家庭住址,便于医院进行定期的电话或者上门随访。

3.出院时的送别礼节

出院道别是护理人员对患者关爱的延续,临别的时候表达友好祝愿,是增进护患关系的良好时机。在患者病愈出院的时候,护士要送出走廊,道一句"慢慢走,多保重""别忘了吃药""代我向××问好",这些既表现出护士的素养,又把关爱带给了患者和家属以及他的朋友。温馨的道别,可以使患者感受到护理人员对他的关爱还在延续。

4.注意事项

(1)遵循医院规定,不得擅自泄露患者隐私。

(2)在沟通过程中注意语言恰当,避免使用专业术语或生僻词汇。

(3)对于有特殊需求的患者,应给予特别关注,提供个性化服务。

(4)及时反馈患者意见和建议,为医院服务质量持续改进提供参考。

拓展阅读

护士职责所需

病房护士要做到"八个一":一张真诚的笑脸,一个亲切的称呼,一张整洁的病床,一壶新鲜的开水,一次周到耐心的入院介绍,一次准确规范的健康评估,一次用药的宣教,做好第一次治疗。一切从患者需求出发,让患者感受到温馨亲切,以发挥出护理工作的最佳职能。新入院患者来到病区的护士站,接诊的护士应该充分地体现对患者的尊重,应该起立,说:"您好。"这一声问候非常重要,它缩短了护士和患者的距离。如果有其他在场的工作人员,也应该向患者点头微笑来表示欢迎。患者在护士站办理手续后,护士应该尽快把患者引入病房;对于一些急症患者或者是一些行动不方便的患者,如年岁大了,或者是孕妇、儿童,应该尽快使患者处于最佳舒适体位。责任护士不应该在护士站询问病史、测血压、查体等,如此只会增加患者等候的时间,同时也会扰乱护士站的工作场所秩序。

四、手术室护士工作礼仪

随着医学的不断发展和完善,整体护理的开展,护理工作的新业务、新技术的不断增多,对手术室的护理工作也有了更高、更严的要求。将护理礼仪应用到手术室的护理工作中,能够营造良好的护患关系,使患者消除紧张、恐惧的心理,让患者有信赖感与安全感,使患者在手术过程中得到温暖,增强战胜疾病的信心。

（一）手术室护士的基本礼仪

1.整体仪表

护士要保持天使般的职业形象,应以庄重、大方的基本着装规范为原则,将整体美与职业美有机地融为一体,来表达敬业精神和仪表美。

（1）着装:刷手服是手术室工作人员的专用服装,具有良好的防尘和阻燃性能。保持刷手服的清洁、平整、无破损,按规定着装。内衣、衣裙、长筒袜等不得外露,不得佩戴饰物,夏季不得穿凉鞋。要求穿戴整齐,扣好领扣、衣扣及裤扣,不得披衣、敞怀、挽袖、卷裤腿。男生应着平角棉质短裤,除规定外,不得穿着任何内衣;女生应穿对襟手术衣,不应将内衣肩带显露于衣袖外部。手术室人员应佩戴口罩,帽子应将头发全部遮盖。

（2）发型:头发应梳理整齐,前不过眉,后不过肩。如果因特殊情况护士需要在手术间脱帽,在脱帽前应先洗净双手,并佩戴好手套,以保证操作的卫生和安全。护士应确认脱帽的时间和场景是否符合规定,并与医生或者其他相关人员进行沟通和确认。

（3）首饰及其他个人物品:护士应避免佩戴任何形式的饰品,包括但不限于耳环、戒指、手链、手镯、脚链等。不允许佩戴电子设备,如手机、平板电脑等。

（4）手部:手部应保持清洁,不允许涂指甲油。

（5）妆容:只允许化淡妆,以不影响工作为宜。不允许在手术室内化妆,特别是在进行涉及使用电刀或激光的手术时。男士应提前剃须。

（6）鞋子:应穿着舒适、防滑的鞋子,不得穿高跟鞋。

2.工作行为举止

（1）在手术室工作中应精神饱满、严肃认真、思想集中,保持良好的坐、站、行姿,体现出专业形象和积极向上的精神面貌。禁止在工作区域内吃东西、吸烟等行为。不得从事与工作无关的事情。

（2）行走时保持直立挺胸姿势,两手平放于两侧裤缝处;男性双手放于背后,女性双手握于前面。走路时应靠右侧通行,避免与他人迎面碰撞。配合医生做好手术时,应主动传递器械,动作要准确、轻柔,尽量减少或避免对医生、患者的损伤;搬动患者时轻巧有序;保持各种体位的正确性及安全性。

（二）手术前工作礼仪

1.手术前访视

手术前访视是手术室护士的一项重要工作,旨在为患者提供个性化的术前指导和心理支持,确保手术顺利进行。

（1）基本礼仪

①仪容仪表：着装整洁、规范，佩戴胸牌；妆容、发型等符合职业要求；保持良好的个人卫生。

②言谈举止：用语文明、规范，表达清晰、准确；保持微笑，关注患者情绪变化；避免使用专业术语，以患者易于理解的方式进行沟通。

③沟通技巧：主动向患者介绍自己，说明访视目的；倾听患者需求，关心患者感受；对患者的病情状况和手术过程给予耐心解释和指导。

④隐私保护：尊重患者隐私，保护患者个人信息；在交流过程中避免涉及患者隐私敏感问题；确保患者隐私在访视过程中不受侵犯。

⑤时间管理：合理安排访视时间，尽量避开患者休息时间；在规定时间内完成访视工作，避免影响患者休息和手术安排。

⑥职业素养：保持高度的责任心和同情心，关注患者需求；坚守职业道德，维护患者利益；不断提高专业知识水平，提升服务质量。

（2）访视流程

①核对信息：核对患者身份信息、手术名称及手术时间。

②自我介绍：向患者介绍自己及手术室相关工作人员，说明访视目的。

③评估情况：了解患者基本情况、既往史、过敏史等，评估患者身体状况及心理状况。

④术前指导：向患者及家属介绍手术过程、注意事项、配合要点等；指导患者进行术前准备，如禁食、禁饮、备皮等；向患者说明术后可能出现的并发症及应对措施。

⑤注意事项提醒：提醒患者术中需要注意的事项，如保持放松、避免移动等；告知患者及家属术中特殊情况下的配合方式。

⑥回答问题：耐心解答患者及家属关于手术的疑问，消除其顾虑。

⑦记录与反馈：填写访视记录单，将访视情况反馈给手术室护士长及相关医生；对患者的特殊需求进行登记并尽力满足。

⑧道别与祝福：向患者及家属道别，祝福手术顺利，希望患者早日康复。

（3）注意事项：由负责该手术的麻醉医生和巡回护士根据手术通知单到病区查阅病历，收集资料，告知患者禁饮禁食时间，了解既往史和现病史，检查备皮情况等。在与患者交谈的过程中，应做到细心、耐心、专心、热心，具有责任心，亲切交谈，积极沟通，给予患者安慰和鼓励，对患者及其家属提出的问题给予耐心解答，帮助患者熟悉手术的各项准备和需注意的事项，让患者放心地接受手术治疗。帮助他们树立信心，消减焦虑、恐惧心理，减轻思想负担。

访视过程中要保持耐心，语气和蔼，态度亲切。注意保护患者隐私，避免在公共场合讨论患者病情。遵循医疗保密原则，不得泄露患者个人信息。对于情绪不稳定的患者，要给予更多的关心和安慰。确保术前访视工作的及时性和准确性。讲究技巧，满足需要，护士通过交谈，疏导患者心理，以积极配合手术及术后的治疗与护理。

术前访视做到的"六个一"：一张热情的笑脸和得体的仪表，一声亲切的问候，一次详细的病史询问,一番通俗易懂的手术介绍,一个周到细致的术前准备交代,一句衷心的祝福。

2.接患者手术的礼仪

患者由手术室的护士负责接到手术室。

(1)仔细核对,防止差错:手持接送单,核对患者信息,检查核对腕带,嘱咐患者穿手术服。态度温和,语言亲切,微笑服务于患者和家属,减轻或消除患者紧张、恐惧、焦虑等心理问题。在运送途中,主动关心患者,协助盖好被子,安全转运,特别是注意管道、伤口、体位等。

(2)患者接入手术室后:手术室护士应以热情、亲切、和蔼的态度向患者作自我介绍,并介绍手术室的环境、设施和设备等,同时也要询问患者的姓名、年龄、手术名称、手术部位,核对患者身份,与患者进行良好的沟通,给予适当的抚慰,减轻患者的紧张感和孤独感。保护患者隐私,不随意谈论患者的病情和手术情况,以免引起患者的紧张和不安。设计小被子遮盖患者,减少患者不必要的暴露。体位安全摆放,加强体位安全摆放训练。

(三)手术中工作礼仪

患者在手术过程中处于高度应激状态下。

1.尊重患者

在手术过程中,手术室护士应尊重患者的隐私和尊严,不随意谈论患者的病情和手术情况,以免引起患者的紧张和不安。手术室护士应保持温和的语言和亲切的态度,与患者进行适当的沟通和交流,以缓解患者的紧张情绪。手术过程中,对手术半麻的患者,要细心观察患者的各种体态语言,主动询问有何不适,多用亲切、鼓励性的语言安慰患者,护士可以根据患者的年龄和性别谈论一些轻松的话题,以缓解患者紧张的情绪。对手术全麻患者,应当密切观察麻醉药物对于患者的神志精神和反应能力的影响,以及生命体征的变化。

2.保护患者

在手术过程中,举止从容,言谈谨慎。有些患者,对医务人员的表情、行为举止和器械的撞击声非常敏感,因此,医护人员语言要严谨,避免讲容易造成患者误会的话语。手术室护士应密切观察患者的生命体征和病情变化,及时发现和处理异常情况。保护好患者的肢体和器官,避免受到损伤和感染。同时也要注意保持手术室的温度和湿度等环境条件,确保患者的舒适度。主动保护患者隐私;保持患者安全舒适的手术体位;手术器械准备充分,配合满意;认真书写、严格核查手术护理记录单;妥善保存、及时送检病理标本。

3.心理护理

(1)手术室护士应充分了解患者的病情和心理状态,向患者介绍手术的必要性、手术方法和手术效果等,以消除患者的紧张情绪和恐惧心理。

(2)手术室护士应与患者进行充分的沟通,了解患者的需求和顾虑,并尽可能地满足患者的合理要求。

（3）在手术过程中,手术室护士应以温和的语言、耐心的解释和细心的护理,使患者感到温暖和安慰。

（四）手术后工作礼仪

1.手术结束后的工作流程

（1）清理手术区域:在手术结束后,手术团队应立即清理手术区域,确保无菌环境,并将使用的器械和物品归位。

（2）核对患者信息:确认患者的身份和手术部位,避免出现差错。

（3）交接患者:将患者送回病房前,与病房护士进行交接,告知患者情况、手术过程及注意事项。

（4）记录手术过程:详细记录手术过程、手术中发现的问题以及手术后的护理建议,以便于患者后续治疗和康复。

（5）术后随访:定期对患者进行术后随访,了解患者的恢复情况,对患者的问题进行解答,并提供必要的护理建议。

2.手术结束后的礼仪要求

（1）尊重患者:在手术结束后,医护人员应尊重患者,关注患者的感受,确保患者舒适和安全。

（2）礼貌沟通:与患者及家属沟通时,应使用礼貌用语,耐心倾听他们的需求和问题,并提供合适的回答。

（3）保护隐私:在处理患者信息、手术过程记录和术后随访时,应保护患者的隐私,避免泄露个人信息。

（4）协作与团队合作:医护人员之间应相互协作,共同完成患者的治疗和康复工作,确保患者得到最佳的护理服务。

（5）遵守医疗规定和流程:严格遵守医疗规定和流程,确保手术过程的安全和质量,避免医疗差错和事故的发生。

总之,手术结束后,要求医护人员遵循尊重、礼貌、保护隐私、协作与团队合作以及遵守医疗规定和流程的原则,为患者提供优质的护理服务。

拓展阅读

随着医学的不断进步、发展及现代外科微创技术的发展,手术护理学也得到了飞速发展。作为一名手术室护士,面对手术器械及手术方式的不断改变,必须积极学习,提高自己的知识结构,提高自身综合素质,才能跟上时代的步伐,满足患者及手术医生的需要,提高手术护理质量和保证患者安全。护理礼仪的应用,使患者在接受手术时充满了信心,在心理上获得安全感,消减了术前紧张、焦虑的情绪,为手术顺利完成创造了良好的条件,同时也提高了手术室护士的业务素质和护理服务质量。因此,护理礼仪在手术室中的应用是一项不可忽视的重要内容。

实践活动

参观教学医院门诊、病房

目标：了解医院门诊、病房护士工作中的礼仪规范，能列出门诊、病房护士在医院环境中所体现的礼仪风范，捕捉医院医护人员的美丽形象。

时间：60分钟。

实施：

1.医院带教老师介绍医院布局及护理礼仪在工作中的运用情况。

2.学生分为5人一组，分别参观医院的门诊及各病区。实地观摩护理人员各岗位的工作礼仪。

3.参观后，每组选派一人汇报心得体会，对于不明白的问题向带教老师提问，帮助学生获取更多的信息。

4.实践活动后书写参观报告。

拓展阅读

护士的首问责任制

首问负责指的是当患者对治疗有疑问或者对病情渴望了解的时候，无论问到哪位护士都不应推脱，或者让患者去找其他人去解决。

作为被患者首次问到的护士，虽然不是所有的问题都能够解决，但应设法和其他护士、护士长或者医生取得联系，并且把结果告知患者。例如，患者问："王护士，今天我的那个化验结果该出来了吧，我两天前抽的血，查的血糖，你能不能帮我看一看。"那么护士可以告诉患者："好的，我待会帮您看完，再告诉您，您的血糖是多少。"事后应该对患者有个通报，把结果告诉患者。

如果患者问护士："小李，今天上午医生说给我输液的，但是十点了怎么还没有来。"有可能医生告诉这个患者，给他开输液，但后来可能没有开；也可能医生的医嘱已经下达了，主班护士正在处理医嘱；也可能静配中心正在配药，还没有把药送到病房；也可能药已经拿回来，输液班护士正在加药，所有这些过程都是有可能的。如果小李说："大爷，这事我真不知道，要不您去问主班护士小张、治疗班护士小王、输液班护士小周他们？那个我真不太清楚。"如果把这个事情推给患者，那这个患者上哪儿去问呢？他从哪里知道哪个是小张，哪个是小王，哪个是小周呢？所以，患者问到谁，谁就应该告诉他："我们可以马上去看一下，药是否开了，药是否拿上来，是否加好了。"这时候，小李护士可以就对患者说："大爷，我刚才帮你看过了，医生已经开药了，我们的治疗班护士已经去领药了，待会就能领回来给您输上液。大爷啊，您先准备一下，别着急，回到床位上再等一等，一会儿就来了。"这个就是护士的首问负责制，它充分地体现了以患者为中心的护理理念。

思维导图

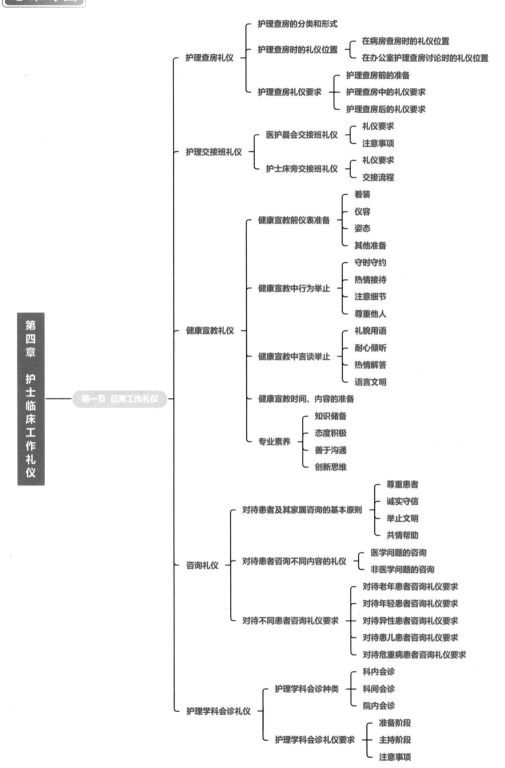

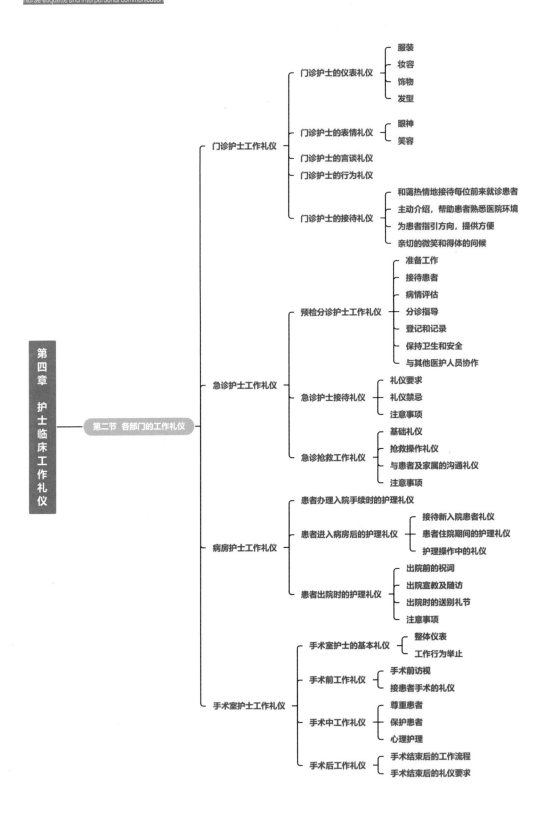

案例分析

1.患者张某,女,40岁,银行工作人员。因右下腹疼痛来医院就诊,门诊以"急性阑尾炎"收入院。她的责任护士小李刚参加了一位患者的抢救工作,护士服上留有血迹和药液,虽然热情地迎接了张某,并耐心与其沟通,但是张某拒不接受小李的护理,要求更换护士。请回答以下问题:

(1)小李为什么不被张某接受?

(2)如果你是责任护士将如何做?

2.患者朱某,女,61岁,退休干部,离异独居,有高血压病史。近一个月经常头疼。3日前因晨起头疼来医院就诊,门诊以"高血压"收入院。责任护士孙某是一位工作不到2年的年轻护士,性格开朗,活泼爱动。到病房查房时总是蹦蹦跳跳,手舞足蹈。该患者退休前是某机关的领导,认为孙某的举止不符合一名护士应有的端庄礼仪标准,要求更换责任护士。请回答以下问题:

(1)护士孙某应该如何做才能符合护士举止礼仪的要求?

(2)护士孙某应该如何对自己的举止礼仪进行规范?

3.护士小张接到急诊室电话,告知有位急性肠梗阻的患者急诊入院。护理人员做好了一切准备工作迎接患者入院。患者被抬进病房时,面色苍白,大汗淋漓,非常痛苦,急需手术。此时护士面带微笑地对患者家属说:"请不要着急,我马上通知医生为患者检查。"说完不慌不忙地走了出去。请回答以下问题:

(1)指出护士在接待患者时体态语的不妥之处。

(2)护士这样接待患者会造成什么样的后果?

(3)假如你是值班护士,面对这个案例你如何处理?

复习思考题

一、单项选择题

1.护士语言得体文明能优化护患关系,你认为下面没有做到语言得体文明的情况是(　　)。

A.用床号称呼患者　　　　　　　　　B.护理时使用商量的口吻

C.对不配合的患者耐心引导　　　　　D.对所有患者一视同仁

2.儿科护士的护士服常为粉色,这样做的目的是(　　)。

A.出于美观　　　　　　　　　　　　B.医院的喜好

C.考虑到儿童的心理特点　　　　　　D.考虑到儿科护士的心理特点

3.护士站姿应自然、优雅。下列做法应避免(　　)。

A.挺胸、收腹,目视前方　　　　　　B.双手自然垂放或插在口袋中

C.双手相握于腹部　　　　　　　　　D.腿脚并拢或呈现"丁"字形

4.佩戴燕尾帽正确的做法是（   ）。

    A.帽檐距前额发际2～4 cm　　　　　　B.用白色发卡于帽前固定

    C.长发可梳成马尾于脑后　　　　　　　D.前额可留长刘海遮挡眉眼

5.下列关于口罩佩戴，说法不正确的是（   ）。

    A.松紧合适，遮住口鼻　　　　　　　　B.及时清洗消毒

    C.一次性的不可反复使用　　　　　　　D.必要时可以露出鼻孔

6.护士在交谈时，要注意语言的准确性，下面不需要做的是（   ）。

    A.发音准确　　　　B.语速适度　　　　C.内容简明　　　　D.使用方言

7.穿着护士服时，需要注意很多相关事项，下面说法不正确的是（   ）。

    A.护士服的样式以整洁美观为原则　　　B.注意与其他服饰的搭配和协调

    C.领边和袖边可以超过护士服　　　　　D.里面不应穿过于臃肿的衣服

8.手术室的护士服颜色多为（   ）。

    A.墨绿色　　　　　B.橄榄绿　　　　　C.粉红色　　　　　D.淡蓝色

9.起步时，身体的重心应当落在（   ）。

    A.前脚的脚掌　　　B.后脚跟　　　　　C.全脚掌　　　　　D.右前脚的脚掌

10.护士在推治疗车时，其重心应当集中于（   ）

    A.下肢　　　　　　B.前臂　　　　　　C.脚　　　　　　　D.手

11.在护送患者进入病区的过程中，下面描述不正确的是（   ）。

    A.尽可能地使患者处于卧位

    B.能步行的采取辅助步行

    C.不能行走的用轮椅或者平车接送

    D.注意病情所需的卧位

12.消除患者顾虑的最重要的因素是（   ）。

    A.娴熟的技术　　　B.自然的仪态　　　C.亲切的问候　　　D.舒适的环境

13.在对患者进行护理操作过程中，整体护理强调以（   ）为中心。

    A.服务对象　　　　B.护理人员　　　　C.护理操作　　　　D.医疗机构

14.护士在抢救患者时，应采取的行姿为（   ）。

    A.行步　　　　　　B.快行步　　　　　C.跑步　　　　　　D.小跑步

15.护士送别患者出院时不能说的"礼貌用语"是（   ）

    A.请多多保重！　　　　　　　　　　　B.欢迎下次再来！

    C.祝您早日康复！　　　　　　　　　　D.您慢走！

二、问答题

    1.护理人员学习礼仪的意义有哪些？

    2.患者住院期间的护理礼仪有哪些？

    3.门诊护士应遵循哪些礼仪？

    4.健康教育礼仪有哪些？

    5.叙述接待急诊患者礼仪要求有哪些。

第二篇 人际沟通

第五章　人际关系

导入情景

情景描述

　　一位66岁老先生，因"完全性小肠梗阻"住院。当天晚上，医师为这位患者做了急诊手术，手术过程顺利。第二天晨间护理时，当护士为患者更换床单时，老先生便问："护士，我什么时候可以吃东西?""放屁。"护士果断地回答道。老先生听到护士竟然无缘无故侮辱自己，感到十分不解，觉得作为患者，询问何时进食完全是符合常情的，护士怎能恶语伤人，但还是强忍不悦，又追问："我们不是学医的，不太懂医学专业知识，我想问问，我什么时候可以吃东西?""放屁!"护士再次毫不犹豫地回答。当时，老先生气不打一处来，但是考虑到仍要在医院继续治疗，而不敢得罪护士，无奈咽下了这口气。患者出院后向医院有关部门投诉了这位护士。

　　请思考:为什么患者会投诉这名护士呢?

第一节 人际关系概述

一、人际关系的概念

1977年,心理学家克林格做了一项科学研究,调查结果显示:良好的人际关系对于生活具有重要意义。当被调查者问及"什么使你生活富有意义?",几乎所有人的回答都是"亲密的人际关系是首要的"。

人际关系是指人与人之间通过交往与相互作用而形成的直接心理关系。

二、人际关系的形成

人与人之间相互关联的状态从无关到关系密切,要经历一系列的变化过程。依照人际关系由浅入深的发展过程,可以把人际关系的建立和发展分为三个阶段。

(1)注意阶段:由零接触过渡到单向注意阶段或者双向注意的阶段。

(2)接触阶段:由注意阶段转向情感探索、情感沟通的轻度心理阶段,此时可初步建立心理关系。

(3)融合阶段:有接触而导致的情感不断增强,心理卷入程度不断扩大,逐步进入稳定交往阶段。

> **嘉言善行**
>
> 与有肝胆人共事,从无字句处读书。[①]
>
> ——周恩来
>
> 建立人脉关系就是一个挖井的过程,付出的是一点点汗水,得到的是源源不断的财富。
>
> ——哈维·麦凯

三、人际关系的影响因素

(1)第一印象:指交往双方第一次接触,对彼此交往对象的直觉观察和归因判断。在人际交流初期,"第一印象"至关重要。

(2)身体因素:指个体神经、感觉、运动系统和生命重要脏器的结构功能状态。

(3)认知水平:认知差距是人与人之间最大的鸿沟。人际认知指交往主体对自身、他人以及自身与他人关系的认知。

(4)个性品质:个体良好的性格对人际关系具有至关重要的影响。

[①] 摘自《中华对联辞典》,2023年6月7日。

四、人际交往理念

宽容大度,能轻松化解各种人际矛盾。所谓宽容,就是指能够适当原谅别人的缺点、错误或对自己的伤害,不斤斤计较,"得饶人时且饶人";同时,能够在心理上容纳各种不同特征的人。

拓展阅读

大学生在人际交谈困扰上存在地域和独生/非独生子女的交互作用,城市的独生子女大学生人际交谈困扰最低,乡镇的独生子女大学生人际交谈困扰最高;在与异性交往困扰方面,地域和独生/非独生子女效应显著,来自乡镇的大学生和非独生子女的大学生有较大的困扰。

在生活满意度和积极情感上存在着地域和独生/非独生子女的交互作用,城市的独生子女大学生生活满意度和积极情感最高,乡镇的独生子女大学生生活满意度和积极情感最低。

人际关系困扰四个维度对大学生主观幸福感的不同成分有不同的预测作用,具体表现为人际交友困扰、人际交谈困扰和与异性交往困扰三个维度对生活满意度有显著的预测作用;人际交谈困扰、人际交友困扰和待人接物困扰三个维度对积极情感有显著的预测作用;人际交友困扰、待人接物困扰和人际交谈困扰三个维度对消极情感有显著预测作用。

摘自《心理发展与教育》,2007 年第 2 期,《大学生人际关系困扰与主观幸福感的关系研究》

第二节　人际关系策略

一、人际吸引

人际吸引是指在人际交往过程中,交往双方不断进行着相互认知和相互评价,并在此基础上产生了各种各样的情感倾向——拒绝、厌恶、反感或同情、喜欢。

二、人际交往的基本策略

(1)了解他人:提高人际交往和掌握成功的人际关系技巧的第一步是正确地了解人和人的交往需求。

(2)巧妙地与别人交谈:当你与人交谈时,请选择他人最感兴趣的话题。他人最感兴趣的话题是什么呢?是他人自己!把这几个词从你的词典中剔除出去——"我,我自己,我的"。用另一个词,一个人类语言中最有力的词来代替它——"您"。你是否对谈话感兴趣并不重要,重要的是你的倾听者是否对谈话感兴趣。当你与人谈话时,请谈论对方,并且引导对方谈论他自己。这样你就可以成为一名最受欢迎的谈话伙伴。

(3)巧妙地令别人觉得重要:聆听他人、赞许和恭维他人、尽可能经常地使用他人的姓名和照片、在回答他人之前请稍加停顿、使用这些词——"您"和"您的"。

(4)巧妙地赞同别人:"赞同艺术"可概括为以下六点,学会赞同和认可;当你赞同别人时,请说出来;当你不赞同时,千万不要告诉他人,除非万不得已;当你犯错时,要勇于承认;避免与人争论;正确处理冲突。

(5)巧妙地聆听别人:注视说话人,靠近说话者,专心致志地听,不要打断说话者的话题等。

(6)巧妙地影响别人:促使人们按照你的意愿去做事情的第一步,是找出促使他人这样做的原因(即他人想要什么)。和别人说他人想听的东西,他人就会感动。你只需简单地向他人说明,只要做了你要求他人做的事情之后,他人便可以获得他人想要的东西。"了解人们所想"的方法是多询问,多观察,多聆听。

(7)巧妙地说服别人:当你说一些有利于自己的事情时,人们通常会怀疑你和你所说的话,这是人的本能的一种表现。更好的方式就是不要直接阐述,而是引用他人的话,让别人来替你说话,即使那些人并不在现场。因此,要通过第三者的嘴去讲话。

(8)巧妙地使别人做决定:告诉人们为何要同意你。告诉人们,按照你所说的去做他人便会受益,而不是你自己受益。问只能用"对"来回答的问题。但是,应注意,要恰当地问这些"对"的问题。也就是说,当你问此类问题时,应点头示意,并以"您"来开始你的问题。

(9)巧妙地调动别人的情绪以及赞美别人:要真诚赞扬行为本身,而不要赞扬人,赞扬一定要具体,要有的放矢。

(10)巧妙地批评别人:批评必须在单独相处时提出,批评前必须略微地给予赞扬或恭维;批评时,不要针对人,要批评某种行为,而不要批评某个人。提供答案,请求合作,而不是命令,一次犯错,一次批评,以友好的方式结束批评。

(11)巧妙地感谢别人:态度要真诚,清晰、自然地表达,注视着你感激的对方,致谢时说出对方的名字,尽力地致谢。

(12)巧妙地给别人留下良好印象:真诚、要热情,不必过分急躁,不要通过贬低别人抬高自己,不要打击任何人、任何事。

(13)巧妙地发言:明白你所说的内容,说完该说的,就停止。说话时,请注视着听众,谈论一些听众感兴趣的话题,不要试图演讲。

嘉言善行

对于一个患者来说,仁爱、温和、兄弟般的同情,有时甚至比药物更灵。

——陀思妥耶夫斯基

人生最大的财富便是人脉关系,因为它能为你开启所需能力的每一道门,让你不断地成长,不断地贡献社会。

——安东尼·罗宾

三、角色理论

角色可表述为处于一定社会地位或群体,在实现与其地位相联系的权利与义务的过程中,所表现出的符合社会期望的模式化行为。

(一)患者角色

患者是指患有疾病、忍受疾病痛苦的人。患者角色是指在生病或受伤时,个体在医疗过程中所扮演的角色。美国社会学家帕森斯(Talcott Parsons)提出患者角色概念包括以下几个方面:①患者可以免除一般社会角色的职责,其免除程度可视疾病的严重程度而定。医生的诊断可以证明患者角色的成立,并酌情免除一些原来所承担的社会责任。②患者一般不需为自己患病承担责任,是需要得到照顾的,因为患者是不能靠主观努力而康复的(服毒、自杀等例外)。③患者有义务力求康复。④患者应寻求帮助,如看病并与医护配合。⑤患者康复后有义务承担病前的社会责任。

(二)护士角色

护士作为一种特殊的社会角色,在预防保健、医疗康复和健康教育中发挥着重要作用,具有其他角色不可替代的功能。护士角色指护士应具有的与职业相适应的社会行为模式。护士角色的形成源于职业要求,护士的角色随着社会的变迁而变化,在不同的时代、不同的文化背景中有着不同的角色形象和功能。现代护士专业角色功能为照顾者、管理者、教育者、患者权益保护者、协调者、合作者、示范者、咨询者、研究者、改革者和创业者。

四、人际认知理论

人际认知理论是一种研究人际交往过程中认知过程的心理学理论。该理论主要关注个体如何理解、预测和影响他人的行为,以及如何处理与他人的信息交流。人际认知理论为理解人际交往提供了重要的理论框架,有助于更好地理解人际关系中的动态和复杂性。人际认知理论的主要观点:

(一)认知等同于行为

人际认知理论认为,对他人的认知实际上等同于观察到的行为。也就是说,对他人的了解主要来自他们的外显行为。例如,如果一个人在遇到困难时表现出积极的态度和行为,我们可能会认为他是一个乐观和坚韧的人。

(二)知觉定式

人们倾向于以一种一致的方式解释和预测他人的行为,这种倾向被称为知觉定式。例如,如果认为某人是慷慨的,那么可能会在日后的交往中寻找更多证据来支持这一观点。

(三)情感与认知的交互作用

人际认知理论认为情感和认知在人际交往中是相互作用的。例如,当人们感到焦虑或紧张时,他们可能会更关注负面信息,从而影响他们对人际关系的认知。

人际认知理论主要应用于以下方面：①人际关系管理。人际认知理论有助于更好地理解和改善人际关系。通过理解认知等同于行为和知觉定式等观点，可以更准确地解读他人的行为，从而更好地处理人际关系中的挑战。②沟通与说服。了解人际认知理论有助于改善沟通与说服的技巧。了解听众的认知模式和情感状态可以帮助护士更有效地传达信息，提高说服效果。人际认知理论为理解人际关系提供了重要的理论框架。通过深入了解这一理论，可以更好地理解人际关系中的动态和复杂性，改善人际关系管理技巧，提高沟通与说服的效果。然而，人际认知理论并非万能的，仍需在实际应用中结合具体情况进行灵活运用。

课堂互动

在某高中的一节历史课上，老师正在讲解明朝的历史。传统的授课方式可能会让学生感到枯燥，但这位老师决定采用一种不同的策略。

首先，老师将学生分成几个小组，每个小组负责研究明朝的一个时期或事件，并在下次课堂上进行展示。这样的分组合作不仅能培养学生的团队协作能力，还能让他们更深入地研究某个特定的话题。

其次，为了增加互动和激发学生的兴趣，老师鼓励学生在展示过程中采用多种形式，如PPT、短剧、演讲等。这样的要求不仅让学生更加投入，还使得课堂更加生动有趣。

最后，在每次展示后，老师都会组织全班同学进行点评和讨论，鼓励学生们提出自己的看法和建议。这样的互动环节不仅增强了学生的参与感，还提高了他们的批判性思维能力。

请结合上述案例，探讨如何利用人际关系策略来促进人际交往。

第三节　护理人际关系

一、护患关系概念

护患关系是指在医疗护理过程中，护理人员与患者及其家属之间形成的一种特殊的人际关系。它是医疗护理工作的重要组成部分，直接影响到患者的治疗效果和满意度。因此，建立良好的护患关系对于提高医疗质量、保障患者权益具有重要意义。护理人际关系是指在护理过程中，护士与患者以及其他医务工作者之间的互动关系。良好的护理人际关系是提高护理质量和患者满意度的重要因素，也是护士职业发展的必要条件。护患关系是在特定的条件下，护理人员与患者为了治疗的共同目标而建立起来的一种特殊的人际关系。广义的护患关系是围绕服务对象的治疗及护理所形成的各种人际关系，包括护士与服务对象、医生、家属及其他人员之间的关系。狭义的护患关系是护士与服务对象之间在特定环境及时间段内互动所形成的一种特殊的人际关系。

二、护患关系特征

(1)以治疗为目的的专业性、帮助性关系:护患关系是以解决服务对象在患病期间所遇到的生理、社会心理、精神等方面的问题,满足服务对象需要为主要目的的一种专业性的人际关系。

(2)以服务对象为中心:一切护理活动及护患交往都必须以解决服务对象的护理问题为目的,以服务对象的健康为宗旨。护患关系的评价也应以对服务对象的作用及影响为标准。

(3)一种工作关系:要求护士对所有的服务对象应一视同仁,设身处地地为服务对象着想,并真诚地给予帮助,以满足服务对象的健康需要。

(4)一种互动关系:护患双方围绕服务对象康复的目标相互接触、相互影响等互动过程,会出现一定程度的改变及发展。

(5)一种治疗关系:良好的人际关系能使人心情舒畅,有利于身体健康;而不良的人际关系,就会使人产生愤怒、焦虑等负性情绪,损害人的身心健康。许多身心疾病的发生都与不良的人际关系有关。因此,护患关系本身具有治疗性质。

(6)一种多方位的人际关系:护患关系不完全局限于护士与服务对象之间,它涉及医疗护理过程中多方位的人际关系。医生、家属、朋友、同事等也是护患关系中重要的组成部分。这些关系会从不同的角度,以多方位的互动方式影响护患关系。

三、护患关系基本要素

(1)专业性:护士需要具备专业的护理知识和技能,能够提供有效的护理措施,以满足患者的生理和心理需求。

(2)信任性:患者信任护士,愿意接受护士的护理服务,并相信护士的专业性和责任心。

(3)互动性:护士和患者之间需要有良好的沟通,护士需要了解患者的病情和需求,并提供相应的护理服务。

(4)法律性:护患关系需要遵守相关的法律法规,护士需要了解和遵守相关法律法规,保障患者的权益。

(5)人文性:护士需要关注患者的情感和心理需求,提供人性化的护理服务,尊重患者的尊严和隐私。

四、护患关系基本内容

(一)技术性关系

技术性关系是护患双方在一系列护理过程中所建立起来的,以护士拥有相关的护理知识及技术为前提的一种帮助关系。其主要表现在实施护理措施的过程彼此的地位及心理方位。包括以下几个方面:

(1)主动-被动型模式:一种传统的单向性的,以生物医学模式及疾病的护理为主导思想的护患关系模式。其特征为"护士为服务对象做什么",护士在护患关系中占主导地位,护患双方的心理为显著的心理差异关系。这一模式适用于难以表达自己主观意志的患者,如昏迷患者、婴儿等。

(2)指导-合作型模式:一种微弱单向,以生物医学-社会心理及疾病的护理为指导思想的护患关系,其特征是"护士教会服务对象做什么"。护士在护患关系中仍占主导地位,护患双方的心理为微弱的心理差异关系。患者可向护士提供有关自己疾病的信息,同时也可以对自己的护理及治疗提出意见。该模式适用于对急性病患者护理时。

(3)共同参与型模式:双向性的,以生物-心理-社会医学模式及健康为中心的护患关系模式。其特征为"护士帮助服务对象自我恢复",护患双方的关系建立在平等地位上,双方的心理为心理等位关系。在这种模式中护患双方是平等的,双方相互尊重,相互学习,相互协商,对护理目标、方法及结果都较为满意。此模式适用于慢性病患者或受过良好教育的患者。

(二)非技术性关系

非技术性关系是在护理过程中,护士与服务对象在交往中的社会、心理、伦理道德、法律等方面的关系。非技术性关系包括以下几个方面:道德关系、利益关系、法律关系、文化关系以及价值关系。

五、护患关系基本过程

(一)观察熟悉期

这是服务对象与护士初期的接触阶段。护患关系初期的主要任务是护士与服务对象之间建立相互了解及信任关系。护患双方在自我介绍的基础上从陌生到认识,从认识到熟悉。在此阶段,护士与服务对象接触时所展现的仪表、言行及态度,在工作中体现出的爱心、责任心、同情心等第一印象,都有利于护患信任关系的建立。

(二)合作信任期

护士与服务对象在信任的基础上开始了护患合作。护士应该对工作认真负责,对服务对象一视同仁,尊重服务对象的人格,维护服务对象的权利,并鼓励服务对象充分参与自己的康复及护理活动中,使服务对象在接受护理的同时获得有关的健康知识,逐渐达到自理及康复。此阶段护士的知识、能力和态度是保证良好护患关系的基础。

(三)终止评价期

护患之间通过密切合作,达到了预期的护理目标,服务对象康复出院时,护患关系将进入终止阶段。护士应该在此阶段来临前为服务对象做好准备。护士需要进行有关的评价,也需要对服务对象进行有关的健康教育及咨询,并根据服务对象的具体情况制订出院计划或康复计划,以保证护理的连续性,预防服务对象在出院后由于健康知识缺乏而出现某些并发症。

六、护患关系影响因素

（一）护士的因素：职业道德不良

良好的职业道德是作为护士的基本条件，职业道德不良不仅影响护士的形象，更使服务对象的健康受到影响。

（1）对护理工作不精：精益求精的护理业务水平是作为护士的必备条件，业务不精会给服务对象的健康带来不良影响，甚至引起医疗纠纷，造成护患关系紧张。

（2）服务环境不佳：良好的服务环境是提高护理服务水平的重要保证。

（二）服务对象的因素

（1）存在偏见：部分服务对象对护理工作存在偏见，受传统观念的影响，认为护士知识水平不高，对护士信任感降低，法律意识增强、过度维权的服务对象总想以最小的付出得到最大的服务。

（2）病态心理：部分服务对象受疾病本身的影响，其心理状况发生了一定改变，极易导致对事物的认识产生偏差，从而影响护患关系。

（三）社会因素

（1）卫生法律法规建设滞后：国家相关的卫生法规立法缓慢，部分服务对象法制观念淡薄。

（2）医疗保健供需矛盾：目前我国医疗资源存在分配不均的问题，从而损害护患双方的合法权益，引发服务对象对医疗服务的不满。

七、护患关系的意义

（1）开展护理工作的重要前提：在护理过程中，各种护理措施的实施必须依靠护患双方的密切合作才能完成。护患之间的密切合作，建立相互信任、相互尊重的关系能明显提高护患之间的合作程度，有助于有效地实施各项护理措施。

（2）对服务对象是一种良好的社会心理支持：良好的护患关系具有积极的心理帮助及社会支持功能。

（3）维护护士身心健康的重要条件：护理工作的性质决定了护士承受着各种各样的工作压力。如果护患关系不良，造成护患间的冲突，必然对护士心理造成影响。

拓展阅读

护患关系的现状与改善措施

沟通不畅：因信息不对称和工作压力过大等原因，有时会出现护患沟通不畅的情况，导致误解和矛盾的产生。

服务质量参差不齐：不同医院、不同科室之间的服务质量存在差异，有时难以达到患者的期望和满足患者的需求。

护患关系改善措施:①加强沟通与信任建设,通过完善沟通机制、提高沟通技巧等方式,增进护患之间的相互理解和信任。同时,鼓励患者积极参与治疗过程,增强自我保健意识。②提升服务质量与安全水平,加强医护人员的培训和管理,提高业务水平和责任意识。建立完善的质控体系和安全管理制度,确保患者在接受医疗服务过程中的安全和舒适。③强化隐私保护与信息管理:建立健全的患者信息管理系统以确保患者信息的准确性和保密性。加强对信息系统的监管和维护,防止信息泄露事件的发生。同时,向患者提供必要的隐私保护知识和指导,帮助他们更好地维护自己的合法权益。

八、护患关系常见问题

处理护理人际关系中的冲突和矛盾是护理工作中不可避免的一部分。

(1)理解分歧:指护士在诊疗过程中不完全理解服务对象的权利和义务,或服务对象不了解护理工作的内容与性质从而造成护患双方的冲突。

(2)权益差异:要求获取安全、高质量的健康服务是每个服务对象的正当权益。服务对象的自我保护意识不断增强,对医疗护理服务质量的要求也在不断地提高。如果医护人员继续忽视服务对象的正当权益,不注重技术及心理的安全性,就会引发护患冲突。

(3)信息缺乏:多数服务对象对疾病知识了解不多,部分护士也没有及时为服务对象提供相关信息。

(4)责任冲突:对造成健康问题该由谁承担责任,双方意见有分歧;对改变健康状况该由谁承担责任,双方意见不一致。

(5)护患交往的阻抗:①护士方面,对服务对象关注不够、缺乏应有的职业行为规范、态度不良、心理问题;②服务对象方面,对护士的期望及要求过高、疾病原因、心理问题、对护士及护理专业的偏见。

九、促进护患关系方法

(1)建立信任关系,减少理解分歧:信任是建立良好护患关系的前提,相互信任的双方可以在交流过程中营造一种支持性的气氛,从而可以使服务对象更信任护士,护士也可充分了解服务对象存在的生理心理问题,保障服务对象的合法权利。

(2)提高业务水平,维护双方权益:精湛的业务水平不仅可以增加服务对象的信任感,也是保障护患双方合法权益的重要条件。

(3)主动沟通交流,提供疾病信息:主动沟通交流,提供疾病信息可以帮助服务对象缓解焦躁不安的不良情绪,也可以增强服务对象对护士角色功能及分工的认识。

(4)注意安全文化,避免责任冲突:有效的护患沟通可以避免许多不良事件的发生。

(5)讲究职业修养,克服交往阻抗:护士在工作中应不断提高自身职业道德修养,注意不良情绪,平衡不良心理,尊重服务对象,解除服务对象的阻抗心理。

十、护患关系发展趋势

(一)从护理技术发展角度来看

(1)专业化与个体化护理:随着医疗技术的进步,护理工作将更加专业化,针对不同疾病和患者需求,提供更为细致和专业的护理服务。同时,随着个体化医疗的发展,护理工作也将更加注重患者的个性化需求,提供个体化的护理服务。

(2)跨学科合作:未来的护理工作将更加注重与其他医疗学科的合作,形成跨学科的医疗团队,共同为患者提供全面、连续的护理服务。

(3)信息化技术的应用:信息化技术的发展,将使护理工作更为高效和精确。利用电子病历、远程监控等技术,护理人员可以更方便地了解患者情况,提供更为精准的护理服务。

(二)从护患关系维持角度来看

(1)患者权益的重视:随着社会的发展和人们健康意识的提高,患者的权益将得到更多的重视和保护。护患关系将更加注重患者的自主权、隐私权和知情权。

(2)良好的沟通与互动:为了提高治疗效果,未来的护患关系将更加注重良好的沟通与互动。护理人员需要提高沟通技巧,充分了解患者需求,提供人性化的服务。

(3)法律与伦理的考量:随着法律法规的完善和伦理观念的提升,护患关系将面临更多的法律与伦理考量。护理人员需不断提升自身的法律素养和伦理观念,以维护患者权益,保障医疗服务的公平与正义。

随着医疗体系的不断发展和完善,护理关系与护患关系将面临新的机遇和挑战。未来的护理工作将更加专业化和个体化,注重跨学科合作和信息化技术的应用;而护患关系将更加注重患者的权益保护、良好的沟通互动以及法律与伦理的考量。为了适应这些变化,护理人员需要不断提升自身的专业素养和沟通能力,以提供更为优质、人性化的护理服务;同时,医疗机构也需要完善护理教育和培训体系,加强法律法规和伦理规范的建设,以构建和谐、共赢的护患关系。在未来的医疗服务中,护理关系与护患关系的持续发展与优化将对医疗服务的质量和效率产生积极影响,为患者的健康福祉贡献重要力量。

嘉言善行

护士必须有一颗同情心和一双愿意工作的手。

——南丁格尔

在患难时忠于义务,是伟大的。

——(古希腊)德谟克里特

课堂互动

　　2人一组分别扮演护理人员和患者,模拟一次患者在刚入院与护理人员建立护患关系的全过程,在这个过程中充分体现护患关系建立的方式以及护患关系建立时的注意事项。

拓展阅读

　　有一位准备做介入手术的患者,尽管术前护士为他做了大量的宣教工作,但是上手术台前,患者还是紧张得手直发抖。这时,护士长走过去,握住患者的双手,对他说:"大叔,您别紧张,我会一直陪着你到手术室,好吗?"患者看到护士长真诚的目光后渐渐安静下来。后来,护士长陪着患者一同到了介入中心,隔着手术室的大玻璃,向患者做了一个"V"手势,患者脸上露出了笑容,也同样举起手向护士长做了一个"V"手势。

实践活动

参观教学医院

　　目标:了解患者入院的流程,能列出不同患者、不同护患关系模式,更好地建立护患关系。

　　时间:40分钟。

　　实施:

　　1.教师和医院带教老师介绍医院各科室情况和各科室任务。

　　2.学生分为5人一组,分别参观学习各科室患者出入院,护士如何建立和维持护患关系。

　　3.每组选派一人汇报参观后的发现和心得体会,教师提问并启发,帮助学生发现更多的信息。

　　4.课后书写参观报告。

思维导图

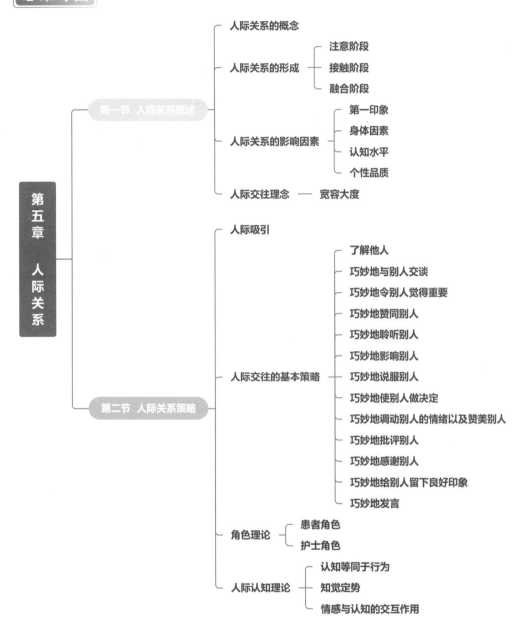

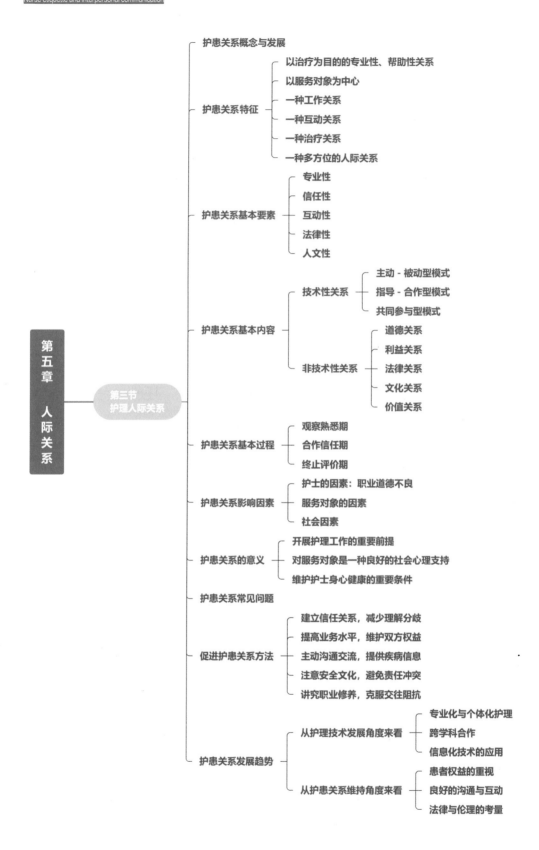

案例分析

1.王先生,65 岁,因长期患有高血压和心脏病,近期出现呼吸困难和下肢水肿等症状,被紧急送往医院。经过医生诊断,王先生被确定为心脏瓣膜病,需要进行心脏瓣膜置换手术。在手术前,王先生感到非常紧张和焦虑,担心手术风险和术后恢复情况。在护理过程中,护士需要密切关注王先生的病情变化,及时发现并处理任何异常情况。例如,在手术后,护士需要监测王先生的生命体征,观察是否有出血、感染等并发症,并及时采取相应的处理措施。此外,护士还需要为王先生提供必要的心理支持,帮助他树立信心,积极配合治疗和护理。

请对该案例进行总结。

2.患者张先生,因肺部感染入院治疗。入院后,护士小王负责张先生的护理工作。小王发现张先生对治疗和护理非常不信任,表现出强烈的抵触情绪。在与张先生的沟通中,小王了解到张先生之前曾在其他医院接受治疗,但治疗效果不佳,导致他对医院和医护人员失去信心。

分析导致患者对医院和医护人员失去信心的原因,护患双方的改进措施以及对该案例进行总结。

复习思考题

一、选择题

1."一日不见,如隔三秋"处于人际关系发展的(   )。

A.融合阶段　　　B.接触阶段　　　C.注意阶段　　　D.探索阶段

2.把交往视为一种负担,在心理上形成一种压力的人际关系恶化过程属于(   )。

A.终止阶段　　　B.冷漠阶段　　　C.零接触阶段　　　D.疏远阶段

3.由注意阶段逐渐向轻度心理卷入阶段转向,而建立的心理联系属于良好人际关系建立的(   )。

A.注意阶段　　　B.融合阶段　　　C.疏远阶段　　　D.接触阶段

4.一个人主动将信息传播给所有与他接触交往的人是一种(   )的人际交往模式。

A.偶然型　　　B.单线型　　　C.流言型　　　D.集中型

5.通过一连串的人,把信息传播给最终的接受者是一种(   )。

A.流言型　　　B.单线型　　　C.偶然型　　　D.集中型

6.对护患关系描述错误的是(   )。

A.护患关系是一种工作关系

B.护患关系的主要责任人是护士

C.护患关系的根本任务是满足患者的需要

D.在护患关系中患者是完全被动的

7.态度是个体对特定的人、观念和事物所产生的稳固的心理倾向,这是其(　　　)特性。

    A.协调性　　　　　　　B.具体性　　　　　　　C.社会性　　　　　　　D.倾向性

8.人们往往会先帮助熟悉的人,这是由求助者的(　　　)导致的。

    A.依赖性　　　　　　　B.亲密关系　　　　　　　C.类似性　　　　　　　D.责任

二、问答题

    1.护患关系的三种模式是什么?

    2.护患关系的常见问题是什么?

    3.促进护患关系的方法有哪些?

    4.护患关系的意义是什么?

    5.护理人际关系的基本规范是什么?

    6.护患关系的沟通策略是什么?

第六章　人际沟通的概念与技巧

教学目标

知识目标：

1. 简述人际沟通的定义、基本要素和沟通原则。

2. 概括日常生活及护理工作中语言沟通及非语言沟通的形式和技巧。

能力目标：

1. 运用沟通技巧清楚地表达自己的观点，正确理解他人的表达并妥善回复。

2. 有效倾听患者沟通内容，传递关怀和温暖。

思政目标：

1. 培养学生的现代交际素质，适应现代社会及护理职业的需要。

2. 培养丰富的沟通知识与良好的沟通技巧，以高质量沟通服务患者。

导入情景

情景描述

一女性患者，65岁，有冠心病史，因心脏病突发由家属护送急诊入院。心电图检查提示急性前壁心肌梗死。入院后患者表情痛苦，面色苍白，四肢寒冷，脉搏细弱，血压偏低。患者家属在门外焦急等待，责任护士小李想了解患者情况，以便找出护理问题，制订符合患者情况的护理计划，于是，她问了一个又一个的问题，患者却皱着眉头不想说话回答。

请思考：护士小李该如何与患者及家属沟通？

随着社会的进步、人类的发展，与传统的医学模式相比，新型的生物-心理-社会医学模式更加注重人的整体性和社会性，注重以人为本的护理，注重建立护患之间的良好关系。有研究表明，77.8％的患者希望与护士每天交谈1次；86.9％的患者希望与护士沟通的内容和疾病有关。由此可见，培养沟通能力与技巧，提高社会适应能力和专业素质是非常必要的。

第一节　人际沟通概述

一、沟通与人际沟通

（一）沟通的含义

《现代汉语词典》中解释"沟通"是指两方能通连。原指开沟使两水相通,如《左传·哀公九年》中记载:"秋,吴城邗,沟通江淮。"后来泛指使双方相通连,疏通彼此的意见。

《大英百科全书》中解释"沟通"是"用任何方法,彼此交换信息,即指一个人与另一个人之间用视觉、符号、电话、电报、收音机、电视或其他工具为媒介,所从事交换信息的方法"。

关于沟通的定义有很多种说法,总的来说,沟通是信息发送者遵循一系列共同规则,凭借一定的媒介将信息发给信息接收者,并通过反馈以达到理解的过程。沟通是一种社会活动,是形成人际关系的重要方法。沟通的目的是传递信息,信息的传递过程就是沟通。沟通必须凭借一定的媒介,且要达到一定的效果。

（二）人际沟通的含义

人际沟通(interpersonal communication)是指人们运用语言或非语言符号系统进行信息(含思想、观念、动作等)交流沟通的过程,是人际关系建立和发展的基础。

人际沟通是一种双边的、影响行为的过程。在这个过程中,包括两个主体,一方有意向地将信息通过一定的渠道传给意向所指的另一方,以唤起特定的反应或行动。沟通不仅是为了传递信息,而且在于期望接收者发生特定的反应或行为。沟通的目的在于分享信息、传达思想、交流情感和表达意愿。人们通过沟通,相互认识,相互吸引,并影响别人和调节自己的行为。

二、沟通的基本要素

沟通包括信息背景、信息发出者、信息、途径、信息接收者及反馈等六个要素。

（一）信息背景

信息背景是沟通发生时的情景,它包括环境背景、心理背景、社会背景、文化背景,这些都是影响沟通的重要因素。沟通发生的场所是环境背景,如办公室、病房;沟通时双方的情绪、态度是心理背景;沟通时双方所处的社会角色是社会背景;沟通双方的学历及所属的民族等是文化背景。任何形式的沟通,都会受到各种环境因素的影响。信息的背景可能是清晰的,也可能是模糊的。一个信息的产生,常受发出信息者过去的经验、对目前环境的领会感受以及对未来的预期等影响,这些都成为信息的背景因素。

（二）信息发出者

信息发出者是指发出信息的人,也称为信息的来源。信息发出者的想法通过语言、文字、符号、表情和动作等一定的形式表达出来。信息发出者因性格、学历、生活背景、价值观、社会文化背景等因素不一样,同样的信息,表达的方式方法也不一样。

(三)信息

信息是指沟通时所要传递和处理的内容,即信息发出者希望传达的思想、感情、意见、观点等。其内容意义可能会带有背景因素的色彩及信息发出者的风格。

(四)途径

途径是指信息发出者传递信息的工具或手段,也称媒介或传播途径,如视觉、听觉、触觉等。在信息传递过程中,如果沟通渠道选择不当,沟通渠道超载或者沟通手段本身出现问题,都可能导致信息传递中断或失真。因此说,有效的沟通离不开有效的信息传递途径。一般来说,信息发出者(如老师、护士)在传递信息时使用的途径越多,对方越能更多、更快、更好地理解信息内容。美国护理专家罗杰斯(Rogers)1986 年的研究表明:单纯听过的内容能记住 5%;见到的能记住 30%;讨论过的内容能记住 50%;亲自做的事情能记住 75%;教给别人做的事情能记住 90%。

(五)信息接收者

信息接收者是指接收信息的人。从沟通渠道传递的信息,需要经过信息接收者接收并解码之后,才能形成共同的理解并有效地沟通。信息接收过程包括接收、解码和理解三个步骤。首先,信息接收者必须处于接收状态;其次是将收到的信息符号解码,即将信息符号变成可以理解的内容;最后根据个人的思维方式理解信息内容。只有当信息接收者对信息的理解与信息发出者发出的信息含义相同或近似时,才能形成有效沟通。

(六)反馈

反馈是指信息接收者对信息发出者做出的反应。这是确定沟通是否有效的重要环节。信息发出后必然会引起信息接收者的某种变化(反应),包括生理的、心理的、思想的或行为的改变等。这些反应或改变又会成为新的信息返回给信息发出者。只有通过反馈,信息发出者才能最终判断和确认信息传递是否有效;只有当发出的信息与接收的信息相同时,才能形成有效沟通。没有反馈的沟通过程容易出现沟通失误或失败。

三、沟通的原则

(一)理解原则

理解是人际沟通的润滑剂,凡事一旦被理解,沟通就顺畅了,站在对方的立场考虑,理解既是一种原则,也是一个人修养的体现。

(二)尊重原则

尊重指敬重、重视。人们内心都渴望得到他人的尊重,但只有尊重他人,才能得到他人的尊重。尊重他人是一种高尚的美德,是个人内在修养的外在表现。尊重领导是一种天职,尊重同事是一种本职,尊重下级是一种美德,尊重客人是一种常识,尊重对手是一种风度,尊重所有人是一种教养。

(三)宽容原则

宽容指既要严于律己,更要宽以待人。要多容忍他人,多体谅他人,多理解他人。宽容是一种胸怀,一种自信,一种修养,是一种人生境界。在人际交往中,难免会产生一些不愉快的事情,甚至产生一些矛盾冲突。这时候要学会宽容别人,不斤斤计较,礼让三分,不要因为一些小事而陷入人际纠纷。

(四)真诚原则

真诚即真实诚恳,真心实意,坦诚相待。有人做过一个统计,从描述人品的词语中选出你认为最重要的几个,真诚被排在了第一位。一个人尽管不善言辞,但有真诚就足够了,没有什么比真诚更能打动人。

(五)互动原则

沟通是互动的,需要双方共同参与,共享说话权利是互动的前提。沟通从"您"开始,最重要的一个字是"您",最不重要的一个字是"我"。

(六)互利原则

互利是指双方在满足对方需要的同时,又能得到对方的报答。人际交往永远是双向选择,双向互动,你来我往交往才能长久。在交往过程中,双方应互相关心、互相爱护,既要考虑双方共同利益,又要深化感情。

四、人际沟通的意义

人际沟通是一切人际关系赖以建立和发展的前提,是形成人际关系的根本。在社会生活中每个人都是处在多层次、多方面、多类型的人际关系网络中。

(一)沟通有利于建立良好的人际关系

人际沟通能满足人们相互理解、相互尊重、相互信任和相互支持的需要,是建立和谐人际关系的基本途径。人际沟通是人际关系发展和形成的基础。离开了人际沟通的行为,人际关系就不能建立和发展,人际关系是人与人之间沟通的结果。如果沟通双方在情感和心理上有着广泛而长期的联系,说明他们之间建立了较为密切的人际关系,其表现为心理距离亲近。如果双方在情感和心理上缺乏沟通和联系,说明他们之间的心理距离疏远,难以相处,就会出现人际关系紧张。人际关系一旦确定后,又会影响并制约人际沟通的频率和状态。

在临床工作中,良好的沟通,能促进医护之间、护患之间的和谐与信任,减少工作中的冲突和摩擦,减少工作环节的脱节和重复劳动,避免人力、物力、财力以及时间上的浪费。有效的沟通有助于提高医疗和护理质量,提高患者及家属的满意度,从而建立良好的人际关系。

(二)沟通是护士职业的需要

护理职业是一个为患者服务的特殊职业,护士需要用70%的时间与他人沟通,包括与患者沟通、与医生沟通、与护士群体沟通、与其他健康服务者沟通。良好的沟通能力可创造协调和谐的人际关系,良好的人际关系有利于护患之间彼此理解,互相关心,能够增强护士工作的主动性,产生积极向上的工作情绪,形成和谐、融洽、友爱、团结的工作氛围,极大地减轻工作压力和紧张情绪,减少不必要的护患纠纷。

(三)沟通有利于事业的成功

沟通是事业成功的关键要素之一,它不仅能够帮助个人建立良好的人际关系,还能促进团队合作、促进创新、提升工作效率。只有通过有效的沟通,才能让自己的观点得到他人的认可,使团队协作更加高效。在工作中,沟通不仅仅是简单的信息传递,更重要的是倾听和理解。通过倾听他人的意见和想法,可以更好地把握工作中的重点和方向,避免冲突和误解的发生。同时,积极地表达自己的观点和想法也可以促进团队的创新和进步,激发更多的灵感和思考。另外,良好的沟通还可以帮助我们建立自信和自尊。

(四)沟通有利于身心健康

通过与他人开展积极而良好的沟通,不仅能够建立亲密的人际关系,还能缓解压力、减轻焦虑,提升自信和幸福感。一句简单的问候、一次深情的倾诉,都能为人们带来心灵的温暖和舒适。在快节奏的现代化生活中,很多人因为工作忙碌、社交疏远而感到孤独和压抑。然而,只要愿意与他人分享自己的喜怒哀乐,表达内心的真实需求和感受,就能获得他人的理解和支持,从而减轻心理压力,缓解负面情绪,保持良好的心态和情绪状态。此外,良好的沟通还能够增强个人的社交能力和自我认知。当我们主动与他人交流时,不仅可以提升自己的表达能力和倾听技巧,还能更好地了解他人的想法和情感,拓宽自己的视野和思维方式。通过这样的交流互动,能够建立更加丰富和深入的人际关系,促进身心的健康和平衡发展。

(五)实现信息交流

英国文学家萧伯纳(George Bernard Shaw)说过:"假如你有一个苹果,我也有一个苹果,而我们彼此交换这些苹果,那么你我仍然各有一个苹果;如果你有一种思想,我也有一种思想,而我们彼此交换这些思想,那么我们将各有两种思想。"通过人际沟通,可以互相传递知识、消息、思想、观点、情感、态度等。特别是现代信息技术的高速发展、网络的普遍使用,充分体现了通过沟通达到信息交流、信息共享的作用。沟通时应用简单明了的语言表达自己的意见,避免使用复杂的术语和长篇大论,让对方容易理解你的意图。同时,表达时要注意语气和态度,避免使用侮辱性的言辞或愤怒的口吻,保持友善和尊重,可以让沟通更加顺畅和有效。

总的来说,沟通是一种艺术,需要双方共同努力才能实现信息的有效交流。保持开放心态、诚实坦荡、倾听理解、适当表达,是实现良好沟通的关键。只有通过有效的沟通,才能真正实现信息的传递和理解,建立起更加紧密的联系,使彼此之间更加融洽和谐。

第二节　护士语言沟通

一、概念

语言沟通是指以语词符号为载体实现的沟通。护理语言沟通是指在护理环境中护士与患者或其他相关人员之间以语言为中介进行沟通交流的行为,它以护理过程中护士的言语行为为主要研究对象。

随着现代医学的发展,护士不仅要照顾患者的身体,同时必须了解患者并与之沟通。因此,良好、顺畅的护理语言沟通不仅可以全面、科学地传达医学信息,而且可以有效调节患者心理情绪,缓解护患矛盾,建立和谐的护患关系,并取得疾病治疗的最佳效果。

二、护士语言沟通的原则

护士在语言运用时,应当遵循一定的原则,才能更加有效地提高沟通效果。护理语言沟通的原则主要包括以下几个方面。

(一)道德性原则

各行各业都有自己的职业道德规范,护士的语言首先应该遵循医务工作总的道德要求。主要的道德要求包括以下两点。

(1)保密性。在护理工作中保密性原则主要有三层含义:

①注意保护患者的隐私,不主动打听与治疗、护理无关的患者隐私。对已了解的患者隐私不擅自泄露给无关人员。

②要注意保守医疗秘密,不该告知患者的事情不多嘴。如诊断、化验结果、重大诊治措施的决定等,不要随便向无关人员透露。

③保护工作人员的隐私,不要与患者谈论医护人员的私生活,包括婚姻、家庭及亲友等。

(2)尊重性。尊重性原则是指护士尊重患者的人格,用平等的态度与方式进行沟通。具体来说就是护士在与患者沟通时,要尊重患者的价值观、生活习惯、宗教信仰等,做到"急患者之所急,帮患者之所需"。护士应当有良好的聆听习惯和恭敬的体态,从而得到患者的认可和尊重,提高患者的依从性。

(二)通俗性原则

通俗性原则是指与患者交谈时应根据患者的认知水平和接受能力,用形象生动的语言、浅显贴切的比喻,循序渐进地向患者传授健康保健知识。护士在与患者交谈时,若用医学专业术语或医院内常用的省略语等,如"你有无尿路刺激症状",对大部分患者来说会感到很陌生。

(三)科学性原则

科学性原则包括以下两个方面的含义:

（1）护士在交谈中引用的例证或资料都应有可靠的科学依据，不要把民间传闻或效果不确定的内容纳入健康指导。

（2）护士在交谈中不要歪曲事实，不能把治疗效果夸大，也不要为了引起患者的高度重视而危言耸听。

（四）情感性原则

情感是语言表达的核心支柱，语言始终伴随着情感。亲善应是护士语言的情感风格。护士在与患者交流沟通的过程中，要使语言富有情感性，把握好情感控制与调节。如对胆小的幼儿患者，可用儿童语言与之交谈，要避免用诸如"不听话，就打针了"之类的语言吓唬。对有口鼻疾患，说话困难而又有恶臭气味的患者，不要回避他们。护士在工作时应调整自己的工作情绪，不要将工作外的负面情绪带入岗位，转嫁到患者身上。护士应加强个人修养，使自己在工作时能够处于冷静的状态，这样才能产生同情患者、尊重患者的情感与情绪。

（五）幽默性原则

幽默可以改善血液循环，增强免疫力，增强机体抵抗力。许多接受过幽默治疗的患者一致认为幽默是一剂良方，可以使人从痛苦的经验和情绪当中挣脱出来。护士应根据患者的病情、性格，适当运用幽默，这可以有效地表达护士的意见，调动患者的愉悦情绪，取得事半功倍的效果。

（六）严肃性原则

严肃性原则是指护士语言的情感表达应具有一定的严肃性，要使人感觉到端庄、大方、高雅，在温柔的语态中要带有几分维护自尊的肃穆，才能体现出"工作式"的交谈。如果说话声调过于抑扬顿挫或者很随便，肢体语言过多且矫揉造作，都会给人以不严肃的感觉，致使患者产生不信任感。此外，听患者讲话时，不要随意发笑，也不要频频点头赞同，因为这些行为是轻浮与虚伪的表现。

（七）委婉性原则

委婉是指人们为了使对方更容易接受自己的意见，以婉转的方式表达语意的一种语言表达方式。护士对患者并不是任何情况下都要实话实说，尤其是在患者的诊断结果、治疗方案和疾病预后等问题上，更要注意谨慎委婉。谈及患者的死亡，护士应尽量避免使用患者或患者家属忌讳的语言。选择运用什么语气，采用哪一种句式，运用什么言辞及修辞方法等，才能减少患者的心理负担、减少和防止护患纠纷的发生，这些都是需要考虑周全的。

三、护士语言沟通的形式

语言是人类社会的产物，分为有声语言（即口头语言）和有形语言（即书面语言）两种形式。因此，语言沟通可以分为口头语言沟通与书面语言沟通。

（一）口头语言沟通

口头语言沟通是指利用有声的自然语言符号系统，通过口述和听觉实现的信息交流,也就是人与人之间通过对话来交流信息、沟通心理。口头语言沟通是使用最久、范围最广、频率最高的语言交流形式,是书面语言产生和发展的基础。

1.口头语言沟通的优点

(1)信息传递范围较广。借助口头语言交际符号进行的交际活动,可以在少至两个人,多至数百人乃至上千人之间进行,如集体谈心、做报告、演讲等。

(2)信息传递速度较快。口头语言沟通省去了书写或打字、印刷、递交等所有手续,可以直接传递信息给对方,因此较书面语言的传递速度快。

(3)信息传递效果较好。口头语言沟通多是面对面开展的,交际主体利用口头语言交际符号进行交流的同时,还可以借助诸如手势、表情、姿态等生动形象的非语言交际符号来强化、丰富想传递的信息内容,提高信息传递和交流的效果。

(4)信息反馈较快。口头语言沟通是一种直接的交流方式,信息接收者可以向信息发出者直接提出问题,对其发出的信息表达意见,也就是说,信息发出者能够及时得到信息接收者对信息的反馈。

2.口头语言沟通的局限性

(1)信息易被曲解:口头语言所载荷的信息是借助声音符号进行线性输出,一般为一次性的。信息接收者有时会因漏听、误听而使信息接收不完整、不准确。如果再加上沟通过程的中间环节,就更容易造成信息失真。日常生活中的许多流言蜚语多是这样产生的。

(2)信息保留时间短:口头语言交谈如不录音,其传递的信息只能凭借记忆来维持,一旦有争议,口说无凭,难以核实。

(3)信息易受干扰:口头语言传递信息易受外界干扰或空间条件的限制,语音传递的距离有限,如果周围环境嘈杂、空间过大、人数过多、缺乏扩音设备等,都会使沟通出现困难。

(4)难做详尽准备:口语沟通时,交际主体的现场意识感较强,无法做出周密严谨的准备,主要是依据对方的信息反馈,随时变换表达方式,调整发问和应答的内容,因此容易出现疏漏。

3.口头语言沟通的语体形式

按照口头语言在社会交往中的不同需要。一般分为日常口语、正式口语、典雅口语三种形式。

(1)日常口语:具有通俗易懂、诙谐风趣的特点,适用于日常会话。

(2)正式口语:以口语词汇和句式为主,具有严谨规范、通俗准确的特点。因其在内容和时间的选择上较随意且更贴近生活,故适用于一般社交场所,在护理工作中应用也很广泛,是护患沟通的常用方式。

(3)典雅口语:具有凝练并富有文采的特点,适用于较庄重的场合,与书面语言相似,如演讲、正式招待会或大会上的发言等。

4.口头语言沟通的表达形式

口头语言沟通虽然都是说话,但说话与说话之间又有不同。语言学家将口头语言沟通分为述、说、讲、谈四种类型。

(1)述是指陈述、复述。说话人只要把一件事情或一个道理陈述清楚明白,把必要的信息传达出来就行了。"述"是训练其他三种口头语言能力的基础。在教儿童学母语、学生学外语时,常用复述训练。

(2)说是指一般的口头表达。"说"可以是简单的重复,也可以是个人独白。说与讲、谈的最主要的区别是后两者都有一般意义上的听众,而说却不一定有听众。

(3)讲是指一种比较正式的口头语言沟通形式。"讲"一般是有准备的,且多是有听众的,如讲课、演讲、做报告等。

(4)谈是指交谈、对话。"谈"是口头语言沟通中使用频率最高、最能体现沟通能力的一种重要的表现形式。因为在"谈"中可以有述、有说、有讲。在交谈中,沟通双方不断变换角色,这种互动过程更能体现一个人的沟通水平。护患沟通中最主要的语言沟通方式是交谈。

(二)书面语言沟通

书面语言沟通是用文字符号进行的信息交流,是对有声语言符号的文字标注和记录,是有声语言沟通由"可听性"向"可视性"的延伸和扩展。书面语是在口语基础上形成的,即口语是第一性的,书面语是第二性的。人类口头语言的历史比书面语言的历史长得多,到目前为止,世界上仍有很多语言只有口头语言而没有书面语言。同时,书面语又是口语的发展和提高。书面语言沟通是人际沟通中较为正式的形式,书面沟通的形式也很多,如通知、文件、书信、报刊、记录、论文等,可在很大程度上弥补口头语言沟通的不足。

1.书面语言沟通的优点

(1)沟通范围扩大。使用书面语言沟通可以扩大信息交流的范围,使人类的交际活动摆脱时空的限制,远隔万里的人们可以以文会友,雁鸽传书,互通信息,切磋技艺。

(2)信息较为准确。使用书面语言沟通时,人们可以深思熟虑,有充足的时间推敲准备,组织想表达的信息内容,因此发出的信息逻辑性强,条理清楚,也更为准确。

(3)信息长期存储。书面语言具有有形展示、长期保存以及可作为法律依据等特点。对于传递复杂信息,显得尤为重要。

(4)信息易于复制。书面语言沟通的内容易于复制、传播,十分有利于大规模传递信息。

2.书面语言沟通的局限性

使用书面语言沟通时,对交际主体的语言文字水平提出了必要的要求,交际效果往往受制于交际主体的文字修养水平。书面语言沟通的局限性在于其传递信息不如口头语言及时、便捷,同时信息接收者对信息的接收和反馈也较慢。

3.护理书面语言的书写原则

护理书面语言书写的基本原则是科学、准确、及时、完整、简洁和规范。护士在进行书面语言沟通时应按要求书写。

(1)科学性:科学性是指书写护理文书时不能违背护理专业本身的科学原理和规

则。应用护理书面语言要坚持实事求是的工作态度,客观真实、及时准确地记录患者的病情变化、护理措施和治疗效果等,不要主观臆断和无端猜测与推理,尽量不要追记或补记。用数字或数据表示时应反复核对,如对高血压患者应在准确测量后及时记录。不要轻易用"大概""可能""一般"等模糊不清的词语记录,要慎用"很""极"等表示程度的副词。此外,在撰写护理论文时更要遵循科学规律,凡未经查实的数据不应使用,技术上不过关、理论上不成熟,或未经验证的材料一律不可采纳。

(2)准确性:各类护理文书的书写、记录一定要做到真实可靠、准确无误,绝不能包含任何个人的猜测、捏造和主观臆断。护士在书写护理记录时,对于各项护理措施都必须严格按实际实施的时间、情况如实填写,记所做的,做所记的,未做的事不能记录,也不能代别人记录或让别人代记。如一位住院患者外出未向护士请假,当班护士没有在体温单上注明患者的外出时间,而是凭想象记录了患者的体温,不巧这位外出的患者却在此时发生车祸,患者家属为此与医院打官司,结果医院败诉。

(3)及时性:及时性是护理书面语言的又一特点,无论是交班报告还是护理病历都应该做到及时、准确,不允许提前或推后。抢救危重患者时,对抢救过程中的病情变化,如呼吸或心跳停止的时间、气管切开的时间、除颤的时间和效果等所有相应的抢救措施的记录都应做到时间准确、内容详尽确切。尤其是抢救过程中的用药,一般多是口头医嘱,抢救结束后应立即与医生核对,并完整、详细地记录。

(4)完整性:各项护理文书,尤其是护理表格应按要求逐项填写,避免遗漏。记录的内容应保持连续和完整,不留空白。一份完整的护理记录,眉栏、页码都应该按规定填写完整,每项记录后签全名,以示负责。

(5)简洁性:护理书面语言应简洁、流畅、重点突出。使用医学术语和公认的缩写,避免笼统、含糊不清或过多修饰,以便于医护人员快速获取所需信息,节省时间。

(6)规范性。随着护理学专业的发展,护理文书书写的基本格式已经统一,并趋向于标准化和简约化。如体温单、病室交班报告、特别护理记录单等,有关表格的式样、医学术语、缩写、符号、计量单位的书写等,都有规范化、标准化的规定。护理记录书写也有较为固定的格式,在《医疗事故处理条例》及《病历书写基本规范》等相关配套文件中,对护理记录的书写规范和要求作了明确的规定。因此,护理记录既有通用文字书写的一般规范性,又有专业书写的特殊规范性。

四、护士语言沟通的技巧

(一)倾听

倾听是指交谈者全神贯注地接收和感受对方在交谈中所发出的全部信息(包括语言和非语言信息),并全面理解。也就是说,倾听除了听取对方讲话的声音并理解其内容外,还需要注意其声调、表情、体态等非语言行为所传递的信息。因此,倾听是护士对患者所发出的信息进行整体性接收、感受和理解的过程,在人际沟通中占有重要的地位。因为注意倾听是对讲话人的最大恭敬,很少有人能抗拒别人对自己的注意,倾听是最不露痕迹的恭维,由此可见倾听的重要性。护士在交谈中首先要学会倾听。当护士全神贯注地倾听患者诉说时,实质上向患者传递了这样一个信息:我很关注你所讲的内容,你就畅所欲言地说吧! 对方会毫无顾忌地说下去。相反,如果一位患者滔滔不绝地向护士诉说了自己对于即将进行的手术的担忧和害怕后停止诉说时,护士却又问:"您对这次手术有什么担心和顾虑吗?"患者马上就会意识到他刚才诉说时,护士根本就没有听。此时,患者会立即失去继续交谈的兴趣和信心,觉得自己再说也没有用。有效的倾听应注意以下几点。

(1)时间充足:充分估计交谈所需要的时间,以便有足够的耐心倾听患者诉说。

(2)排除干扰:要有良好的精神状态,尽量排除干扰因素,关掉手机,以便集中注意力。不要经常插话,让对方充分诉说,以便全面理解对方的本意与真实情感。

(3)全神贯注:交谈中与对方保持目光接触,不要有分散注意力的举动,如看窗外、看手表、看报纸等。

(4)适时反馈:给予恰当、适时、正确的反应,以表明自己正在听。

(5)善于观察:注意观察患者的非语言行为,以判断其言外之意。

(6)语句恰当:护士在提问和做出反应时,选择能够简明表达意思和感觉的词句,避免使用患者不易理解的专业术语。

(7)勿急于做出判断:类似"你病情加重了,肯定是昨晚没吃药"等匆忙的判断,会使患者不愿意再诉说下去。应让对方充分诉说,以便全面了解情况。

(二)核对

核对是指在倾听过程中,为了验证自己对内容的理解是否准确所采用的沟通策略。核对是一种反馈机制,体现了高度负责的精神。可以使患者知道自己的讲话被护士认真听取,并且很受重视。核对包含复述、改述、澄清等方式。

(1)复述:复述是指交谈中的倾听者对听到的内容进行复述、核对和释义的一种交谈技巧。一方面护士把患者的话再重复说一遍,待患者确认后再继续交谈。另一方面可以要求患者把说过的话再复述一遍,待护士确认自己没有听错后再继续交谈。复述表示承认了对方的叙述,从而加强了对方继续诉说的自信心,让对方感觉自己的诉说已经生效。运用这种方式时注意不要对患者所说的话进行判断,复述只是一种不加任何判断的重复。例如,患者说:"昨晚我头痛得厉害,还恶心……"护士说:"你刚才说你昨晚头痛、恶心,是吗?""是的,我还差点吐了呢……"

(2)改述:护士把患者说的话改用不同的说法叙述出来,但意思不变,或将患者的言外之意说出来。例如,患者说:"小张护士是刚毕业的吧,她输液的手法挺生疏啊。"护士说:"你的意思是说小张的操作手法不熟练吗?"改述时要注意保持原话的意思,以及应该重复对方所说的重点。

(3)澄清:澄清是指交谈者将一些模棱两可、含糊不清或不完整的陈述讲清楚,以求得更具体、更明确的信息。可用以下言语来引导"我还不明白,你告诉我的是……""根据我的理解,你的意思是……"或"对不起,我插一句,再对我说一遍你一天小便几次好吗?"通过澄清,可以帮助护士与患者弄清最重要的关键问题是什么,以便下一步工作时集中精力先解决关键问题。

（三）提问

提问是收集信息和核对信息的手段，是交谈最基本的方法。提问的有效性将决定收集资料、进行护理评估的准确性。提问包括开放式与封闭式两种方法。

（1）开放式提问：敞口式提问或没有方向地提问。所问的问题回答范围没有限制，通过启发，患者可以开阔思路充分说出自己的观点、意见、想法和感觉，护士可以从中更多地了解患者的想法、情感与行为，但是不能过多地诱导，否则很难获取真实资料。虽然是开放式提问，但也要有中心，应围绕主要环节和主导线索进行。询问得杂乱无章，东一下、西一下，则让患者难以回答。例如，"您看起来不太高兴，有什么想法可以告诉我吗？""您对给您制订的护理目标有什么看法？""李女士，您对我们的护理还有什么要求吗？"提问的水平高，得到的资料就真实有效。一个笨拙的提问，只能导致笨拙的回答。另外，提问时护士的态度一定要诚恳，不应是冷冰冰的、突如其来的提问，要让患者感觉到温暖。"您是不是感觉很冷？没办法，忍一忍吧！"这种态度，患者的感觉就不好。开放式提问的明显缺点就是需要的时间较长，所以护士与患者都要有所准备。

（2）封闭式提问：限制性提问或有方向性提问。封闭式提问是将患者的应答限制在特定范围内的提问，患者回答问题的选择性很小，甚至于用简单的"是""不是""有"或"没有"就能回答。运用这种提问，患者可以直接坦率地回答，护士可以在短时间内获得大量信息。例如，对一位刚入院的患者采用这种方式提问，很快就可以了解到患者的年龄、职业、文化程度、婚姻状况以及过去是否做过手术等，效率很高。例如，"您是什么职业？""您是这里痛吗？""您的感觉与昨天一样吗？""您家里面有患风湿性心脏病的人吗？""您昨晚睡了几个小时？"封闭式提问明显的缺点就是患者回答问题比较死板，没有充分解释自己想法和释放情感的机会，缺乏自主性，护士也很难得到提问范围以外的其他信息。

（四）反应

交谈过程中的反应是指护士接到患者的信息后所表现出的态度、行动或意见。反应是护士表明自己关注患者讲话的一种方式，它伴随倾听过程的始终。当患者向护士倾诉了很多心里话，而护士一点反应都没有时，患者会是很失望的。有利于建立良好护患关系的反应应该是：

（1）思维同步：护士的思维速度要与患者的谈话速度相适应，不能过于超前，也不能过于落后，要适当地进行调整。有时护士注意力不集中，谈话过程中总是让患者重复，既耽误了时间，又伤害了患者的自尊心，最终失去了患者的信任，不利于良好护患关系的建立。

（2）不要急于定论：没完全弄懂对方的真正意思之前，没真正把握对方的感受之前，不要急于定论，否则会使交谈失败。

（3）语言具体明确：患者倾诉过程中可能会伴有一些疑问，对疑问的回答应具体明确。如"今天听了你的情况，我对你的病情有了初步了解，如有不清楚的地方我们下次再接着谈。你不要着急，我们一定尽全力帮您恢复健康"。还可以说"根据你的情况，你要注意调节饮食,尽量多吃点,晚上要睡好觉,既然已经来到医院,就请安心静养"。一般这样的话语,可使患者的情绪稳定下来。

(4)不做虚假保证:过于肯定、热情的许诺,虽然能鼓舞患者,但也容易使之增加疑虑,产生怀疑,甚至埋下护患纠纷的隐患。

(五)阐述

阐述即阐述观点、进行解释。患者来到医院会有很多疑问需要护士解释,如诊断、治疗、护理相关问题,病情的严重程度、预后及各种注意事项等。这就需要护士运用阐述策略给予解释。解答患者的疑问、消除误解,护理操作中解释操作目的、注意事项、针对患者的问题提出建议和指导,都是阐述策略的具体运用。阐述可以为患者提供新的思维方法,使其重新认识问题,从疑虑困惑中走出来;阐述多用于治疗性交谈中,如护士为一位高热的患者用乙醇擦浴法物理降温时,恰当地向患者阐述乙醇擦拭降温的目的、方法、禁忌部位等。阐述的基本原则是:

(1)尽可能全面地了解患者的基本情况。

(2)将需要解释的内容用通俗易懂的语言向患者阐述。

(3)尽力理解患者发出的全部信息内容和情感。

(4)用委婉的口气向患者表明观点和态度。对护士的观点和想法,患者有选择和拒绝的权利。

(5)整个阐述过程要使患者感受到关怀和尊重。

(六)移情

移情即感情进入的过程。在护患沟通中,指护士站在患者的角度,通过倾听、提问等交流方式理解患者的感受。如果护士不能很好地理解患者、体验患者的真实情感,就无法使自己与患者的交往行为具有合理性与应对性。移情不仅仅是同情。同情是对他人的关心、担忧和怜悯,是对他人困境时自我情感的表现。而移情是以他人的角度去感受和理解他人的感情,是分享他人的感情而不是表达自我情感。移情的焦点是患者,是从患者的角度来观察世界。移情在护士与患者交谈中有以下作用:

(1)有助于患者自我价值的保护:在医院的患者有一种很强烈的社会心理需要就是被人理解,但很多客观因素妨碍了护士给予患者足够的关心。如果护士运用移情的策略,站在患者的立场上给予他们足够理解的话,患者由于陌生及高技术的医疗护理系统所带来的不良反应可以大大减低。患者感到被理解,才会感到自身存在的价值,感到自己不是孤立的,感到自己是现实社会的一部分。

(2)有助于护患沟通的准确性:通过移情,才能准确全面理解患者传递的信息。移情越充分,准确解释患者信息的可能性就越大。作为护士,如果能站在患者的角度上理解患病后焦虑的心理,就不会责怪患者表情冷漠、心事重重了。

(3)有助于提高患者的自我控制能力:如果护士能够移情地倾听患者的诉说,患者可通过表达自我情感而获得控制力,这有助于他们在困境中自我调整,减少患者对他人的依赖,更加深刻地感受到战胜疾病过程中自己应负的责任。

（七）沉默

沉默是指交谈时倾听者对讲话者的沟通在一定时间内不作语言回应的一种交谈技巧。沉默既可以表达接受、关注和同情，也可以表达委婉的否认和拒绝。在运用中，选择时机、场合及怎样运用是问题关键。在护患沟通中，沉默片刻可以给护患双方创造思考和调适的机会，并且可以弱化过激语言与行为、化解紧张气氛。沉默可以表达无言赞美，也可以表达无声抗议。可以表达欣然默许，也可以表达保留意见。表面上看，沉默没有声音，但实际上是声音的延续与升华。当护士以温暖平和的神态沉默时，对患者来讲也是一种无声的安慰。

在护患交谈过程中，选择恰当的时机使用沉默，可以起到如下作用：表达对患者的同情与支持，给予患者思考与回忆的时间，使患者感到护士在用心倾听其讲述，有助于患者宣泄自己的情感，缓解患者的过激情绪与行为，给护士一定的时间去组织进一步的提问和记录资料。

此外，护士也可以允许患者保持沉默，可以对患者说：如果您不想说话，您可以不说；不过，如果您不介意，我愿意在这里陪您待一会儿。当然，沉默要恰当运用，如果一位护士整天只是默不作声地工作，很难听到她的声音，也不利于护患关系的建立。

（八）鼓励

在与患者交谈过程中，适时运用鼓励性语言，对患者是一种心理支持，可以增强患者战胜疾病的信心。根据不同情况，鼓励患者树立新的奋斗目标，激发起战胜疾病的坚强意志，使其对前途充满信心，或可介绍一些他人战胜疾病的例子来鼓励和安慰患者。

榜样力量

中国是率先在全世界实现对麻风病精准预防的国家，此举向世界证明了中国始终坚持"人民至上、生命至上"的原则。这是中华人民共和国成立以来，抗疫防病的一贯态度。

在济南，有一处鲜为人知的医院，至今仍生活着 60 多名麻风休养员。45 年前，一位护士来到这里，她用行动践行了"护士是没有翅膀的天使，是真善美的化身"。

1977 年，22 岁的刘振华从济南市卫生学校毕业，她和另外三名护士怀揣梦想来济南市皮肤病防治院麻风住院部报到。抵达医院后，四位年轻护士对未来工作的憧憬被眼前的现实击碎。而患者不信任的眼神，更令刘振华感到迷茫。接下来应该怎么去融入、接纳？

刘振华对麻风院的接纳是从一位每天坐在寒风中的古稀老人开始，这位老人每周都在大门口等待着什么……

爱，有时虽迟，但一定会到！这些常年隔离在病房里的人，不仅需要治病的决心，更需要活下去的动力。刘振华决定留在这里的同时，她很快就解决了麻风患者容易感染眼角膜溃疡的问题。

护理是一门艺术,从事这门艺术要做好充分的心理准备。刘振华的护理本上,逐渐增加了越来越多课本上没有的内容⋯⋯

那些对未来悲观,被亲人抛弃的患者,慢慢把刘振华当成了自己的家人。念叨、承诺越来越多,这是信任的体现。患者们也竭尽所能回报着刘振华。刘振华和同事先后为40多位老人尽孝送终,她亲手为他们理发剃须、穿戴寿衣、入土安葬。1998年,刘振华工作的第20年,因操劳过度住进了医院。这之后发生的事,在麻风病院引发了不小震动⋯⋯

2005年,刘振华获得国际护理界最高荣誉——南丁格尔奖,从她身上,人们仿佛再次看到那位野战医院里的"提灯天使"。

平凡的工作中坚持不平凡的坚守,成就不平凡的人生。她想患者所想,急患者所急,待患者如亲人;她刻苦钻研麻风病的防治、康复知识,并学以致用,把康复保健知识及时传授给患者,将自己的工作学习和实践经验撰写成论文发表在国家级专刊上。她每天都要忍着刺鼻的气味,认真清创换药挖溃疡,认真观察研讨、拍片,经临床治疗效果很好。她多次自费改善患者的住院条件和生活状况,为病房添置设施,为患者购买短缺的生活必需品。

听刘振华讲述当年凝重却光辉的岁月,她点燃的微光让世界看见了中国"南丁格尔"的身影。

摘自山东卫视《五洲四海山东人》,2023年4月1日。

第三节　护士非语言沟通

一、概念

非语言沟通是指不以自然语言为载体进行信息传递,而是以人的仪表、动作、神情等非语言信息作为沟通媒介进行的信息传递。在人际交往中,非语言沟通具有非常重要的地位,是人际沟通的重要方式之一,可表达出个人很多难以用语言来表达的情感、情绪及感觉。

二、护士非语言沟通的原则

非语言沟通是通过身体语言、面部表情、姿势和声音等方式传达信息和交流的一种方式。以下是一些非语言沟通的原则:

(1)注意姿势和动作:保持自信的姿势和动作可以增强信心和影响力。

(2)保持眼神接触:眼神接触是建立信任和表达兴趣的重要方式。

(3)观察对方的身体语言:注意对方的面部表情、姿势和动作,从中获取更多信息。

(4)谨慎使用手势:适当的手势可以帮助强调语言内容,但要避免过度夸张或不恰当的手势。

(5)听取声音的语调和节奏:声音的语调和节奏可以传达情感和态度,要关注这些方面。

(6)与语言一起运用:非语言沟通通常与语言一起使用,两者相互辅助可以提高沟通效果。

(7)保持开放的身体语言:避免交叉双臂、面向其他方向等闭合的身体语言,要展示出开放和友好的姿态。

三、护士非语言沟通的形式

世界上许多研究者对非语言进行了研究和分类,一般认为非语言沟通包括肢体语言、副语言和环境语言三大类。肢体语言包括外表与服装、肢体动作、手势、目光、面部表情、姿势等。副语言包括沉默、音调、音量和非语义声音。环境语言则包括空间、时间等。

(一)肢体语言

肢体语言主要是指四肢语言,它是人体语言的核心。通过对肢体动作的分析,可以判断对方的心理活动或心理状态。

1.手臂语

一般来说,站立或走路时,双臂背在背后并用一只手握住另一只手掌,表示有优越感和自信心。如果握住的是手腕,表示受到挫折或在控制自我感情。如果握住的部位上升到手臂,就表明愤怒的情绪更为严重。手臂交叉放在胸前,同时两腿交叠,常常表示不愿与人接触。而微微抬头,手臂放在椅子上或腿上,两腿交于前,双目不时观看对方,表示有兴趣来往。双手放在胸前,表示自己诚实、恳切或无辜。如果双手手指并拢放置于胸前的前上方呈尖塔状,则通常表明充满信心。

2.手势语

手势是身体动作中最核心的部分。有些手势是各民族通用的,如摇手表示"不"。但也会因文化而有差异,如在马路上要求搭便车时,英、美、加拿大等国人是面对开来的车辆,右手握拳,拇指翘起向右肩后晃动。在人们的日常生活中,有两种最基本的手势:手掌朝上,表示真诚或顺从,不带任何威胁性;手掌朝下,表明压抑、控制,带有强制性和支配性。在日常沟通中其他常见的手势还有:不断地搓手或转动手上的戒指,表示情绪紧张或不安;伸出食指,其余的指头紧握并指着对方,表示不满对方的所作所为而教训对方,带有很大的威胁性;两只手的手指相互交叉,两根拇指相互搓动,往往表示闲极无聊、紧张不安或烦躁不安等情绪;将两手手指架成耸立的塔形,一般用于发号施令和发表意见,而倒立的尖塔形通常表示听取别人的意见。

手势语不仅丰富多彩,甚至也没有非常固定的模式。由于沟通双方的情绪不同,手势动作各不相同,采用何种手势,都要因人、因物、因事而异。手势对于护士表达思想和情感方面起了重要的作用,表达得当会增强语言表达的效果;手势也可以使护士表达信息更完美,帮助患者正确理解。

3.腿部语言

（1）说话时两腿交叉，往往给人一种自我保护或封闭防御的感觉；相反，说话时双腿和双臂张开，脚尖指向谈话对方，则是友好交谈的开放姿势。

（2）盘腿而坐，表示拒绝对方并保护自己的势力范围。而不断地变换架脚的姿势，是情绪不稳定或焦躁、不耐烦的表现。在讨论中，将小腿下半截放在另一条腿的上膝部，往往会被人理解为辩论或竞争性姿势。女性交叉上臂并架腿而坐，有时会给人以心情不愉快甚至是生气的感觉。

（3）笔直站立，上身微前倾，头微低，目视对方，表示谦恭有礼，愿意听取对方的意见。

（4）坐着的时候无意识地抖动小腿或脚后跟，或用脚尖拍打地板，表示焦躁、不安、不耐烦或为了摆脱某种紧张感。

4.服饰

服饰是"无声的语言"，有时候直接影响陌生人对自己的第一印象。就像莎士比亚所说："如果我们沉默不语，我们的衣裳和体态也会泄露出我们过去的经历。仪表是一面镜子，能折射出你的一切。"衣着的搭配直接关系到你对颜色的品位以及你对事物的欣赏力，对方通过你的着装也可以得出你的社会地位、性格等各方面的信息。护士的仪表影响患者对护士的印象，护士衣着整洁、化妆适度可以缩短护患之间的距离。

（1）衣着的颜色：在选择服饰的色彩搭配时，要求和谐、美观，否则会给人以不悦之感。服装色彩的搭配有两种有效的方法，即颜色调和法和对比色调和法。颜色调和法是一种常用的配色方法。这种方法要求色调相近似，使深浅浓淡不同的颜色组合在一起。如深绿与浅绿搭配、红色与深红搭配等。对比色调和方法的特点是在服装色彩搭配上以其中一种颜色衬托另外一种或两种颜色，各种颜色不失各自的特色，相映生辉。三种颜色对比搭配，如红黄蓝、橙绿紫等。在着装颜色搭配上，切忌上下身都采用鲜明的颜色，这样会显得很刺眼，令人不舒服。服装穿着要根据不同的地区环境和不同的社交场合搭配色彩。认识了色彩的搭配规律，在服装上将会更好地运用色彩。

（2）服饰的搭配：在不同的交往情境中，服饰的搭配可以展示一个人的品位和素质，也象征一个人的身份和地位。服饰的搭配包括衣服样式、颜色和身上的饰品搭配。从一个人的衣服样式可以知道此人究竟是时尚还是传统。从颜色可以知道此人性格外向还是内向或者人是否沉稳。身上的饰品同样也要很讲究。例如，男士在穿西装时，整体着装从上至下不能超过三种颜色，这样从线条整体上看会更流畅、更典雅，否则会显得杂乱而没有整体感。款式不一定要流行，但是要看着简洁大方。同时还要注意和袜子的搭配，穿西装时一定要搭配深色的西装裤，切忌搭配白色的袜子。因为这样有可能会导致坐着的时候，白色的袜子从西装的裤腿和西装皮鞋中间露出来，这样会显得很不和谐，通常白色或者浅色的袜子是用来搭配休闲服和便鞋的。女士一般在出席正式的场合时都是套裙，裤子是工作服或者是便服，但是要注意套裙的鞋子和袜子的搭配问题，在生活中也常常出现"凤凰头，笤帚脚"。比如上面是很正规的套装或者是工作服，下面却是旅游鞋，有的女士穿着非常高档的套裙，下面却是没有后帮的拖鞋式凉鞋，这些会给人很差的印象,从而造成沟通的障碍。着装统一的护士会给患者信赖感,服饰应大方整洁,以表现"白衣天使"的仪表美与心灵美的完美结合。

5.目光

目光接触指两个人同时目视对方。它是人们进行交往,表达兴趣、注意和参与性的主要非语言沟通方式之一。研究发现,目光交流的方式和时间不同,提供的信息也不同。

男人和女人使用目光接触的方式并不相同。如果男士对某位女士感兴趣,他会盯着她看,女性比较喜欢在屋里四处打量。如果在一个社交环境中没有目光接触,则往往意味着缺乏兴趣。有时候,人们会不自觉地观察别人的眼睛和面部来获取积极或否定的信号。总的来说,两人之间目光接触的时间越长,其中亲密的成分就越多。

目光接触包括伴随听和说两个方面的行为。每次对视的时间长短、对视的频率、注视的方式、瞳孔变化以及眨眼速率都是非语言沟通的重要因素。"好感随着对视的增加而增加。"当人们对某事物不感兴趣的时候,负面的信息也会被观察到。有研究得出,当一个人说谎时,他的眨眼频率会加快。因此,眼睛可以用来判断说谎与否。同时如果厌恶对方,就会逃避与对方目光的接触。当然害羞及其他情况则不同。总的来说,目光接触和面部表情提供了重要的社交与情感信息,目光有接触的人会比没有接触的人获得更多的信任。

目光语主要由视线接触的长度、方向以及瞳孔的变化三方面组成。

(1)视线接触的长度是指说话时视线接触的停留时间。视线接触时间的长度,除关系十分亲密外,一般连续注视对方的时间为12秒以内。与人交谈时,对方视线接触你脸部的时间应占全部时间的30%~60%,超过这一平均值的人,可认为对谈话者本人比对谈话内容更感兴趣。而低于这一平均值的人,则表示对谈话内容和谈话者本人都不太感兴趣。不同的文化对视线接触的长度是有差别的。在中东一些地区,相互凝视为正常的交往方式。在澳大利亚的土著文化中,避免眼睛接触是尊重的表示。当然,在大多数的国家里,特别是在英语国家里,沟通中长时间的凝视和注视及上下打量,被认为是失礼行为,是对私人空间或个人势力圈的侵犯,往往会造成对方心理上的不舒服。但并不是说在跟他们谈话时,要避免目光的交流,事实上,英语国家的人比中国人目光交流的时间长且更为频繁。他们认为,缺乏目光交流就是缺乏诚意、为人不诚实或者逃避责任,但也可能表示羞怯。

(2)视线接触的方向很有讲究。说话人的视线往下(即俯视),一般表示"爱护、宽容"。视线平行接触(即正视),一般多为"理性、平等"之意,如护士与患者保持目光的平视,可以传递给患者平等尊重的感觉。视线朝上接触(即仰视),一般体现"尊敬、期待"的语义。

(3)瞳孔的变化是指接触时瞳孔的放大与缩小。瞳孔的变化是非意志所能控制的。在高兴、肯定和喜欢时,瞳孔必然放大,眼睛会很有神。而当痛苦、厌恶和否定时,瞳孔会缩小,眼睛会无光。

6.面部表情

面部表情是另一种可完成精细信息沟通的体语形式。如在护患沟通中,护士真诚热情的微笑往往能消除患者的陌生感、恐惧感,增加他们对医护人员的信任,从而缩短医患间的距离。人的面部约有 40 块肌肉,可产生极其丰富的表情,并能准确传达各种不同的心态和情感。来自面部的信息,更容易为人们所接受。经过训练,个体能较为自如地控制自己的表情肌,因而面部表情表达的情绪状态有可能与实际情况不一致。面部表情可表现肯定与否定、接纳与拒绝、积极与消极、强烈与轻微等情感。它可控、易变、效果较为明显。个体通过面部表情显示情感,表达对他人的兴趣,显示对某事物的理解,并表明自己的判断。因而,面部表情是人们运用较多的体语形式之一。

眉毛也可以反映许多情绪。当人们表示感兴趣或疑问的时候,眉毛会上挑。当人们赞同、兴奋、激动时,眉毛会迅速地上下跳动。处于惊恐或惊喜的人,他的眉毛会上扬。而处于愤怒、不满或气恼时,眉毛会倒竖。当窘迫、讨厌和思索的时候,往往会皱眉。

嘴巴的动作也能从各个方面反映人的内心。嘴巴紧抿且不敢与他人目光相接触,可能心中藏有秘密,此时不愿透露。嘴巴不自觉地张着,并呈倦怠状,说明他可能对自己和对自己所处的环境感到厌倦。咬嘴唇,表示内疚。当对对方的谈话感兴趣时,嘴角会稍稍往后拉或向上拉。值得注意的是,在英语国家,用手遮住嘴,有说谎之嫌。中国人在对人讲话时,为了防止唾沫外溅或口气袭人,爱用手捂住嘴,很容易使英语国家的人认为他们在说谎话。

在日常生活中和一般的商务交往中比较常见的面部表情有挑衅的、傲慢的、厌烦的、不满的、着迷的、高兴的、震惊的、惊讶的、怀疑的、沾沾自喜的、同情的和气馁的。每一个面部表情所代表的意思会在对方用言语表达内心感受之前更加正确地传达给接收者。

护士的表情是护士的仪表、行为、举止在面部的集中体现,对患者的心理影响较大。微笑是人间最美好的语言,自然而真诚的微笑具有多方面的魅力,护士的微笑对患者的安抚作用有时能胜过药物的作用。护士从容、沉着、和蔼的表情易得到患者的信任和好评,愁眉苦脸或惊慌失措易引起患者的误解,难以赢得患者的信任。因此,护士应善于控制自己的感情,不能把任何不愉快的表情流露到脸上,而影响患者的情绪。

7.姿势

姿势可以通过手、胳膊或身体其他部位来表达,它同样包括了头部、面部和眼睛的运动。例如,眨眼、点头或转眼球等。虽然对姿势的研究尚处于萌芽阶段,一些研究者对此进行了大致的分类。最广为人知的包括所谓的象征性或引用性的姿势。这些历史悠久、具有特定文化特征的姿势可以被用来取代语言。例如,在西方文化中挥手可以表示"你好"或"再见"。同一个象征性姿势在不同的文化背景中可以被解读成截然不同的含义,从恭顺尊敬到强烈冒犯。当然也有很多被普遍认可的姿势,比如耸肩等。

护士与患者交谈时,要注意手势大方得体,不宜指手画脚、拉拉扯扯、手舞足蹈等,这些都是失礼的表现,会令人感到不得体和缺乏教养等,应采用轻松自然的姿势。另外,不要频繁改变姿势,以免让患者觉得漫不经心和不耐烦,伤害患者的自尊心。如患者和护士交谈时,护士对所理解的内容等及时反馈给患者,灵活运用手势、点头等动作,能维持和调节交流的进行。

(二)副语言——沉默

中国有句话叫"沉默是金"。沉默确实是沟通中很厉害的武器,但是必须有效使用。否则,无论是在平时的日常生活还是商务沟通中,很容易使另外一个沟通者无法判定行为者的真实意图而产生惧怕心理,从而不能达到有效的沟通。在护患交流时,适时的沉默,集中精力、全神贯注地倾听患者陈述,是获取信息的来源,同时也是表示同情、尊重对方愿望的方式。沉默可能是对方想结束谈话,也可能是对对方的观点保持不同意见,抑或想争取时间来准备自己的观点和思考自己的问题,当然也可以是纯粹地交流感情。当你对一个想和你交谈的人沉默,可能会伤害个人的感情从而影响到重大决定。在和不同的患者交谈的时候要把握好自己沉默的度,不然会造成沟通失败。总之,沉默是一种强有力的沟通武器,但必须巧妙使用。

另外,不同的音调、音量和非语义声音等其他副语言,也能传递出不同的信息。

四、护士非语言沟通的技巧

护士在工作中非语言沟通的技巧非常重要,可以帮助建立与患者之间更好的关系。以下是一些非语言沟通的技巧:

(一)肢体语言

保持身体姿势开放友好,面带微笑,眼神交流,这些都可以传递亲和力和关怀。站立时双脚并拢或稍微分开,双手自然下垂或轻轻交叠在胸前,避免交叉双臂或交叉腿等封闭性的姿势。避免过于夸张或太过平淡的动作,保持适度的动作来强调语言信息。保持姿势端正,不要低头弯腰或者满脸严肃,给人一种不友好或者不自信的印象。根据不同的沟通情境和对方的反馈,灵活调整自己的肢体语言,让对方感受到你的尊重和理解。

(二)手势

适当的手势可以帮助强调语言信息或者引导患者注意力。手势动作应该适度,不要过于夸张或者过于生硬,避免过度使用手势,以免分散患者的注意力。合理运用手势可以帮助强调重点或者帮助患者更好地理解信息,但不要过度使用以避免造成混淆。同时,不同文化对于手势的理解和接受程度有所不同,护士应该根据具体情况考虑不同文化背景下的手势使用。

(三)触碰

适当的触碰可以传递温暖和关怀,但需要遵循患者的个人边界和文化差异。护士在工作中的触碰需要综合考虑患者的需求、医疗安全和道德规范,始终以患者的利益为先。在进行任何形式的触碰时,护士应尊重患者的隐私和尊严,确保在私密的环境下进行。在触碰患者之前,护士应获得患者的明确许可,并解释触碰的目的和涉及的程序。

在触碰患者时,护士应始终与患者建立良好的沟通,解释操作内容、过程和可能的感觉。在触碰患者时,护士应尊重患者的文化背景和习俗,避免触碰被认为不合适或冒犯的部位。

（四）注视

保持与患者的眼神交流可以让患者感到被尊重和重视。护士与患者建立眼神接触是很重要的,这样可以传递出关心和专注的信息,让患者感到被重视。在注视患者时,护士应该保持适当的距离,不要让患者感到过于靠近或威胁。护士应该展现出尊重和关怀,让患者感受到关键时刻有一个支持他们的人。护士应保持专业,不要表现出过度的亲近或个人情感,保持专业边界。

（五）倾听姿势

倾身向前、保持平等的眼神高度,可以展示在倾听对方。通过点头、微微倾斜头部等动作,表明护士在倾听患者时是专注和积极的。

（六）语速和音调

适当的语速和音调可以使交流更加流畅和易懂。护士应该保持温和亲切的语音语调,让患者感受到关怀和尊重。语音节奏要稳定而有节奏感,避免快速模糊或拖沓不清的表达方式。语音要清晰明了,发音准确,避免口齿不清或者吞音现象。根据不同患者的需求和情况,灵活调整语音语调,适时使用轻柔或者严肃的语气。语气的变化可以帮助强调重点或者情感表达,但不要过分夸张,避免误解或者让患者感到压力。

通过这些非语言沟通的技巧,护士可以更好地与患者沟通,建立信任,提供更好的护理服务。

嘉言善行

与人相处的学问,在人类所有的学问中应该是排在前面的,沟通能够带来其他知识不能带来的力量,它是成就一个人的顺风船。

——戴尔·卡耐基

拓展阅读

随着医疗模式的转变,健康教育的导入,整体护理的实施,护士与患者及家属面对面交流的内容越来越广泛。语言修养的高低直接影响到沟通效率,稍有不慎还会祸从口出,引发纠纷。有资料表明:在众多医疗纠纷中有 65% 是关于服务态度的,其中 35% 则是因语言不当而引起的。尤其在门急诊护理中更为突出,轻者引发口角,重则引发暴力事件。如何实现高效沟通,规避说话误区,提高服务质量,是每一位护士应学习掌握的基本素养。

课堂互动

　　4人一个小组,选择1名学生扮演护士,其他3位成员扮演不同情绪状态下的患者。模拟护士的学生对患者说"您的情况看起来好多了",模拟患者的同学写出听到护士说这句话后的感受和体验。

拓展阅读

参观教学医院

　　目标:感受临床护士工作中的沟通技巧,体会护患沟通之美。

　　时间:40分钟。

　　实施:

　　1.教师和医院带教老师介绍医院情况和布局。

　　2.学生分为5人一组,分别参观医院的儿科、产科、呼吸科。

　　3.每组选派一人汇报参观后的发现和心得体会,教师提问并启发,帮助学生发现更多的信息。

　　4.课后书写心得体会。

拓展阅读

护士寄语

　　沟通是心灵传递的桥梁,是爱意表达的彩虹,是信息传递的网络;沟通是人与人架起的一座无形的桥梁,是情感的纽带;沟通是人类亘古不变的梦想;沟通是心与心的交流;沟通是真诚和友谊的伙伴。

　　人与人之间真诚的沟通多么重要,它是一颗心在寻找另一颗心,是一颗心在向另一颗心传递着美好、真诚与爱的讯息。心与心的距离可以很近,也可以很远。就看你如何用真诚与坦荡敲开彼此的心门。

　　它像一面镜子在护理工作中反映出护士的思想、道德、文化修养和情操。语言对患者来说更有重要的含义。有时对患者的关心和体贴,可体现在一个细微的动作中。如触摸患者的额头,在寒冷的冬天,帮患者掖一下被角等,都可以温暖患者的心,体现出亲情的关怀。当患者处于陌生、恐惧、焦虑、痛苦的状态之中,患者会对医护人员的每一句话都会洗耳恭听,即使是一句不经意的话,或是一个无意识的表情,都能对患者的心理产生影响。护士的语言可以给患者带来信任和希望,也可以给患者造成痛苦和绝望。

第四节　人际沟通技巧

一、人际沟通过程的基本要求

对于每一位临床医务人员来说,沟通是非常重要的。医护人员与患者之间的有效沟通,不仅有助于建立信任和谐的医患关系,更能为患者的诊疗和康复注入信心和希望。此外,临床中的人际沟通还能促进医疗团队之间的协作,确保诊疗流程的顺利进行,降低医疗差错的发生。

人际沟通的基本要求包括:

(1)技巧:讲对方在意的,给对方足够的听取、发言的时间。

(2)态度:态度其实是沟通的一种筹码,如果你很强大,你的态度一定很强硬;如果你的力量不足或者你的立脚点不强,你的证据不足,你的态度立刻就软化了。

(3)知识:所谓知识,就是在和别人讲话时,要考虑对方能否理解,是否具备这方面的知识,否则的话,讲了一大堆专业名词,对方不见得了解;或者你讲了一大堆你认为是的道理,可是对方不能理解,这又有什么用呢?

(4)社会文化背景:遇到不同民族和国家的人,不同群体的人,要研究一下他们的文化特色、思维特点等,从而选择合适的沟通方式。

(5)渠道:通过合适的渠道将想说的话传达给别人,注意措辞。

二、人际沟通冲突的类型与处理

对于每一位临床医务人员来说,每天都可能面对医患冲突,认识冲突的原因、解决冲突是医务人员必须学习的功课。如何面对患者的愤怒和抱怨,需要掌握和了解应对医患冲突的沟通技巧。

一般来说,医患冲突可以分为七大类:事件冲突、关系冲突、价值观冲突、资源冲突、历史原因引起的冲突、结构性的冲突以及心理冲突。

(一)事件冲突

有些冲突是因为医患双方对医学事实的认识不一致引起的。例如患者认为症状消除就不用再吃药治疗了,医生却说不能停药,要继续治疗。对于这类冲突,只要多提供一些信息多作解释就可能加以解决。医生列举出治疗指南研究进展等信息,解释治疗的疗程及足剂量足疗程治疗的必要性,可能患者理解了,冲突就能消除了。

(二)关系冲突

有时医患发生冲突是由于一方没有很好地对待另一方。有的患者抱怨医生态度冷漠,没有耐心地听完他们诉说就开出药物,因此对诊疗过程非常失望,感觉不受关注。解决这种冲突,可以依靠良好医患关系的建立。

(三)价值观冲突

不同的人常常有不同的价值观,价值观的不同又会导致人们对事情对错判断不同。

比如医生主张运动有益健康,而患者则认为多吃滋补品才会健康,这样医患之间就会发生冲突。医生认为对的事情患者可能不以为然。

(四)资源冲突

在医疗领域,由于某些资源非常有限,不能供应给所有需要的患者,这就会导致一些得不到支援的患者的不满,也可能因此与医生发生冲突。由此引发的冲突常见于患者因挂不上专家号而指责、抱怨的情境。

(五)历史原因引起的冲突

有时发生的冲突可能不完全是现在的事件引起的,而是由历史原因造成的。一个患者过去曾有过令他非常生气的就医经历,就诊时医生的言行使他感受或联想到以往的经历,于是他的情绪失控,大发雷霆。显然他过去的经历在这里起作用了。

(六)结构性的冲突

有时候冲突是由双方之外的其他结构性的事实造成的。比如,一些患者的收入很低,但医疗的各种花费都在大幅度上涨,这种原因导致的医患冲突实际上不是简单的两方事件,它反映了其他更深或更高层次的问题。

(七)心理冲突

有时候双方的冲突可能是由一些心理上的需要造成的。比如有的人有强烈的控制欲,这就可能引起别人的反感与抵制。有的人非常注意维护自我尊严,当这种心理受到伤害时,极可能与别人发生冲突。

医患交往中,许多难以避免的冲突之所以由小变大,由简到繁,由弱到强,最终导致医患关系的破裂,大都是因为人们对冲突处理不当。有效地处理医患冲突是解决问题、预防医患关系破裂的关键。

回避指的是既不合作又不竞争,既不满足自身利益又不满足对方利益的冲突解决方式,对冲突采取逃避或压抑的态度。回避作为处理冲突的一种方式,常常是消极的。但在某种情况下,例如当冲突涉及的事件价值不大,但潜在危害却很大时,回避可能能够避免冲突问题的扩大化。

三、营造氛围的技巧

在社交交往中,文明礼仪扮演着至关重要的角色。一个和谐的氛围能够促进人际关系的良好发展,不仅有利于个人的成长,也有助于社会的进步。创造和谐氛围的文明礼仪技巧包括:

(一)尊重他人是最基本的文明礼仪

在与他人交往时,首先要尊重对方的人格、权利和意见。尊重他人的存在感和自尊心,不以权势或地位高低论人,对每个人都保持平等的态度。诚挚地倾听他人的观点,对不同意见持包容和尊重的态度,不随意批评和指责别人。尊重他人,才能互相融洽共处,形成和谐的氛围。

（二）言行一致

言行一致是进一步提升文明礼仪的关键。要做到言行一致，真正落实自己的承诺和信守诺言。无论是在工作中还是生活中，都要时刻保持一种负责任的态度。尽量避免虚伪、奉承或是欺骗的言行，做到言行相符，既让自己受益，也能赢得他人的尊重和信赖。

（三）礼貌待人

礼貌待人是文明交往的基本规范。要学会用礼貌的语言，不用冒犯和侮辱性的词汇。在面对不同的人群时，用一种亲切而客观的态度对待他人，尽可能地避免冲突和争吵。善待他人，才能够获得他人的善意和协助，从而共同创造和谐的氛围。

（四）注重细节

注重细节能够提升个人文明素质。在日常生活中，细节决定着一个人的修养和品位。可以从细节入手，比如在餐桌上使用正确的餐具，注意用餐礼仪；在公共场合保持良好的仪态和姿势，使用文明用语，避免吵闹和粗俗的行为；同样，在网络交流中也要注意自己的言辞和行为，避免产生不良影响。通过注重细节，能够提升自己的形象和品质，更好地融入社会。

（五）善于感谢和道歉

善于感谢和道歉是有效改善人际关系的重要方法。在社交交往中，不仅要学会对他人的帮助表示感谢，更要懂得真诚地道歉。当我们犯错或无意中冒犯了他人时，要敢于承认错误并向对方道歉。同样，当他人向我们道歉时，要以宽容和谅解的态度接受道歉。通过善于表达感谢和接受道歉，能够在社交中化解纷争，维护良好的人际关系。

（六）培养与他人合作的意识

培养与他人合作的意识是推动和谐发展的必要条件。与他人合作是在社交中实现共赢的重要方式。应该学会懂得倾听他人的需求和意见，尊重和接受他人的建议和决策。同时，积极主动地与他人沟通合作，争取共同的利益和目标。通过与他人合作，能够建立更加紧密的联系和关系，共同为和谐的目标而努力。

这些技巧不仅可以提升个人的修养和素质，也能够促进社会的进步和发展，共同创造和谐的社会氛围。

四、提高沟通效果的技巧

（一）多阅读自学书籍

阅读自学书籍是提高特定技能的最佳途径。许多交际专家把他们的经验和技巧写成书籍，帮助人们学习沟通的艺术。我们可以从书中学习到各种沟通的方法和技巧，并且按照书中的指导去实践。这样，就可以在很短的时间内，掌握沟通的原理和技巧。

（二）多观察他人的沟通方式

人类是善于学习的高级动物。在生活中与他人竞争，也在竞争中学习新事物。要提高沟通技巧,最好的方式是向他人学习。可以通过观察他人的沟通方式,学习他们的优点和长处。可以寻找一些沟通能力很强的人,比如老师、同事、朋友等,仔细观察他们的说话方式和习惯。可以模仿他们的沟通风格,也可以根据自己的特点,形成自己的沟通风格。

(三)多学习新的词汇

不断更新词汇量是提高沟通效果的有效措施之一。很多时候,在公众场合说话,会因为用词不当而感到尴尬。这就像盖房子没有打好地基,只会导致房子倒塌。学习新的词汇是提高沟通技巧的重要方法。它不仅能提高口头表达能力,还可以帮助更好地交流。流畅而有条理地表达,能够成功地传达自己想法,并且有效地吸引听众的注意力。

(四)注意发音的标准

演讲时,演讲者必须注意发音的标准,才能达到预期的效果。很多时候,因为发音不准确,而让听众感到困惑或者笑话。错误的发音往往会导致信息的传递出现偏差或者失真。如果发音需要改进,不要害羞,要积极寻求帮助。需要改正自己的发音,以保证沟通的有效性。

(五)注意语速的适中

一些人的语速总是让听众很难跟上。在沟通中,注意语速是非常重要的,不要过快或者过慢。适中的语速,能够让信息输出得更加清晰,同时也能够让听众听得更加舒服。这不仅需要对自己的语速有一定的把握,也需要根据不同的场合和对象,适当调整语速。

(六)善于倾听他人的意见

沟通不是单向的过程。倾听与说话同样重要。事实上,大多数交际专家都认为,理想的沟通者应该多听少说。倾听能够了解他人的想法和感受,也能够缓解人际关系的紧张。有时候,仅仅倾听就能达到沟通的目的。它不仅能丰富我们的沟通经验,还能让我们在他人身上获得更多的认同和信任。

(七)注意肢体语言的协调

肢体语言是沟通的重要组成部分。它可以通过动作、表情和姿势来传递信息。有效的沟通需要口头交流和肢体语言的协调,从而在听众身上产生良好的效果。要传达给定的信息,需要用丰富的肢体语言来辅助口头语言。无表情或者僵硬的肢体语言,只会让听众感到无聊或者不信任,而生动和自然的肢体语言,会让听众感到亲切和信任。想提高自己的沟通技巧,应该多注意自己的肢体语言,多观察他人的肢体语言,找出自己的优点和缺点,并加以改进。

(八)保持眼神的交流

每一个沟通者都应知道,与听众保持眼神的交流,是吸引他们的最好方式。说话时看着对方的眼睛,往往会让他们感到诚意和重视,也会让他们更加专注于你的话。如果想提高沟通技巧，想让听众更加关注你，记得说话时保持眼神的交流。眼神的交流能够让你和听众之间建立一种无形的联系，也能够增加说服力。如果没有眼神的交流，言语就会显得空洞和无力。

（九）表达自己的想法

当信息被传递时，很多人会因为害怕被拒绝或者批评，而不敢表达自己的想法。他们常常在沟通中保持沉默或者顺从。有效的沟通的最主要的目的，就是能够在适当的环境中，表达出自己的想法和观点。不应该因为害怕或者羞涩，而压抑自己的声音。应该勇敢地说出自己的想法，也要尊重他人的想法，这样才能实现沟通的目的。

（十）理解沟通的细微差别

沟通已经不再仅仅是口头的交流，而是人与人之间联系的有效方式。沟通过程中存在着许多干扰和扭曲信息传递的因素，在传递的过程中，信息的内容和含义经常会被误解或者忽略。理解这些细微的差别，会更加清楚自己的沟通目的和方式，也会更加注意自己的沟通效果。

五、沟通中的伦理要求

（一）尊重对方

在沟通中，应该尊重对方的人格和权利，不要侵犯对方的尊严和隐私。应该用礼貌和善意的态度与对方进行交流，不要使用粗鲁的语言和攻击性的言辞。

（二）诚实守信

在沟通中，应该保持诚实和真实，不要故意隐瞒或歪曲事实，不要说谎或欺骗对方。同时，应该遵守承诺，信守诺言，不要违背自己的承诺或打乱对方的计划。

（三）公正公平

在沟通中，应该保持公正和公平，不要偏袒一方，不要歧视或排斥任何人。应该尊重各方的利益和权益，尽力寻求共赢的解决方案，不要利用自己的权力或地位谋取私利。

（四）责任担当

在沟通中，应该承担自己的责任和义务，不要推卸责任或逃避问题。应该积极解决问题，尽力达成共识，不要让问题无解或激化矛盾。同时，应该尊重对方的意见和建议，不要自以为是或强迫对方接受自己的意见。

思维导图

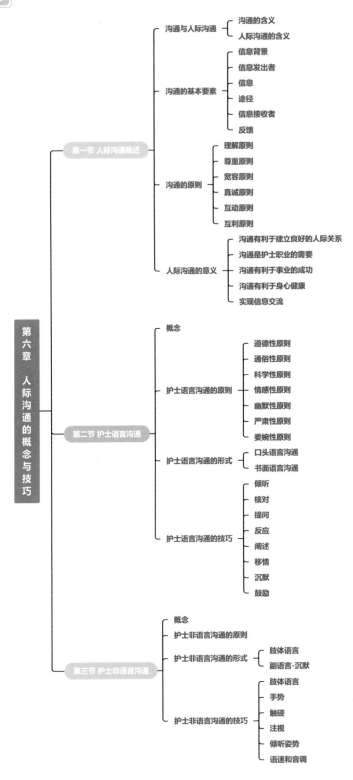

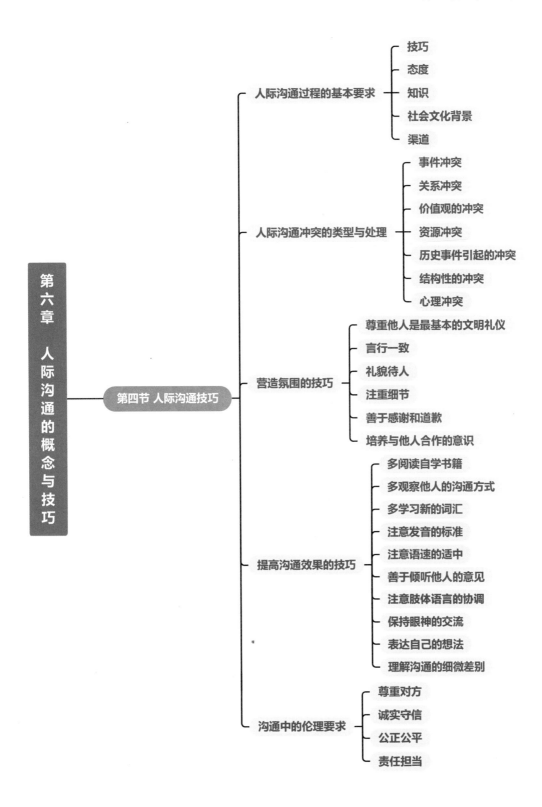

案例分析

宋女士,42岁,已婚,培训机构讲师,因系统性红斑狼疮入院治疗。刚入院这几天,宋女士心情特别糟糕,经常默默流泪,也不愿意多交谈,并且常在病房走来走去。

护士小李是其责任护士,她收集了相关资料,决定利用15分钟与宋女士交谈。

问题:从语言沟通和非语言沟通两个方面谈谈护士小李应该注意哪些地方?

复习思考题

一、选择题

1.以下不属于非语言沟通特点的是(　　　)。

　　A.语言的重要补充　　　　　　　　　B.无信息交流

　　C.不受情景限制　　　　　　　　　　D.人人具有的能力

2.错误的倾听方式是(　　　)。

　　A.身体微微前倾　　　　　　　　　　B.不要随意打断患者

　　C.目光交流　　　　　　　　　　　　D.回话时间要长、内容多

3.非语言沟通不包括(　　　)。

　　A.语速、语调　　B.身体触摸　　　　C.语量　　　　　　D.目光

4.语言沟通的主要媒介是(　　　)。

　　A.表情　　　　B.眼神　　　　　　　C.文字　　　　　　D.姿势

5.影响人际沟通效果的环境因素是(　　　)。

　　A.沟通双方距离较远　　　　　　　　B.沟通者情绪烦躁

　　C.沟通者听力障碍　　　　　　　　　D.沟通双方信仰不同

6.关于语言沟通和非语言沟通,下列说法错误的是(　　　)。

　　A.语言沟通可以澄清非语言沟通的含义

　　B.非语言信息比语言信息更能准确地表达一个人的思想

　　C.非语言信息可以强化语言信息的含义

　　D.语言沟通和非语言沟通是相互联系的

7.关于沟通的层次,下列说法错误的是(　　　)。

　　A.五个层次的区别是一个人希望把他真正的感觉与别人分享的程度

　　B.共鸣性沟通是参与程度和信任程度最高的沟通

　　C.事务性沟通对于护理人员了解患者是十分重要的

　　D.为尽快建立良好的护患关系,护理人员应选择较高层次与患者进行沟通

8.护士对患者说:"今天的天气真好!"请问,这属于(　　　)。

　　A.一般性沟通　　　　　　　　　　　B.分享性沟通

　　C.情感性沟通　　　　　　　　　　　D.共鸣性沟通

9.一位明天即将动第二次大手术的患者对护理人员说:"一想到上次术后我所经历的刀口疼痛,我就害怕得不得了。"请问,这种沟通属于(　　　)。

　　A.一般性沟通　　　　　　　　B.分享性沟通

　　C.情感性沟通　　　　　　　　D.共鸣性沟通

10.在倾听技巧中,不可取的是(　　　)。

　　A.全神贯注　　　　　　　　　B.集中精神

　　C.双方保持一定距离　　　　　D.持续的目光接触

11.护士与患者交谈前应做好准备,以下不需要的是(　　　)。

　　A.选择交谈时间　　　　　　　B.记录患者的治疗护理要点

　　C.确定交谈目的　　　　　　　D.选择交谈环境

12.下列各项沟通过程中,护士的错误做法是(　　　)。

　　A.展现自身的能力　　　　　　B.随时转换话题

　　C.善用移情　　　　　　　　　D.注重倾听

二、问答题

1.人际沟通的影响因素有哪些?

2.非语言沟通的特点及作用有哪些?

3.人际互动中,使用非语言沟通应注意哪些问题?

4.护士应具备哪些语言修养? 如何在护理工作中提高语言修养?

5.在临床工作中,护士该如何做到有效沟通?

第七章　护理工作中的沟通艺术

教学目标

知识目标：

1.治疗性沟通的概念和原则,交接班及查房的沟通方法和礼仪。

2.识记阻碍治疗性沟通的因素,健康及健康教育的含义。

能力目标：

1.能将各种礼仪融合于护理工作中。

2.能区别一般人际沟通和治疗性沟通。

3.能针对不同疾病患者进行有效沟通。

4.能对不同患者进行有效的健康教育。

思政目标：

1.提升学生的护理能力素养和较强的口语表达能力,强化护理岗位礼仪与沟通能力的学习和训练。

2.培养学生素质优良、团结协作的精神,具有亲和的沟通能力。

3.培养学生良好的职业素质和行为习惯。

导入情景

情景描述

护士小苏正在与一名新入院的患者进行沟通,患者的家属陪同在旁。每次小苏向患者提问,家属总是代替患者本人回答,几次劝导无果后,小苏为了图方便、少浪费时间也就索性根据家属的回答收集相关信息,而患者本人则事不关己地躺在病床上休息。经过一番提问,小苏认为自己已经基本上把患者的信息收集完了,向患者及家属道别后就离开了病房,并将患者的信息记录在案,以供其他医护人员参考,并以此为依据制订、调整患者的治疗、护理计划。然而,在对患者进行治疗或护理的过程中,这位患者始终有些不配合,这让小苏有些纳闷,于是询问患者原因。

患者说:"这些治疗都是我儿子想让我做的,又不是我自己想做的。我不想做手术,只想吃吃药,你们非让我做,难道我没有自己选择的权利吗?"小苏这才意识到了自己之前与患者进行沟通中的疏忽。

请思考:

1.护士小苏在沟通的过程中为了节省时间、图方便就从患者家属处收集患者的信息,这一做法是否正确? 如不正确,请说明原因。

2.从本案例中,你获得了哪些启发?

护理工作的特殊性在于护理对象是患者,患者是一个特殊的群体,他们需要医生和护士的关心与照顾、呵护与慰藉。护士的言行对患者产生重要的影响,如何使护士成为患者的可信之人、可依之友,这就需要护士学习和掌握沟通艺术。

第一节　治疗性沟通

一、治疗性沟通的概述

(一)治疗性沟通的概念

治疗性沟通是指护理人员通过自己的语言和行为,对护理对象进行有意识、有计划的影响和帮助,以满足其身心需要,促进其康复的治疗性行为手段和专业性沟通技能。

治疗性沟通是临床护理中的一项重要内容,是一般人际沟通原则在护理实践中的具体应用。沟通具有明确的目的性,即为患者健康服务、满足患者需要。要沟通的信息是护理范畴内的专业性信息,不局限于在医院范围,也包括家庭和社区的所有与健康照料相关的内容。其信息发出者是护理人员,接收者是患者,护理人员在沟通中处于主导地位。

(二)治疗性沟通的产生与发展

治疗性沟通在目前的护理工作中广泛应用并起了较大作用,但它的发展也经历了一段曲折的过程。治疗性沟通最早应用于美国的护理专业教育,但在 20 世纪 70 年代的医疗机构中,治疗性沟通并未成为护理学课程中重要的部分,多数护理人员只期望护理工作更程序化、具体化,认为一个好的护士应多为患者做些具体的、患者或同行们都可看得见或意识到的事。而密切和患者沟通则被看作是在浪费时间,会冒犯患者或过多地介入患者的个人生活。

随着医学模式的转变,治疗性沟通运用于临床护理也成为现实,人们逐渐意识到沟通对患者的生活会产生广泛而深入的影响,这种沟通并不是随意的消遣,而是一个有责任心的职业护士有计划的行为。

（三）治疗性沟通与一般人际沟通的区别

治疗性沟通具有一般人际沟通的特点，但由于沟通对象的特殊性，又与一般人际沟通有区别（表7-1）。

表7-1　治疗性沟通与一般人际沟通的区别

项目	治疗性沟通	一般人际沟通
目的	协助患者恢复、促进及维持健康	彼此需要
目标	护患共同制订，满足患者的需求	无特定目标
观念	护士以不批判的态度，接受患者的观念	观念一致
责任	护士负责导向	两人共同负责
时间	此时此刻	可以是现在、过去和将来
交谈焦点	护患双方均知道	不一定都知道
话题相关性	与患者的健康相关	任意话题
情感运用	护士鼓励患者分享感觉及自我表露	因人而异，并不固定
关系的长短	有时限性，根据目标达成情况而定	因人而异
关系的结束	经过计划与讨论	没有计划或无法预测

二、治疗性沟通的原则

治疗性沟通与一般无目的的谈话不同，应遵循以下原则。

（1）沟通应有特定的目的和专业内容。沟通应围绕患者的问题所在和解决患者问题进行，沟通包含有特定的专业内容，如生理问题、心理问题、社会人际问题，在全面了解患者身心需要的基础上进行有意识、有计划的沟通。

（2）沟通时应注意运用心理学、社会学等相关知识。根据患者不同的年龄、职业、文化程度、社会角色等，运用不同的沟通方式来组织沟通内容。

（3）沟通时应注意平等、尊重。在沟通过程中应注意沟通双方平等，相互尊重，建立和不断加强良好的护患关系，以达到治疗性效果。

拓展阅读

有效沟通的5W1H原则

（1）Why：为什么要沟通？

（2）What：要沟通什么？

（3）Who：你沟通的对象是谁？

（4）Where：在什么地方进行沟通？

（5）When：在什么时间进行沟通？

（6）How：用什么方式进行沟通？

三、治疗性沟通的目的及作用

(一)治疗性沟通的目的

护理人员在与患者进行治疗性沟通时,应达到以下目的。

1.发展信任关系

护理人员与患者刚刚谋面时彼此陌生,护理人员必须通过诸如诚恳地回答问题、迅速应答、经常巡视等手段,与患者建立起相互信任、开放性的护患关系,以利于治疗和护理工作的顺利进行,这是有效护理的根本保证。

2.获得或提供信息

收集患者的相关资料,在这些信息的基础上明确健康问题,评估患者需要,做出护理计划,为患者提供必要的医学知识和健康教育,满足其身心需要。从患者入院到出院,护理人员要向患者介绍住院环境、规章制度,解释治疗、操作、检查方案,教会患者自我护理,回答患者的问题,做出院指导等。

3.探索感觉

亲密关系一旦建立,护理人员就能鼓励患者讲出真实的感觉。很多患者对疾病焦虑,或对检查有恐惧心理,或对陌生的医院环境感到不安。虽然有些患者不愿承认自己很焦虑或害怕,但通过使用治疗性的沟通技巧,护理人员常常能够帮助患者表达自己的感觉,从而减轻焦虑。有时澄清问题就可以缓解恐惧和焦虑。

4.共同商讨,确定方案

与患者合作,制订一个目标明确且行之有效的计划,使患者积极主动地配合,通过共同努力达到预期的目标。

(二)治疗性沟通的作用

治疗性沟通是通过护理人员的行为或语言,对护理对象进行有意识、有计划的影响和帮助。治疗性沟通一般有以下作用。

1.确定医疗护理方案的作用

制订医护方案需要护患之间的沟通。有效的治疗性沟通,既维护了患者选择医护方案的权利,又确保了医护方案的行使权。

2.支持和帮助的作用

沟通内容一般是事先通过评估而得到的,是患者急需的,因此这种目标明确的沟通可以起到支持和帮助的作用。

3.遵医行为的指导作用

护理人员按照患者的心愿进行沟通,指导患者的遵医行为,充分发挥患者的积极主动性,使其自觉配合医疗和护理,从而有利于医疗护理方案的顺利执行。

4.增强患者战胜疾病信心的作用

由于疾病的痛苦和难以预料的结果,患者常常失去治疗的信心,出现悲观、失望的情绪,甚至有自杀的念头,对患者的康复十分不利,严重影响治疗和护理效果。如果护理人员能够及早发现并进行有效沟通,将会起到很好的效果。

四、影响治疗性沟通的因素

(一)医护因素

医护因素是影响治疗性沟通效果的主要因素。在治疗性沟通中,护理人员居主导地位,有时会因说话简单或其他原因不自觉地阻碍了与患者的深入交往。

1.非技术因素

非技术因素主要表现在以下几个方面:①工作责任心不强,服务态度冷淡,语言生硬,让人难以接受;②缺乏同情心,对患者的痛苦反应麻木,在进行护理操作时缺乏必要的说明和解释;③关注病不关注人。个别护理人员抱有探索心理,把患者视为自己研究疾病的对象,关注的是患者的病,而不是患者的人。

2.技术因素

娴熟的护理技术使护理人员与患者无声地沟通,能起到非语言性沟通的作用。如果护理人员临床经验缺乏,技术不过硬,在实施护理过程中常会给患者造成不必要的痛苦和麻烦,导致护患关系紧张,甚至使患者产生敌对情绪,拒绝护理服务,产生沟通障碍。

3.管理因素

病房结构、布局不合理,设施陈旧、不配套,医疗护理设备落后,诊疗护理条件不具备,不能满足患者的治疗与休养的要求,环境管理制度不完善,病室脏、乱、差,这些都会使患者缺乏安全感,造成护患之间的不信任,使护患沟通难以进行。

4.个人因素

护理人员经验不足,缺乏沟通技巧,造成护患沟通障碍。常见的问题有以下几个:①转移话题:当患者表达自己对疾病的真实感受时,护理人员打断患者说话或随意改变话题,或者对一些无关紧要的内容反应过强,给患者造成不快,影响沟通效果。②评判性说教:当患者的话题内容与自己的见解有分歧时,用说教的口气对患者的处境和感情发表个人见解,这会影响患者继续表达自己的感受,使收集到的资料不客观。③虚假的安慰,不恰当的保证:在沟通中为了使患者高兴而对其进行肤浅的宽慰和不恰当的保证,这会使患者感到护理人员是在敷衍了事,并不真正了解他的感受,也不能使患者安心。④匆忙下结论或提出解决办法:不等患者提完问题或说完意见就马上解释,这会妨碍患者的真情流露。⑤不适当地隐瞒实情:这会使患者不能正确地对待自己的疾病,同时也会影响患者进一步表达自己的感受和顾虑。

(二)患者因素

1.患者对护患双方的权利与义务缺乏了解

患者错误地认为交钱就医,得到护理人员的照顾和服侍是应该的,片面地强调护理人员的义务而忽视了自己应尽的义务。具体表现为如下两点。①遵医行为不文明:个别患者不遵守就医规则,随意违反规章制度,不合理的要求一旦遭拒或得不到满足,就表现得十分不满。②患者缺乏医学知识,不配合护理人员进行治疗和护理。

2.对护理效果期望值过高

患者认为药到即应病除,对不可避免的药物不良反应不能理解,甚至对预后不好的危急重症或者疑难病不能正视等。

3.动机不纯

当花费较高或疗效不佳时,患者易产生不良动机,故意制造矛盾,拒付医疗费,制造所谓的护患纠纷,扰乱正常的医疗护理秩序。

第二节　护理操作中的沟通

护理学是一门实践性很强的学科,护理操作是护理工作中的重要内容。随着社会的发展,人们对健康需求的增加,加之法律意识的不断增强,对护理工作者也提出了更高的要求。因此,护士在严格按照操作规程进行护理操作、为患者提供技术服务的同时,还要提供礼貌周到的语言和心理等服务。处理好为患者实施护理过程中的每个环节,不仅有利于患者的康复、护理服务质量的提高,而且有利于维护护理工作者自身的利益。

一、护理操作的礼仪要求

护理操作是与患者近距离的接触过程,也是建立良好护患关系的最佳时机。因此护士在操作过程中应以真诚的态度、端庄的举止、礼貌的语言,结合患者的实际情况,尊重患者的知情权,为患者实施相应的护理操作。这将有助于良好护患关系的建立,使患者以积极的心态配合疾病的治疗与护理,使护理工作得以顺利进行。

一般将整个护理操作的流程分为操作前、操作中和操作后三个阶段。每个阶段操作的目的与重点都不一样,所以对礼仪的要求也是有差异的。

二、操作前的礼仪

(一)准备充分,目的明确

在护理实践中,为患者做任何护理操作前,护士均应明确患者的病情、操作的目的、所需的物品、具体的操作方法、操作中的注意事项等具体内容。只有经过充分准备后的操作,才能尽可能地保护患者的安全,获得良好的效果。

(二)仪表端庄,举止有度

在为患者进行护理操作前,护士不仅要保持衣帽整齐、清洁干净,还要保持得体的举止。例如,行走时轻快敏捷;推治疗车或端治疗盘的动作要规范美观;行至病房门口时应先轻声敲门,再轻推门而入,并随手将门轻轻带上;进入病房后应先向患者点头微笑,亲切礼貌地与患者打招呼,然后再开始操作前的各项工作。在操作前、操作中及操作完成后,护士自始至终都要保持良好的仪容、仪态和得体的行为举止。

（三）解释合理，言谈礼貌

护理操作前，护士应用礼貌的语言认真核对患者的床号、姓名、年龄及使用药物的名称、剂量、浓度、给药时间和方法等内容，以保证操作安全、准确。同时对本次操作的目的、患者需进行的准备、操作方法及在操作中患者可能出现的感觉进行简单的介绍，以取得患者的配合。通过礼貌的解释，既取得了患者的理解、同意和配合，使护理工作得以顺利进行，又满足了患者的知情权，体现了对患者的尊重。

三、操作中的礼仪

（一）态度和蔼，真诚关怀

在操作过程中，对待患者的态度要和蔼亲切，言谈、表情和体态、语言都要真诚地表现出对患者的关心。操作中应注意随时与患者沟通，通过耐心的解释、及时地询问患者的感受，消除患者对护理操作的恐惧与疑虑，给予适当的安慰与鼓励，争取患者最大限度地理解与合作。

（二）熟练操作，适时指导

熟练的操作技术、扎实的理论基础是对护士的最基本的职业要求，也是对患者的礼貌与尊重。在操作过程中，既要技术娴熟，又要礼貌体贴，关心和爱护患者，一边操作一边指导患者配合，同时安慰、鼓励患者，指导患者共同完成操作。这既可以减轻患者的痛苦，又可降低操作难度，提高工作质量和效率。

四、操作后的礼仪

（一）诚恳致谢，尊重患者

当患者配合护士完成操作后，护士应对患者的合作表示诚恳的谢意，同时也让其明确这种配合对自身健康的恢复具有重要意义。诚恳致谢，一方面是护士对患者的尊重的表现，另一方面也是护士良好礼仪修养和高尚职业道德的具体体现。

（二）亲切嘱咐，真诚安慰

护理操作结束后，不但应对患者的配合致以真诚的谢意，还要根据患者的病情及所实施的操作项目给予患者亲切的嘱咐和安慰。这不仅是对患者的礼貌和关心，也是护理操作的一项必要程序。嘱咐是指操作后再次进行核对，询问患者的感受，观察和了解是否达到预期效果，交代相关的注意事项等。安慰则是对操作给患者造成的不适和顾虑给予合理解释等。

正确规范的护理操作、文明礼貌的服务以及恰当的操作解释，既可以使患者明确护理操作的目的和意义，又可以加深护患之间的沟通，有利于建立良好的护患关系。

第三节　护理健康教育

随着医学模式的转变和护理观念的更新，护理学的任务已从单一地恢复患者的生理功能,扩展到以满足人的身心健康需要为目的的保健活动和教育活动,出现了临床护理与预防保健相结合的护理趋势,健康教育被作为一种治疗手段引入护理,成为护理活动的重要组成部分。

一、健康教育的概念

健康教育是通过信息传播和行为干预,帮助个人和群体掌握卫生保健知识,树立正确的健康观念,自愿采取有利于健康的行为和生活方式的教育活动与过程。其目的是消除或减轻影响健康的危险因素,预防疾病,促进健康和提高人民群众的生活质量。它包含了以下几个方面:

(1)它是以医院为基地、以患者及家属为对象,通过有计划、有目标的教育过程,使患者了解增进健康的知识,改变患者不利于健康的行为,使患者的行为向有利于康复的方向发展。

(2)它是使健康者保持健康、患病者恢复健康、伤残者最大限度地恢复功能及临终者得以安宁死亡的一种获取相关疾病康复及预防知识的教育工作。

(3)它是在一个理论及教育框架下指导人们更好地自我护理和保健的过程。

从以上定义可以看出,健康教育是一种有计划、有目标、有评价的系列教育活动,其教育的核心是通过卫生知识的传播和行为干预,改变人们的不健康行为,提高人们的健康水平。因此,健康教育是连接卫生知识和健康行为的桥梁。

二、健康教育与卫生宣教

整体护理要求护士做好患者的健康教育。由于我国一直沿用"卫生宣教"这一概念,直至在 1990 年 4 月召开的全国健康教育工作会议及中国健康教育协会第二届理事会扩大会议上,才决定将"卫生宣传教育"改为"健康教育",所以大多数护士往往把两者等同起来。

卫生宣教是把疾病的病因、治疗、预防等知识告诉患者,其目的在于普及卫生知识,是一般知识的灌输。患者只是知识的接受者,往往是单向交流的过程。例如,手术前知识宣教、糖尿病患者知识宣教。

健康教育是一种通过评估、计划、实施、评价建立健康行为的教育活动。通过健康教育影响和改变人们的不健康行为,引导人们养成有益健康的习惯,使之达到最佳的健康状态。患者或健康人既是教育的接受者,又是教育的执行者和评价者,它是一种双向的交流过程。例如,糖尿病的健康教育,包括疾病知识的教育,血糖的自我检测、自我控制计划及自我评价过程,护士对胰岛素自我注射等操作技术的指导和测评。护士在整个教育过程中起到教育、指导、评价的作用。两者的区别如表 7-2 所示。

表 7-2　卫生宣教与健康教育的区别

项目	健康教育	卫生宣教
目的	建立健康行为	普及卫生知识
教育方法	双向交流:计划、实施、评价	单相交流:灌输
相关知识	医学、预防学、教育学、行为学、心理学等	医学、预防学
患者角色	接受者、执行者、评价者	接受者
护士角色	计划者、指导者、传授者	传授者

从表 7-2 中可以看出,健康教育更适应当今社会的发展。它不仅是连接卫生知识与健康行为的桥梁,而且也是一种自我保健和治疗手段。

健康教育是一门应用学科,它在教育过程中需要确定患者及家属的教育需求,建立教育目标,选择教育方法,执行教育计划,进行效果评价,形成健康教育的治疗模式。护士在进行健康教育时需要行为科学、传播学和预防医学等基础学科知识,需要医学、教育学、心理学、人类学和社会学等相关学科知识。

三、护士在健康教育中的作用

现代护理学赋予护士的根本任务是协助个体"促进健康,预防疾病,恢复健康,减轻痛苦"。护士不仅是健康的照顾者,同时也是健康的教育者,护士在健康教育中起到了非常重要的作用。

(一)为服务对象提供大量有关健康的信息

护士应根据人群的不同特点和需要,为其提供有关预防疾病、促进健康的信息。把健康知识传播给公众,唤起人们对自己及社会的健康责任感,使人们投入卫生保健的活动中来,从而提高大众的健康水平。

(二)帮助服务对象认识影响健康的因素

影响健康的因素多种多样,主要包括环境因素、人群的行为和生活方式等因素。环境因素包括自然环境和社会环境,环境因素对人类的健康和生存有直接的影响。护士应帮助人们认识危害个体健康的环境因素、不良的行为和生活方式,根据人群、家庭和个体的具体情况,有针对性地教育人们保护环境,鼓励人们保持健康的生活方式和行为,提高人群的健康素质。

(三)帮助服务对象确定存在的健康问题

护士通过对个人、家庭、社区的全面评估,帮助服务对象认识其现存的和潜在的健康问题,通过健康教育的实施,帮助服务对象解决问题,恢复和保持健康。

(四)指导服务对象采纳健康行为

护士为服务对象提供有关卫生保健的知识和技能,使其能够运用以解决自身的健康问题,从而增进人群自我保健能力。

四、健康教育的基本内容

(1)为患者和家属、社区居民提供有关的公共卫生知识、科学饮食起居知识、疾病预防知识的指导。如指导社区居民戒烟、不要随地吐痰、养成良好的生活习惯等。

(2)帮助患者了解疾病的病因、发病机制、疾病的转归等;合理安排患者饮食、休息、睡眠、活动,合理用药,指导患者配合手术、某些特殊检查等。

(3)指导患者和家属如何减少影响健康的种种因素及防止并发症的发生。

(4)心理卫生教育。

(5)为患者和家属进行住院期间及出院后的康复指导、疾病预防知识的指导等。

五、健康教育的范围

(一)患者教育分类

1.门诊健康教育

门诊健康教育是指针对前来门诊就诊的患者及其家属进行的健康教育,包括候诊教育、随诊教育、门诊健康咨询教育、健康教育处方。门诊健康教育可采取多样化的教育方式,如宣传板报、教育手册、口头讲解、广播、电视、报纸等其他媒体,力求简洁、精炼、新颖、实用。

2.住院健康教育

住院健康教育是指对住院患者及其家属进行的健康教育,也是目前我国护理健康教育的重要部分。住院教育又分为全程健康教育和分期健康教育,前者是指患者从入院到出院全过程的系统健康教育,后者是指患者在入院时、住院过程中、手术前、手术后、出院时进行的阶段性健康教育。

3.出院后健康教育

出院后健康教育是指对出院后的患者进行的健康教育,出院后健康教育属于社区健康教育的一部分,主要是针对一些特殊病种、慢性病康复期的随访教育,如冠心病、高血压、糖尿病、肿瘤、瘫痪患者等。教育内容主要包括患者出院后的服药、功能锻炼、后续治疗、家庭护理方法、常见并发症的预防等。

4.社区健康教育

社区健康教育是指以社区为基本单位,以促进社区居民健康为目的的健康教育。其主要是针对社区居民的健康保健知识教育、科学饮食起居教育、卫生科普常识教育、一般疾病的预防、疾病普查、预防接种、妇幼保健、计划生育、一些特殊病种及慢性病康复期的随访教育等。

(二)健康教育过程中的沟通礼仪

1.选择合适方法与患者沟通。

(1)与文化层次较高的人交流时,可结合其工作职业特点,适当应用医学术语,也可用数据、统计资料予以说明,做到理由充分,说明透彻。

（2）与文化层次较低的人进行交流时，语言应通俗易懂、简洁明了，尽量避免使用医学术语。

（3）与性格外向、开朗的人交流时可以直截了当，加强互动；而对性格内向，疑虑较重的人则应避其敏感点，以间接的方式疏导。

（4）新入院患者易产生恐惧、焦虑等情绪，护理人员应耐心听取或诱导患者诉说，多关心患者，取得患者的信赖，通过正确有效的健康教育使患者消除顾虑；长期住院久治不愈的患者易悲观，护士应多用肯定性、支持性的语言，鼓励患者战胜疾病。

2.正确把握沟通时机

患者入院后由于病痛、环境和人际关系改变等，情绪往往不稳定，交流的态度易受情绪影响，而且不同的患者在住院的各个时期对健康教育的需求也不一样，如新入院患者最想知道主管医生、责任护士是谁，医院有哪些规章制度要遵守等；重症患者往往想知道治疗效果如何；慢性疾病患者最想知道怎么配合治疗护理才能早日康复等。护士应善于把握时机，根据患者的需求和心理状态进行单独交谈或采取其他有效方式交谈。

3.语言沟通和非语言沟通结合

在健康教育过程中，将语言沟通和非语言沟通方式很好地结合起来，使健康教育更生动、形象、有趣，从而加强沟通效果。

4.从患者角度出发，与患者共情

重视患者的反应，恰当运用倾听、沉默、阐释与重复等技巧，与患者共情共鸣，可以调节交流气氛，强化交流内容，提高交流效果。

5.发挥护士人格力量的影响

在与患者交流过程中，开朗、沉着、高度负责、知识渊博、技能过硬、有高尚的职业道德的护士，始终感染着患者，帮助患者树立战胜疾病的信念，从而对恢复健康充满信心。反之，护士的沉郁不快、心不在焉、缺乏信心的表情和不负责任的言行，贫乏的知识等，将给患者带来不良的影响。

第四节　与特殊患者的沟通

特殊患者是指手术患者、传染病患者、恶性肿瘤患者、临终患者等，这些患者的生理、心理压力较大，病情较复杂，护理难度大，需要护理人员有较全面的沟通知识和技巧，才能达到预期的沟通效果。

拓展阅读

沟通中的红绿灯

临床工作中，护患沟通的红绿灯时常出现。不利于沟通的言语和行为是沟通中的红灯，遇到红灯可以等候黄灯的过渡，留下再次沟通的机会，而不必使沟通陷于僵局。

　　小王端着治疗盘刚到护士站，正好看到一位带气管套管的患者在医院的处方上涂涂画画。出于对处方管理的责任感，小王没来得及向患者做详细解释说明，急忙将患者手中的处方拿走，结果导致该患者的不理解，情绪激动而躁动不安。

　　护理工作经验丰富的小李见状，连忙将小王推开，耐心而礼貌地安抚说："对不起，请您不要着急，您有什么问题我们一定尽力帮助解决。"患者显然被激怒了，用笔在纸上写着："处方不是我自己拿的，是门诊的一位医生交代事项时顺便给了几张，我用它写字又有什么关系？"

　　小李把患者带到诊察室，示意患者坐下："我很理解您的心情。"稍微停顿了一会儿，见患者已经安静下来，继续说道："但是，您可能还不知道，医院对处方的使用范围有严格的管理要求，处方是不能随便做其他用途的……"

　　患者听后在纸上写着："我现在做了手术后暂时不能讲话，只能写字，而原来买的写字板又太大，不方便随身携带。"

　　小李立刻意识到护士小王在收回处方时解释不够，不了解患者为什么要拿处方私用，连忙接过话头："是我们工作做得不细致，没有考虑到您的困难，请您谅解。现在，我就去给您拿一本我们自制的小本子，便于您随时使用。"说完马上到护士办公室拿了一个专供患者进行书写交流的小本子交给患者。

　　患者（情绪好转）在小本子上写下了："谢谢你帮我解决了实际问题，刚才我的态度不好，讲了一些不该讲的话，希望你们不要放在心上。"

　　小李会心一笑："没关系，只要您能够满意，我们就放心了。以后您如有什么困难，请随时找我们，我们一定会尽力帮助您的。"

　　患者写下："好！再次谢谢你。"

　　如上面情景中描述的那样：患者因气管切开手术，暂时存在语言交流障碍，护士小王虽然从管理的角度，对患者私用医院处方进行制止并收回。但是，小王没有换位思考，未关心尊重患者的感受，没有做好解释工作，使沟通陷入红灯窘况。而护士小李懂得沟通中的红绿灯原理，果断地将小王推到一边，使沟通赢得了一种转机。同时，小李站在理解和体谅患者的立场，及时解决了小王未能发现的问题，使患者感受到理解和同情，化解了护患之间的矛盾。

　　当然在护理工作中，有时也会遇到个别缺乏修养的患者，在不合理要求未达到时谩骂护士，甚至恶语伤人。因此，在不被理解或被误解的时候，护士要用理智控制自己的不良情绪，本着不伤害原则、公平原则和有益于他人的原则，耐心、细致地做好解释工作，真诚地关心帮助患者，相信最终会得到患者的理解。

一、手术患者的治疗性沟通

　　手术是一种创伤性的治疗手段，是一种强烈的应激源，它带给患者生命的希望，同时也常导致患者术前产生不同程度的焦虑情绪。当反应过于激烈时，就会干扰患者对手术的适应能力，影响手术效果及术后康复。因此，手术室护理人员应运用恰当的沟通方式,做好治疗性沟通,使患者稳定情绪、正视现实、顺应医护计划,以减轻患者因手术刺激引起的生理、心理反应,提高手术室护理质量,促进患者康复。

(一)手术前患者的治疗性沟通

1.手术前患者的心理变化

(1)焦虑、紧张、恐惧:手术患者的共同心理特征是紧张、不安、焦虑、恐惧。患者对自己的疾病缺乏认识,对陌生的手术室环境及人员产生恐惧,更对手术的风险及麻醉的意外产生担忧,担心手术不成功危及生命和健康,于是吃不下、睡不着、心神不定、焦躁不安。术前的这种恐惧心理如果得不到及时缓解,将会影响术中的配合和术后的效果,甚至可以引起并发症。为此,护理人员应针对患者术前的心理特点做详细的疏导工作。

(2)反应程度:不同患者心理反应程度不一样。儿童害怕手术引起疼痛,青壮年担心手术技术水平、并发症及术后疗效,老年人害怕手术风险及意外。有的患者进手术室前过度紧张而发生室上性心动过速,而不得不改期手术。有的患者甚至出现紧张性休克。

(3)危害:手术前的这些心理变化常会直接影响手术效果,如手术中出血量增加、术后伤口愈合慢等。心理压力过重、严重恶劣的情绪变化甚至还可引起并发症,导致不良后果。

因此,手术前护理人员应针对患者心理特点进行合理的术前沟通,讲清手术治疗的意义、手术中的注意事项等,帮助患者解除焦虑,减轻心理压力,以保证手术安全进行。

2.手术前患者的治疗性沟通技巧

(1)评估心理需要:对拟行手术的患者,护理人员应于手术前对其进行心理评估,耐心听取患者及家属的倾诉,详细了解患者的情况,如一般身体情况、疾病诊断、治疗情况,手术部位、麻醉方式,对手术及疼痛的认识程度,对手术成功与预后的担心程度,尤其是患者及家属接受手术的态度、顾虑、要求等。有针对性地给予适当的疏导,消除顾虑,减轻压力,鼓励患者及家属勇敢面对手术。同时,向患者自我介绍并说明自己在手术中担任的角色,有针对性地介绍有关手术的情况。调查显示,98%以上的患者希望手术室护理人员开展术前探望及指导,希望与手术室护理人员进行沟通,从而获得心理上的满足,解除焦虑、恐惧心理。

(2)建立信任关系:与患者沟通最重要的是建立彼此信任的关系。要使患者对护理人员产生信任感,需要使患者感到被接纳、被肯定和被关怀,由此信任便会自然地产生。手术室护理人员要善于表达自己对患者的关心与理解,引导患者说话,集中注意力倾听,并在倾听过程中进行分析、思考,梳理、筛选有用信息,对症进行心理护理。患者离开亲属进入手术室时无助感最为强烈,护理人员应向患者提供关怀和支持以稳定患者的情绪。

(3)满足患者心理需要

①耐心听取患者的意见和要求,及时向患者解释病情,阐明手术的重要性、必要性、安全性,解释时应考虑对方的文化水平、性格特点以及理解问题的能力等。

②用通俗的语言交代手术中必须接受的痛苦和减轻不适的方法,用合理的语言向

患者交代术前做的各种准备,简单介绍手术过程及护理措施、手术和麻醉医生的资质以及手术室完备的医疗设施等,解除患者的疑惑,缓解患者的焦虑,增强患者的信任感。例如,对一位硬脊膜外麻醉下行剖宫产手术的产妇,应告诉产妇术中牵拉脏器或取胎儿时会有不适及牵拉痛,告诉产妇做深呼吸可减轻不适及疼痛。

③现身说法,让已经接受手术获得成功治疗的患者或同室病友介绍情况。安排家属和探视者安慰患者,减轻术前焦虑、恐惧心理,树立战胜疾病的信心。

④安慰鼓励,护送患者进入手术室的过程中向患者介绍手术室的布局、设备,以打破患者对手术室的神秘感及恐惧感。进入手术室后,将患者扶到手术床上,动作轻柔、带有保护式地帮助患者摆好麻醉体位;同时向患者介绍正确的体位对手术、麻醉及术后并发症的预防的重要作用,像亲人一样爱护、安抚患者,尽力满足患者的要求;常以亲切、鼓励的语言安慰患者,如"请放心,我在这儿"等。

(4)提供保证和肯定,配合手术顺利进行:手术患者最常见的心理反应是恐惧和焦虑,担心疼痛、手术、麻醉意外,此时应加强术前指导,帮助患者做好心理准备,减轻对手术的担忧和恐惧感,建立配合手术治疗、促进康复的信心。巡回护士应始终陪伴患者,依据不同的患者,用恰当的语言交代术中必须承受的痛苦、麻醉与术中的必要配合。要善于发现患者的优点并及时给予表扬,增加患者的信心。

(二)手术中的注意事项

手术给患者带来的心理压力是巨大的,护理人员的态度必然会对患者的心理产生影响,护理人员要善于运用无声的非语言沟通使以人为本的护理行为得到规范和升华,营造和谐的护患氛围。比如,手术室护理人员整洁大方的仪表能使患者有安全感,并且感受到护理人员对自己的尊重;护理人员和蔼可亲、从容沉着的举止又能得到患者的信任和好评。在整个手术过程中,护理人员随时守护在患者身边,应用无声语言对患者进行安慰、鼓励。在搬运患者时,要特别注意保护患者的隐私,注意保暖。

非全身麻醉的手术患者意识清楚,对护理人员的一举一动、一言一行都有所体会和考虑,对器械的撞击声也非常敏感。所以参加手术的护理人员除规范、认真地开展手术外,要尽量做到举止沉稳,并尽量避免无关的言谈,如"糟了""完了""错了"等,也不要流露出惊讶、可惜、无可奈何等语气,以免引起患者误会,对其造成心理负担。例如,一位子宫肌瘤的患者在术时听护理人员说"纱布数对了吗?"就开始怀疑是不是有纱布留在自己的腹腔里。术后她总感觉腹部不适,之后经过上级医师解释,患者才放心。

(三)手术后患者的治疗性沟通

手术完毕并不是治疗的终结,许多病情的变化都发生在术后。关心、重视术后患者的病情,及时发现问题,对保证患者的生命安全是十分重要的。

1.手术后患者的心理变化

(1)焦虑烦躁:手术后伤口疼痛、身体虚弱,不敢咳嗽或深呼吸,有的患者身体带有引流管使活动受限等,致使患者烦躁不安,焦虑失眠。

(2)患者角色行为强化:因手术后疼痛等原因,患者心理依赖增强,过分依赖别人的照顾,事事希望别人帮助,不愿进行主观努力,造成患者角色行为强化。

(3)担忧抑郁:担忧手术不成功,总觉得手术后有不适感,怨恨手术医生,误认为手术失败,产生沮丧、抑郁心理。

(4)心理缺失:某些手术会造成患者躯体或形象的改变,导致手术后心理问题。如截肢导致患者肢体功能的障碍、女性乳房切除、男性前列腺手术等,均会导致不同程度的功能障碍和心理障碍。

2.手术后患者的治疗性沟通技巧

(1)信息反馈及时:手术结束后及早告知患者手术顺利,这是对其最大的安慰和鼓励。护理人员要以和蔼可亲的态度向患者反馈手术信息,如手术大体经过、病灶切除情况等。同时表扬患者战胜恐惧、配合手术,使手术圆满成功,并鼓励患者继续发扬这种精神,配合病房护理人员做好战胜术后疼痛的护理工作。

(2)帮助解除伤痛:由于手术部位、手术方法不同,个体疼痛阈值差异,既往经验不同,患者表现程度不一。有的患者对疼痛比较敏感,表现得痛苦不堪,难以忍受,甚至情绪失控。护理这种剧烈疼痛的患者首先要想办法镇痛,可根据医嘱给予镇痛药。鼓励患者坚强,指导患者用自我暗示疗法,让患者认识到手术后疼痛是正常现象,疼痛是暂时的。如果起床活动或者咳嗽时应协助患者按压手术部位,以减轻疼痛,防止患者担心伤口撕裂。可建议患者根据自己的爱好选择听音乐、看电视等转移注意力,以减轻患者疼痛。

(3)加强手术后指导:术后患者适当活动有利于病情的恢复,护理人员应正确地指导手术后患者活动,如鼓励肺部手术后的患者多咳嗽、咳痰,保持呼吸道通畅;腹部手术后的患者要适当活动,预防肠粘连;骨科手术后的患者要保持功能位,加强功能锻炼等。这些工作不仅需要护理人员的口头嘱咐,还需要在具体操作上给予患者示范指导,使患者得到切实的服务。

二、传染病患者的治疗性沟通

传染性疾病可通过污染的食物及水源、消化道的排泄物、呼吸道或伤口的分泌物等直接或间接地传播给他人,造成扩散与流行。患者一旦被确诊患有传染病,不但要经受疾病的痛苦,还要饱尝精神上的折磨。患者不得不与外界隔离,与家人和朋友难以见面,正常的工作生活都无法进行,很容易出现孤独、自卑等复杂的心理反应。治疗性沟通可有效缓解传染病患者的抑郁情绪,提高护理质量,增加患者满意度。

(一)传染病患者的心理特点

1.恐惧心理

恐惧心理在患者一开始住院时特别明显。由于患者对疾病缺乏正确的认识,认为传染病很可怕,所以表现出恐惧、心神不宁,严重影响正常的饮食与睡眠,甚至使病情加重。尤其是烈性传染病患者被单独隔离后更是恐惧,认为自己是个"瘟神",人人见了都害怕,生命也不会长久等。

2.焦虑心理

患者由于对自己的健康前景感到担忧,关注自身身体状况的细微变化,常表现出紧张不安。长期生病又或多或少地影响了正常的学业和工作,如果再遇到恋爱、婚姻和家庭问题,会使他们更加焦虑不安。

3.孤独、自卑心理

传染病患者,尤其是慢性传染病患者,由于病程较长,病情反复发作,往往充满忧郁,感到沮丧。亲人、同事或朋友常对这类疾病怀有恐惧心理,对传染病患者采取避而远之的态度,不敢与患者共同就餐,不敢去触摸患者接触过的物品。这些做法,加剧了传染病患者的孤独感。尤其是被隔离后,限制了与外界的接触,如严重急性呼吸综合征(SARS)患者,自我价值感突然降低,认为自己特别让人烦,令人讨厌。

4.逆反心理

有的患者不能正视患病事实,产生一种逆反心理,悔恨自己疏忽大意,埋怨别人把疾病传染给自己,压抑的情绪难以发泄,就转换成对他人和社会的怨恨、报复心理。患者表现为隐讳自己的疾病,任意到公共场所活动,有意造成疾病的传播等。

(二)护理人员与传染病患者的沟通技巧

1.宣传教育

护理人员应对入院患者及家属进行传染病常识的宣教,配合医生交代清楚病情,以减轻患者焦虑、恐惧的心理,使患者主动配合治疗。患者对疾病的恐惧以及对预后的担忧,一个重要原因是对疾病本身以及对疾病诊断、治疗过程的不了解,所以护理人员应对患者提出的问题给予认真解答,解除患者的思想负担。同时,护理人员还应向初入院的患者介绍医院环境、制度、主管医生、责任护理人员等,以消除患者的陌生感,介绍同病房患者的情况及注意事项,消除其怕被传染的担忧。

2.关心尊重

护理人员要主动关心、帮助患者,给予其尊重,切不可指责、冷嘲热讽,更不能歧视患者。在护理工作中应具备耐心、爱心、诚心以及热心,让传染病患者能够体会到护理过程中的人文关怀。提倡安慰性语言,设身处地为患者着想,用成功经验和实例鼓励患者,以解除患者的顾虑,增强患者的信心。由于传染病患者多敏感且疑心较重,所以护理人员在护理时要特别注意自己说话时的语气和肢体语言,不要让患者产生被嫌弃的感觉。

3.实施差异化的沟通

由于传染病患者心理负担有不同的表现形式,护理人员应根据患者不同的心理变化有针对性地采取沟通措施。例如,对有恐惧心理的患者,护理人员应对其进行传染病知识宣教,耐心介绍传染病的病因、传染过程、隔离的目的与方法、时间、症状、治疗、预后等,使患者对传染病有个完整的认识,以消除恐惧心理。对于有焦虑、抑郁心理的患者,可向患者介绍一些康复病例以及目前治疗的新成就,使其充满希望,调动患者积极的心理因素,帮助患者克服消极的心理;同时建议其听音乐、下棋、翻阅报纸等,以分散患者注意力;还可以将年龄、性格以及生活条件相近的同类疾病患者尽可能安排在同一房间,患友之间有共同语言,在和谐的气氛中可减轻焦虑和抑郁情绪。

三、恶性肿瘤患者的治疗性沟通

(一)恶性肿瘤患者的心理特点

由于目前的诊断和治疗条件的限制,恶性肿瘤常常发现较晚,诊断时常失去最佳的治疗机会,大部分患者的生存时间较短,且治疗花费高,因此患者心理负担重,焦虑高发。如何为恶性肿瘤患者解决心理问题,满足其心理需求,减轻其痛苦,使其安详、舒适地度过人生的最后时光,是护理人员和家属所追求的目标。这就要求护理人员除了具有娴熟的技术外,还要具备丰富的专业知识、一定的心理学知识、人文关怀的知识及敏锐的观察力。

恶性肿瘤患者常常表现出以下特点。

1.普遍存在焦虑和抑郁心理

以社会大众的一般认知,一旦恶性肿瘤确诊,对于患者来说往往意味着死亡,所以对患者及家属的心理影响巨大。多数恶性肿瘤患者存在着不同程度的焦虑和抑郁,如恐惧、愤怒、不愿意承认现实,沉默、冷漠、不愿与他人交谈,自怜、自弃、不愿意积极治疗等。尤其手术后化疗和放疗期间,患者本已因不能承担既往的社会角色和社会功能而精神负担较重,再加之不良反应的影响、并发症的发生、高额的花费,常使患者产生极强的负性情绪。

2.患者知情程度较差

很多恶性肿瘤患者家属担心患者的承受能力,害怕患者知情后有不利影响,常常不同意医生将病情告知患者本人。患者无法知道真实病情或对病情一知半解,心存猜疑,忐忑不安,对于治疗不能积极配合,有的还会造成误解。

3.对恶性肿瘤的认识水平较低

绝大多数恶性肿瘤患者及其家属对该病的了解不够,一方面他们对各种治疗方法无法主动选择,另一方面他们对治疗的期望值过高,容易造成对医生治疗方法的不客观评价,发生医疗纠纷。

4.对治疗方法选择不当

恶性肿瘤是目前医学尚未解决的一大难题,患者和家属往往会陷入"病急乱投医"的困境。一些媒介的不客观宣传,造成有的患者治疗过程更加难以掌握,导致病情进一步恶化。

(二)护理人员与肿瘤患者的沟通技巧

1.提倡恰当时机告知病情

恶性肿瘤患者患病初期,常因未能确诊而焦躁不安,心神不宁,此时,一般不主张将确诊的信息直言相告,以防患者因缺少必要的心理准备而精神崩溃。随着治疗的深入,恶性肿瘤患者大多较为敏感,往往从护理人员的用药情况及家属特别精心的照料上初步判断出自己的病情,当患者有了比较充分的思想准备时,可以将实情告知患者本人。

据调查,有一些恶性肿瘤患者在知道了自己的病情后,不是一蹶不振,而是能够一方面积极治疗,排除恶性肿瘤的干扰,另一方面保持心情愉快,勇敢地向命运挑战,若干年后,恶性肿瘤奇迹般地从他们身上消失了。随着社会的发展,与恶性肿瘤患者交流沟通,提倡本人知情是有着进步意义的。不过在知情的过程中,护理人员应当掌握一定的沟通艺术,有计划、有步骤地将这个信息传递给患者,并积极寻求其亲属的配合。

2.提高对恶性肿瘤的认知能力

肿瘤知识的贫乏使人们难以接受"恶性肿瘤"所带来的打击。护理人员应适时对患者及其家属进行疾病相关知识教育,如恶性肿瘤的病因、是否具有传染性和遗传性、预防压疮方法、饮食营养知识等,并将肿瘤治疗中的一些新进展、新方法和成功的病例告诉患者,让患者了解到现代医学的飞速发展,认识到恶性肿瘤并不是完全不可以对付的,帮助患者重新燃起生的希望。另外,循序渐进地开展死亡教育,消除患者和家属对死亡的恐惧,帮助患者减轻痛苦,提高正确接受死亡的能力,客观、从容地对待死亡。

3.加强与患者家属的沟通

恶性肿瘤治疗周期长,病情变化快,治疗方法随着病情的变化需要不断进行调整。医护人员必须保持和患者家属的密切沟通,实时地告知他们患者病情的变化,同时就治疗方案的调整征得他们的同意。要多与家属交谈,要留意家属的情绪反应,避免刻意改变观点和压抑对方情绪的做法,而应采取预防为主的针对性沟通。

4.提供人性化的服务

护理人员要用真诚的心去抚慰患者,用关切的目光去关心患者,用适当的沉默去理解患者,做好患者的心理护理。鼓励患者说出内心的焦虑、恐惧及其他感受,将负面情绪发泄出来,以缓解内心的压力。尽可能按照患者的特点提供人性化的服务,尽量满足患者的合理要求,给患者家属充分的陪护时间。

拓展阅读

化疗时的沟通

化疗是治疗肿瘤的主要方法之一,许多肿瘤患者在初次接受化疗时常常怀有恐惧心理。导致恐惧的原因主要有害怕化疗后呕吐、脱发以及药物外渗所致的皮肤坏死等,有的甚至担心化疗会危及生命而拒绝接受治疗。因此在护理这类患者时,首先,护理人员应告诉患者化疗的目的和化疗的不良反应。其次,患者由于痛苦悲伤而哭泣时,应让其发泄,在哭泣停止后耐心倾听患者的倾诉。最后,化疗后因为骨髓抑制导致白细胞降低,钾丢失导致四肢软弱无力、精神疲乏、肉体痛苦加之经济困难,有些患者甚至产生自杀的想法,护理人员在设置床栏的同时,应以亲切和蔼的态度提出一些简短的问题进行沟通,使患者在一种同情的状态中说出自己的感受,从而使不良的情绪得以释放,让患者从低谷中走出来。

四、临终患者的治疗性沟通

所谓临终患者是指生命预期在 6 个月以内的患者。在护理临终患者时,尤其在疾病不可逆转的姑息治疗情况下,减轻患者的躯体不适,控制疼痛和其他症状带来的痛苦,关心患者的心理问题,满足患者的心理需求,尽可能让患者平静、安详、有尊严地走完人生的最后旅程,使家属得到慰藉,是广大护理人员所追求的目标。要达到这一目标,治疗性沟通是一项行之有效的护理措施,可以极大地提高患者的生活质量。

(一)临终患者的心理特点

当患者得知自己的生命已到尽头,其心理活动是十分复杂的。心理学家将身患绝症的患者从获知病情到临终整个阶段的心理反应分为五个阶段,即否认期、愤怒期、协议期、忧郁期、接受期。

1.否认期

"不,不会是我,这不是真的! 一定是诊断搞错了。"此时患者不承认自己患了绝症或病情在恶化,认为这可能是医生的错误诊断,他们怀着侥幸心理要求复查,四处求医,企图逃避现实,多表现为震惊、焦虑、心神不定等。否认是一种心理防御机制,它可以减少不良信息对患者的刺激,使患者有较多的时间来调整自己,面对死亡。此时应多给患者及家属一些时间,让他们做好其他的防御准备。

2.愤怒期

"为什么是我? 这种病为什么偏偏被我得上? 上天为什么对我这样不公平?"患者知道自己确实患了不治之症,开始怨天尤人,责怪命运不公,多表现为痛苦、愤怒、怨恨等,常常迁怒于家属或医护人员,常以谩骂或破坏性行为对家人或医护人员发泄其内心的不满、苦闷与无奈。此期患者需要有机会发泄或有人帮助他们倾诉内心的痛苦。

3.协议期

"你们一定要想办法延长我的生命,用什么办法都可以,只要让我好起来,我一定……"此时患者已接受自己患不治之症的事实,不再怨天尤人,只是乞求医护人员想尽一切办法来挽救自己的生命,期待医护人员能妙手回春,在自己身上能出现奇迹。对存活抱有希望,能积极配合治疗和护理。

4.忧郁期

"我是不行了,听天由命吧,不会有什么希望了。"患者已认识到自己的疾病治疗无望,身心非常痛苦,表现为绝望、悲伤、消沉,甚至可能自杀。患者身体每况愈下,体验到失去健康、与亲人分别的悲哀,变得沉默寡言、悲观抑郁,情绪十分消沉,急于向家属交代后事安排。

5.接受期

"好吧,既然是我,那就去面对吧。"患者接受事实,并做好了迎接死亡的准备。因此,患者对死亡不再恐惧和悲伤,而有一种认命感,表现稳定、平静、少言寡语,并要求陪伴者和探视者保持安静。

心理学家同时指出,以上五个阶段不一定按顺序发展,不一定互相衔接,有时交错、有时缺失；各阶段时间长短也不尽相同。总之，临终患者的心理变化是非常复杂的，心理过程的各个阶段可以依个体差异而有所变化。

（二）护理人员与临终患者的沟通技巧

1.充分理解和满腔热情地对待患者

护理人员要充分理解、满腔热情地对待临终患者，不能因其就要离去而疏远他们，甚至鄙视他们。理解是与临终患者沟通的前提。临终患者常会出现烦躁不安的情绪，这多是由于病情的折磨，对生活的依恋，失去尊严和自尊，以及一些不自觉和被压抑的恐惧等引起的。此时，护理人员要仔细耐心地观察患者，设身处地了解患者真正的需要，有的放矢地做工作，并要学会运用语调、身体语言等来安慰患者情绪，缓解患者压力。护理人员既要有同情心，又要学会承受一定的心理压力，不受患者情绪的消极影响。与临终患者和家属的沟通需要具备一定的语言技巧和表达水平，尤其要在回答患者的提问时做到慎之又慎，可根据患者心理承受能力和对语言理解的程度，运用"假言"技巧、模糊语言等来回答一些敏感的问题。

2.根据患者所处的不同心理阶段采取相应的沟通策略

护理人员应准确地评估患者对濒死的反应，根据其所处的不同心理阶段采取相应的沟通策略。

（1）护理处于否认期的患者时，护理人员不要急于揭穿其防卫心理，也不要欺骗患者，要采取理解、同情的态度，适时进行面对现实的教育和引导。

（2）面对愤怒期的患者，护理人员应明白愤怒是患者心理调适的反应，应提供时间和空间让其发泄，不责怪，不制止，并做好患者家属的工作，给予患者宽容、关爱和理解。对患者不礼貌的言行，护理人员应忍让克制，但遇有过激行为要予以制止和防卫。

（3）对处于协议期的患者，护理人员应给予更多的指导和关心，耐心倾听并尽量满足其合理要求，同时加强护理，最大限度地减轻患者痛苦，控制症状。要转移患者对死亡的思考，引导患者积极安排生活。

（4）忧郁期患者的护理，应多陪伴患者，给予安慰、关心和心理支持，鼓励患者的亲朋好友探访交流，并尽量让家属陪伴身旁。注意安全，要防备患者的自杀倾向。

（5）对处于接受期的患者，护理人员应尊重患者的意愿，允许患者冷静、安静和孤立，不要强迫与患者交谈，始终要有人陪伴患者。继续关心和支持患者，加强生活护理，保持环境整洁、安静、舒适，减少外界干扰。只有因人而异、因时制宜地针对不同心理状态予以相应的照护，才能使临终患者得到真正需要的心理安慰与疏导，恢复到一定程度的和谐与平衡，从而安详、舒适地度过人生的最后旅程。

3.帮助患者减轻恐惧和痛苦

处于不同心理阶段的临终患者都有不同程度的恐惧和痛苦。患者对死亡的恐惧常常不是来源于死亡本身，而是来源于对死亡的种种可怕想象。害怕死亡往往比死亡本身更不堪忍受。护理人员应首先弄清患者恐惧的原因，再针对原因，用适当的方法进一步减轻患者的恐惧。要妥善地疏导患者的悲伤，给予心灵上的慰藉，并努力减轻患者身体上的痛苦。在适当时机鼓励双方谈论死亡的问题，也给予临终患者家属精神上的支持和安慰,减少这种濒死过程带来的身心伤害。真正让患者从恐惧及痛苦中解脱出来,关键是帮助其树立正确的人生观、生死观。生老病死是自然的客观规律,死亡是人生路程的必经之路。护理人员应具有一定的哲学、伦理学、心理学知识及良好的语言素养,这样才能深入浅出地给患者讲清这些人生的哲理。

4.尊重患者的权利

患者有权利知道自己的病情和治疗护理的情况。如果患者已谈不上生存质量,剩下的只是不可避免的痛苦,此时应注意控制症状,改善余生。护理人员应尊重患者的权利,充分理解患者在临终前的各种情绪反应,尽可能地帮助患者减轻临终前的恐惧和痛苦,在法律允许的条件下尊重患者对死亡时间、死亡地点和死亡方式的选择。重视患者临终前的微小愿望,帮助患者平静、安详、有尊严地离开这个世界。

总之,治疗性沟通是一种服务、和谐、有目的的沟通行为,可以起到治疗作用。在新时期,患者对护理工作的需求已不仅仅停留在"一针见血"和微笑服务上,而是上升到更为人性化的服务和有效地沟通交流等方面。因此,每一位护理人员都应学习并在护理实践中应用治疗性沟通技巧,从而使整体护理有效实施,为患者提供满意、优质、人性化的服务。

拓展阅读

与愤怒者的沟通

孙先生是一位外地来本市联系业务的销售员,50岁。明天签合同,今天有空他顺便到市郊一个风景点游览,不慎从一个比较偏僻的山坡上滑下来,摔倒在乱石堆里不能动弹,大声呼救,几分钟后才被人发现并送到附近的区医院治疗。他的右脚严重扭伤,头部和其他部位还有多处擦伤和青肿,眼镜被摔得粉碎。经紧急处理后,医生为了防止发生意外,让其留院观察。孙先生对此很不满意,说自己的任务很急,要马上出院。为了安全起见,医生还是让护士送他到病房住下。一到病房,孙先生便拿出手机打电话,却发现连手机也摔坏了,无奈之下就对护士大发脾气:"喂!护士同志,我来这里是工作的,不是来休养的,我不要住院!我的眼镜摔破了,我什么都看不清,手机也坏了,真是倒霉透了。我的头好痛!我的头好痛!这种医院,管什么用?唉,只要有一副眼镜,我马上就离开这个倒霉的地方!"孙先生拉大嗓门,怒气冲冲地讲话,并用力地拉扯床单,看上去非常焦急。

在本案例中,患者发火的原因有:担心因住院耽误工作,遭到责备;为自己的无功和尴尬而着急;认为医院条件差,担心得不到好的检查和治疗。针对这种情况,护士首先要移情地理解患者当时的处境和心情,调整好自己的情绪,并设法满足患者的迫切需求,对患者给予同情和安慰。这样消除孙先生的对抗情绪并不难。

课堂互动

　　随机抽取 10 位同学,2 人一组,共分为 5 组,分别扮演护理人员和患者,模拟对子宫切除手术的患者实施术前健康教育的全过程,在这个过程中充分体现沟通技巧与护士礼仪在健康教育中的应用。

实践活动

治疗性沟通实践

　　目标:学会与不同患者进行治疗性沟通,激发学习兴趣。

　　时间:40 分钟。

　　实施:

　　1.教师介绍案例资料。

　　2.学生分组,每个班级学生分成 4~6 组,每组学生进行分工,按照给出的案例资料共同设计角色扮演的内容。

　　3.每组选派同学进行课堂上的角色扮演。

　　4.教师根据每组同学的表现情况,进行点评和补充。

思维导图

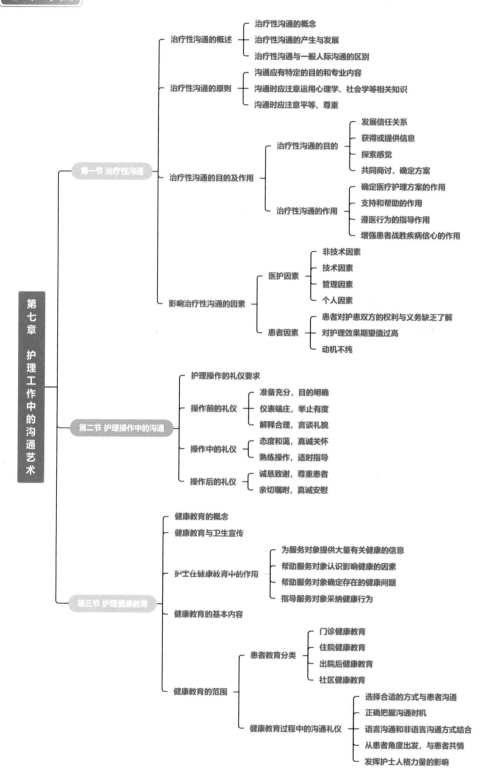

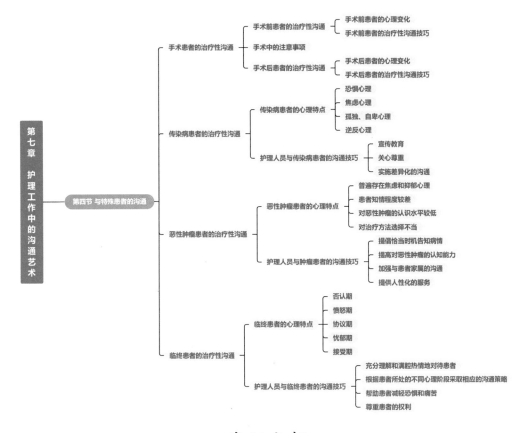

案 例 分 析

1.某住院患者,因欠费无法领取到药物,作为他的责任护士,你应如何与其沟通?

2.一封闭式管理病房,医院明确了探视时间,但患者张大爷的家属因堵车错过了规定的探视时间,但家属又希望能早点看到患者,你又不能违背医院管理规定。作为值班护士你应如何与家属沟通?

3.某住院患者昨天做了很多项检查,今天检查结果显示只有肝功能检查中转氨酶一项升高。如果你是他的责任护士,该患者向你问及昨日检查情况时,你怎么与其沟通?

复习思考题

一、选择题

1.治疗性沟通是指(　　　　)。

A.了解服务对象的问题和需要

B.交流双方对服务对象的问题的看法

C.介绍社会工作机构的功能

D.通过人与人的交流、沟通,达到一个人对其他人进行帮助的目的

2.下列不属于治疗性沟通的目的的是(　　　　)。

A.产生同情心　　　　　　　　　　B.获取信息

　　C.探索感觉　　　　　　　　　　　　D.与患者共同商讨以确定护理方案

3.下列不是治疗性沟通的作用的是（　　　）。

　　A.确定医疗护理方案　　　　　　　　B.探究患者内心世界

　　C.指导患者遵医行为　　　　　　　　D.增强患者治病信心

4.影响治疗性沟通的患者因素是（　　　）。

　　A.非技术因素　　　　　　　　　　　B.技术因素

　　C.管理因素　　　　　　　　　　　　D.患者对护理效果期望值过高

5.下列不属于护士与患者交谈前应做好的准备的是（　　　）。

　　A.选择交谈时间　　　　　　　　　　B.记录患者的治疗护理要点

　　C.确定交谈目的　　　　　　　　　　D.选择交谈环境

6.初产妇，正常阴道分娩。第二产程时宫缩频繁，疼痛难忍，痛苦呻吟。此时护士最
　恰当的沟通方式是（　　　）。

　　A.劝其忍耐　　　　　　　　　　　　B.默默陪伴

　　C 抚摸腹部　　　　　　　　　　　　D.投以关切的目光

7.患儿，女，3岁，因急性淋巴细胞白血病入院。在与患儿沟通时，护士始终采用半蹲
　姿势与其交谈，此种做法主要是应用了沟通技巧的（　　　）。

　　A.倾听　　　　　　　B.触摸　　　　　　　C.沉默　　　　　　　D.目光沟通

8.某护士准备为一个幼儿进行抗生素静脉输液治疗，幼儿感到害怕。为减轻其恐惧，
　该护士正确的做法是（　　　）。

　　A.走过去，并立即抱起幼儿，使母亲放松

　　B.先与幼儿母亲交谈，使幼儿熟悉陌生人

　　C.抱起幼儿去游戏区

　　D.将幼儿抱起，使其感到舒适

9.患者，男性，50岁，小学文化，胃癌术后第一天，护士在早上查房时准备对患者进行
　健康教育。患者感到伤口阵阵疼痛，心情烦躁，对健康教育内容毫无兴趣，护士最
　终不得不终止。影响此次护患沟通失败的因素是（　　　）。

　　A.患者伤口疼痛　　　　　　　　　　B.患者文化程度低

　　C.有其他人员在场　　　　　　　　　D.教育内容不合适

10.患者，男性，68岁，脑出血急诊入院，医嘱一级护理，给予心电监护。接诊护士在
　　给患者女儿做入院介绍时，遭到了家属的强烈拒绝。最可能的原因是（　　　）。

　　　A.正在对患者进行抢救　　　　　　　B.护士着装不整齐

　　　C.护士介绍不到位　　　　　　　　　D.病房环境较嘈杂

11.王女士昨天刚刚做了双下肢截肢手术。早上护士进病房时发现她躺在床上暗暗
　　地流泪，此时护士的最佳反应应该是（　　　）。

　　　A.假装没看见　　　　　　　　　　　B.悄悄离开病房

　　　C.询问同室患者　　　　　　　　　　D.静静地坐在床旁陪陪她

12.患者，男性，72岁，来自偏远山区。因次日要行胃部切除术，护士告诉患者："您明

天要手术,从现在开始,不要喝水,不要吃饭。"患者答应。第二天术前护士询问患者时,患者回答说"我按你说的没有喝水,也没吃饭,就喝了两袋牛奶。"影响护患沟通的因素为(　　)。

A.经济收入　　　　B.疾病程度　　　　C.个人经历　　　　D.理解差异

二、问答题

1.治疗性沟通与一般人际沟通的区别有哪些?

2.治疗性沟通需遵循哪些原则?

3.影响治疗性沟通的因素有哪些?

4.肿瘤患者有何心理特点?沟通时应注意哪些沟通技巧?

5.作为一名护理人员,在护理工作中应如何与临终患者进行沟通?

第八章　护患冲突

教学目标

知识目标：

1.简述护患冲突的原因及分类。

2.识记护患冲突的处理及防范。

能力目标：

1.在实际工作中能够合理地解决护患冲突。

思政目标：

1.培养学生的良好道德品质，适应现代社会及护理职业的需要。

2.养成学生自觉按照工作要求的观念和认真、热情、主动的工作态度。

3.培养学生的仁爱之心。

导入情景

情景描述

一天，急诊输液室里非常忙碌，护士小张推着治疗车穿梭在一排排输液的患者之间。突然，旁边的患者起来上厕所，因为急诊人数多比较拥挤，所以患者不小心碰着了小张，这一碰，正好把刚拔出来的针插到了小张的手上，伤口处立马就出血了。小张立马挤出被扎的地方的血，边挤边问这个患者说："你有没有传染病啊？乙肝之类的。"这个患者立马不高兴地说："你什么意思啊？问我这些干吗？我要举报你！"护士小张被骂得脑袋有些懵，旁边的患者也在议论纷纷。

在这个时候，护士长赶到了现场，在了解了事情的经过后，先向患者道了歉，并且和患者解释了一下小张为什么问了这句话，患者随后表示理解，这场风波才平息了下来。

请思考：作为一名护士，小张的言语是否恰当？

第一节　护患冲突概述

随着社会的不断发展和进步,生活水平和知识水平的不断提高,人们对医护人员的要求也就越来越高,建立和谐、向上、互动的护患关系,已成为做好护理工作的基础。近年来我国法律制度的健全,公民法制观念的增强,以及对医疗服务要求的增高,令医疗纠纷的数量逐年上升,致使护患关系日益紧张,护理人员一旦侵犯了患者的权利,不管其行为是故意还是过失,都可引起护患纠纷。因此建立良好的护患关系,防止护患冲突的发生,需为患者提供一个和谐的康复环境,还可以最大限度地减少医疗纠纷的发生,防患于未然。

一、护患冲突的概念

(一)护患冲突含义

护患冲突(nurse-patient conflict)是指护患双方在诊疗护理过程中,为了自身利益,或对某些医疗护理方法、态度、行为及后果等存在理解、认知上的分歧,以致发生争执或对抗。

在临床工作中,良好的护患关系有利于护理质量的提高,有利于社会主义精神文明建设。护士与患者只有在相互尊重、平等协商的基础上才能建立起和谐的护患关系。而护士在护患关系建立的过程中始终处于主导地位,在很大程度上,护士的言行决定着护患关系的发展方向。护患关系的好坏,直接影响到护理服务的水平和质量,影响着护士及医疗机构的声誉。

(二)护患冲突发生的原因

在临床工作中,护士与患者接触机会多,护患之间出现矛盾冲突的机会也相对增多,护患冲突的发生有医院管理方面等外在深层次因素外,还有患者和护士自身的原因。

1.医院管理的因素

(1)服务制度不完善:一般医院对患者进行规章制度的解释时,只强调患者应承担的义务,而对患者应享有的权利则介绍少,强调少,易使患者产生"都是我承担的义务,就没有应该享有的权利"的心理,拉大护患的心理距离,一旦引起冲突,双方很难沟通。

(2)护理人员储备不足:护理人力资源配置不足或者人力资源未能有效利用,导致临床护士工作强度和负荷过大,护士忙于繁重的护理操作而只注重患者生理上的康复,无暇顾及与患者的沟通交流、健康教育、心理护理等,使患者合理的需求得不到及时和有效地满足,导致护患关系紧张,从而引发护患冲突。

(3)缺乏有效管理、监督和处理机制:有些医院管理机制不健全、制度不完善、方法不科学或缺乏有效的监督和处理机制,造成医疗秩序不规范、医疗流程不合理、医疗环境差等状况和有章不循、违章操作等现象的发生。部分医院缺乏有效的护患冲突应对和处理机制,一旦发生护患冲突,部分护理管理者应对不当导致事态扩大。

2.社会的因素

(1)卫生法律法规有待健全:虽然我国先后制定和颁布了一系列卫生法律法规,但卫生立法仍显缓慢,尤其是有关医疗事故及纠纷处理方面的法律法规更是滞后于医疗和司法实践,导致护患冲突发生后无法有效处理。如《中华人民共和国医师法》还有待完善,有关护士方面的法律法规还待出台。

(2)部分媒体的片面报道:部分新闻媒体对医疗事故、护患纠纷的负面报道无形中加深了护患之间的对立,使患者对医务人员的不信任感增加,导致护患矛盾激化。

3.患者的因素

(1)对医院期望值过高:由于医学科学的特殊性,医疗服务行为具有比其他服务行业更多的不可预测性和不可控制性。医疗技术本身的局限加上患者的个体差异,使很多疾病的疗效难以预测。对此,部分患者及其家属不能理解和接受治疗效果的不理想或者正常出现的并发症以及不可预料的医疗意外等,对医护人员产生怀疑,从而引发冲突。

(2)传统重医轻护观念:少数患者及家属常常能够服从医生的权威,尊重医生的诊断、治疗,但歧视护理工作,很大程度上伤害了护士的自尊心和积极性。同时,护士在医疗服务中与患者接触时间最长,相应引起冲突的机会较多,患者对医院产生的不满情绪也容易发泄到护士身上,从而导致护患冲突。

(3)不科学的维权行为:随着社会文明的不断进步,患者健康意识增强,当遇到护患冲突时,个别患者在维护自己权益时,不能尊重护士的尊严和考虑护理人员的权利,甚至采取一些极端方式,打骂、羞辱、伤害护理人员,加剧了护患冲突。

(4)不可取的求医行为:个别患者未能履行其应尽的义务,在治疗、饮食、休息、活动、康复锻炼等方面不遵从医护的要求,当出现不良后果时,就将责任推向护士,发生争议后,又无理取闹,导致护患关系紧张。同时由于疾病的影响,部分患者产生不良的心理反应,如紧张、焦虑、恐惧、绝望等,当患者不能有效控制这些情绪反应时,容易向医护人员发泄而导致护患冲突。

(5)患者的文化素质不同:随着人们法律意识的不断增强,患者维护权利的意识和要求提高,对健康关注程度也在不断提高,在疾病诊治的同时,维权意识也越来越强,对护理人员的技术水平、服务质量以及护理管理提出了更高的要求。患者的文化程度、自身修养、社会职业、素质高低参差不齐,对病情的转归认识及反应、处理不同,易发生冲突。一些患者对治疗的期望过高,一旦发现与预期不符,甚至病情发生恶化时,会产生较强的不满情绪。

(6)病情对患者的影响不同:一些慢性疾病的治疗需要很长的时间,在这个过程中患者与家属会承受巨大的经济和精神两方面的压力。疾病的痛苦,陌生孤独的环境,同室患者的呻吟导致的不安,部分家属就会对医务人员对分挑剔,将压力转嫁给医务工作者,希望得到医护的周到服务与关怀。

4.护士因素

(1)护患沟通不良:部分护理人员在诊疗过程中很少主动与患者及其家属进行有效的沟通,对患者的提问缺乏耐心、语气生硬、态度冷漠,缺乏沟通技巧,解释不到位或用刻板的医学专业术语解释,导致护患双方对信息的理解不一致,使人产生距离感和疏远感,为护患冲突埋下了隐患。

(2)缺乏良好的职业道德:个别护理人员不认真执行查对制度,极易出现打错针、发错药、输错液体等差错事故;个别护理人员未认真履行交接班制度,以致造成抢救仪器未及时检修、抢救药品未及时补充等,一旦遇到抢救则会导致抢救不及时,使患者失去最佳的抢救时机,引发护患冲突。

(3)专业技术水平不高:部分护士在治疗过程中,因操作技术不熟练,给患者增加了额外的痛苦,引起患者及家属的不满,导致冲突发生;对仪器设备性能不熟,操作生疏,给患者及其家属造成怠慢或抢救延误的印象,一旦抢救失败或患者病情恶化,很容易导致护患冲突的发生。

(4)缺少沟通:因为工作原因,在治疗过程中,部分护士与患者的沟通少,健康知识的宣传少,讲解较少,表情淡漠,语言简单生硬,对患者的沟通、疑问缺乏必要的解释,不能耐心听取患者的意见,以不屑一顾的态度对待,注意事项解释不清,往往使患者感到不满而引发冲突。

(5)法律意识淡薄:伴随着法律法规的健全和完善新的医疗条例规定患者享有认知权、复印病历资料的权利、隐私权、知情同意权、自主决定权、平等医疗权;而法律同时也规定护士有履行职责的义务、告知的义务、保守患者秘密的义务。如果护士在实际工作中没有很好地将自己的工作与法律联系在一起,不依法执业,不懂得既保护患者又保护自己,会引发护患冲突。

(6)责任心不强:有些护士专科理论和技能知识缺乏,对患者的病情观察不及时、不全面、不仔细,未严格执行查对制度、医嘱核对制度,只是机械地执行医嘱。凭印象做事导致出现差错,乱执行口头医嘱,超越护士权限和自主给药,发生病情变化时不及时地反映,对生命体征观察不认真、造假,记录不及时、不准确、补写、重抄或涂改,容易导致冲突。

总之,要从根本上减少护患冲突,就必须多管齐下,综合治理,需要政府、社会、医院、患者共同努力,使医疗护理事业尽快改善现状,为患者营造一个良好的就医环境,促进社会和谐发展。

(三)护患冲突的类型

1.双趋冲突

鱼与熊掌不可兼得。两件事物都有吸引力,都想取之,但二者不可兼得,难以抉择。这是一种难以取舍的心理困境。两个动机促使个体在行为上追求两个目标,两个目标无法同时兼得(购房子就不能买汽车)时,二者取其一而又不愿割舍其他的心态,即属双趋冲突。

2.双避冲突

左右两难,两件事都有排斥力,都力求避免,但必须择取其一,难以决定。当个体发现两个目标可能同时具有威胁性，即可激起二者都要逃避的动机，患者既不愿吃药，又不愿开刀。唯迫于形势，两难之中必须接受其一时，就会形成双避冲突。

3.趋避冲突

进退两难，两件事物一有利、一有弊，容易抉择；目标冲突，两种方向相反、强度相似的需要判断；行动冲突，要达到目的可采取两种行动，各有利弊不知如何抉择。个体遇到单一目标同时怀有两个动机（嗜酒者不得不戒酒）时，一方面好而趋之，另一方面又恶而避之；使个人的情感与理性矛盾而形成的精神痛苦，即起于趋避的心理冲突。

4.双重趋避冲突

这是双避冲突与双趋冲突的复合形式，也可能是两种趋避冲突的复合形式。即两个目标或情境对个体同时有利和有弊，面对这种情况，当事人往往陷入左右为难的痛苦取舍中，即双重趋避冲突。

第二节　护患冲突的防范及处理

护士与患者之间的冲突是指护患双方在护患关系的基础上形成不协调的矛盾状态，是护患双方的因素共同构成的。为患者提供优质的健康服务是护理工作的重要内容，但是由于护患双方的期望值不同，护患双方个人因素等原因，护士与患者之间的冲突常常发生。

作为护理人员，避免护士与患者之间发生冲突是必备的能力，那么如何避免或减少冲突呢？

一、护患冲突的防范

（一）护患冲突沟通失败的原因

1.患者方面

（1）患者对疗效的期望值过高，当发现疗效与预期不相符甚至病情恶化时，患者及家属不能理解。

（2）患者文化素质的影响。如文化程度、社会职业，对病情的转归认识不同等。

（3）少数患者或家属做不到文明就医和（或）患者不配合诊疗或不遵守规章制度，导致治疗效果不佳或发生意外。

2.护士方面

（1）护士技术水平欠佳导致护理差错、事故的发生，给患者造成不必要的痛苦。

（2）工作态度不端正，专业思想不稳定。护士表现出职业素质差，缺乏事业心；对患者生硬、冷漠，缺乏同情心；工作方法简单、粗糙，不关注患者感受。

（3）在护理操作过程中，忽视患者权益的现象存在，如有的护理人员实行危重患者床头交接班时，不顾及周围环境而随意暴露患者的身体导致患者及家属不满等。

（4）护士服务态度差，引起患者反感。少数护理人员有时因工作繁忙或知识水平有限，不愿与患者多交谈或对患者的提问不予理睬，甚至出现冷嘲热讽、恶语伤人的现象，造成护士与患者之间的不信任,极易使患者对护理过程不满意。

3.其他因素

(1)护理质量与住院患者需求差距较大。护理缺陷、差错事故首要原因是工作责任心不强;其次是不钻研业务,不熟悉病情变化,不遵守操作规程等;再就是忽视患者的生活护理。

(2)其他部门工作缺陷。医技检查单、后勤床单、小班取药等出问题。

(3)较高的医疗费用。护士是住院催款的具体操作者,家属易将不满发泄给护士。

(4)医院现有条件不能满足患者的各种需求。住院条件、服务设施,治疗与护理到位的及时性与患者需求有距离,患者不了解、不理解。

(5)重医轻护。

(二)护患冲突发生的时机

(1)患者及家属在紧急情况未得到及时有效的处理时。遇到急症患者,部分护理人员态度冷淡不严谨,处理不得当,造成接诊不及时。

(2)对患者突然的病情变化,异常的症状体征,没有及时识别或做出正确反应。

(3)医院相关规定与患者意愿不符时,如医院为防止患者欠费逃费实施"欠费不摆药",一旦停止用药,部分患者会将矛头指向护士。

(4)部分护理人员操作技术不熟练或业务技能欠缺时。

(5)医院其他环节出现问题时。部分患者对住院期间的生活环境感到不理想,得不到满足,如热水供应、加床、病房的安全管理等,易将怒气发泄在经常与之接触的护士身上,易发生护患冲突。

(三)护患冲突的预防

1.护士方面

(1)护士应更新护理理念,树立以人为本的服务意识。

①重视患者的接待。热情接待,进行入院介绍,认真倾听患者的相关诉说,塑造良好的第一印象。

②仪表端庄,举止稳重,文明用语。采用安慰性语言、解释性语言、鼓励性语言,与患者进行沟通。

③留意自己的情绪反应,学会自控。

④说话留有余地。不了解的相关内容坚决不谈(尽量不涉及大概、也许、没事、肯定会、不会等词)。

⑤与患者及家属交谈病外话题,增强亲和感,拉近护患距离。

(2)要有刻苦钻研专业技术的精神,提高护理服务标准和质量是防止护患冲突的根本。在专业上,要求对现状具有良好的分析能力,同时还要具有非凡的洞察能力及预见性。发现一些迹象及先兆,早做准备,避免被动,忙于应付。当然作为一个医护人员如果没有同情、怜悯、关爱与救助的感情,那些知识点价值几乎等于零(做好人比做学者更重要)。

（3）加强道德修养，规范护理行为：护士应有高尚的职业道德。在工作中护士应尊重患者的权益、人格和自尊心，平等对待每位患者，同情理解患者的疾苦，时刻把患者的安危放在心上。护士应严格执行护理常规等，使每个患者都能得到安全、及时、有效的优质护理。当护患发生矛盾时，要有意识、有目的地控制自己的情绪，做到理智、耐心和宽容。

（4）重视对关键环节如手术、创伤性操作、特殊检查与治疗时的把关，做到"三清"（床号清、姓名清、药名清），绝不凭印象打针发药。严防护理差错事故引发的护患冲突。

（5）转变服务理念，提高沟通技巧：随着医学模式的转变，护士的工作内容极大地丰富和扩展，护士不仅要关注疾病的治疗，还要满足患者心理、社会方面的需求。这就要求护士要不断转变观念，积极主动地为患者提供生物、心理、社会方面的整体护理。如新入院的患者，护士要通过热情地接待和详细地介绍科室环境以消除患者的陌生感，术前的患者，护士要了解其心理状况，对其进行心理疏导，以消除紧张焦虑的情绪；出院的患者，护士要对其进行饮食、运动、药物等方面的指导，以避免疾病复发。同时护士要熟练掌握沟通技巧，以提高沟通效率。

（6）重视对新上岗的护士、进修人员、实习学生以及因家庭、社会人际关系、意外事件、心理压力大的人员的关注与疏导，以保障临床护理工作的安全。

（7）重视抢救药品、器械、麻醉药品等关键设备和药品的管理工作，确保抢救工作的顺利进行，防止因设备和药品导致的意外事故的发生。

（8）及时发现和处理潜在的护患冲突，对患者提出的疑问和过激的言行，应心平气和，耐心解释，安慰体谅，缓和紧张的气氛。对于患者的批评或投诉，应以虚心接纳的心态认真倾听，不要急于辩解，控制调节自己的情绪。

（9）加强业务学习，提高专业水平：扎实的专业知识，精湛的技术可以增强患者对护理人员的信任感。这是保证护理安全，避免护患冲突的关键措施之一。因此护士应加强护理知识和人文科学知识的学习和技能训练，不断提高自身的专业技术水平和综合素质，从而满足患者的各种需求，发展良好的护患关系。

（10）道歉也是一门学问，学会低头，可以大事化小，小事化了了。要有责任感，工作中容不得半点不负责任。一个人一旦失去了责任感，不能尽职尽责地对待自己的工作，那么即使自己最擅长的工作，也会做得一塌糊涂。

2.患者方面

（1）客观看待治疗效果：医院是救死扶伤、治病救人的场所，患者来到医院理应获得医护人员竭尽全力的救治和护理。但受医学发展水平的限制，部分疾病诊断困难，治疗效果不明显，病情恶化或患者出现死亡时，患者或其家属应客观冷静和理智地看待医疗护理过程，正确理解人的生死观和自然规律，展现出良好的就医道德和个人修养。

（2）尊重并配合护士：医护工作是一个整体，如果只有医生的正确诊断，没有护士精细、周到的护理，是不可能获得最佳治疗效果的。因此，患者要充分尊重护士的人格和尊严，积极配合护士的工作，共同提高治疗护理的效果。

（3）合理维权：患者对自身的权利和义务应有了解，对疾病诊断、治疗方案、预后、诊疗费用等方面信息如有疑问,应主动与医护人员沟通了解。在知情同意的前提下,积极配合医护人员进行治疗。当发生医疗纠纷时,患者要积极进行心理调节,通过与医护人员交流,克服不良情绪,合理维权,有理、有节地解决医疗纠纷。

(4)适应患者角色:患病后要尽快就医,配合医护人员进行治疗、检查,按照护士要求服药、饮食、休息、活动、康复锻炼等,以免因个人依从性问题而影响护理效果;同时患者要积极进行心理调节,克服不良情绪,树立战胜疾病的信心。

3.医院方面

(1)应减少"过度"医疗,应认真查清,及时解释,做到多退少补。让患者明白消费,减少疑惑,增强信任,从而融洽。

(2)健全医院管理、监督机制:不断健全完善各类规章制度,并加强护患冲突应对和监督处理。

(3)合理配置护理人力资源:医院管理者要加大护理人力资源的配置,解决临床护士短缺及护士超负荷工作等问题,从而确保患者能够获得安全、有效、满意的护理服务。同时减少护士承担非护理工作的时间,使护士有充足的时间开展健康教育、心理护理、沟通交流等活动,以满足患者合理的需求,提高患者的满意度。

(4)加强规范管理,使护理文书记录到位:病历及其他医疗文书在患者整个疾病的诊治过程起到了法律依据的作用。目前在发生纠纷时,患者会首先提出查阅病历。护理文书记录在医疗文书的记录中,也起到了不可忽视的作用。抢救患者时要求准确记录就诊时间、抢救时间、死亡时间,对患者的姓名、年龄、性别等都不能记录马虎,特别是抢救观察中生命体征记录尤为重要。针对护理文书具有法律依据的重要性,医院应规范各种文书记录制度。

二、护患冲突的处理原则

(1)平等、公正、理性的原则。一视同仁,保持理智,克制自己情绪,灵活处理问题。

(2)尊重患者的原则。避免直接指责和使用批评指责。

(3)避免争吵的原则。不要指望在争吵中取胜。

三、护患冲突的处理

冲突本身是人际关系的一种现实状态,护士与患者的冲突,是临床客观存在的现象。面对冲突,护士作为护患关系的主导者,应冷静分析其原因,从责任与义务的角度去体谅、理解患者。处理护患冲突,主要可运用以下策略。

(1)深呼吸法:冲突的处理最忌讳情绪激动、不冷静,而深呼吸恰是一种最有效控制情绪激动的方法。当护士感觉被患者激怒时,马上运用深呼吸法,可达到快速控制情绪的效果。

(2)换位思考:换位思考是指面对冲突,主客体双方彼此能以对方的立场思考问题。护士要善于多从患者角度思考问题,理解患者的感受,了解患者的需求,能真正维护患者的利益,化解护患冲突,促进护患关系。

（3）冷处理法:冷处理法是指矛盾激化,矛盾双方失控时,先将矛盾控制住,暂时搁置,待矛盾双方冷静后,再对矛盾进行解决。患者有时可因疾病导致情绪不稳定而迁怒于护士,此时护士应采取冷处理方式,待患者冷静后,耐心分析、解释,通常可有效避免、化解冲突。

（4）做到有效沟通:护士应积极主动地从心理上、从人性的角度给予患者必要的沟通和关怀,用热情、友好的语言、表情和行动,向患者表达自己的关怀和重视,给予情感上真诚地关注和抚慰,使患者对护理人员产生朋友般的信赖。

（5）要加强角色置换:护士要经常提醒自己,假如我是一个患者。这样,当患者提出某些需求时,才能以一个常人的心态接受。在工作中要以患者为中心。

只有从自身做起,提高各方面素质修养,提高护理技术水平,注重服务模式的转变,注重患者的社会心理因素,以患者为中心,以质量为核心,在整个治疗护理中主动热情,建立良好的护患关系,保持团结协作的精神,完善落实各项规章制度,认真执行各项操作规程,才能真正走上规范化管理轨道,使护士的自我保护意识得到增强,把护理冲突降低到最低限度,使护理工作正常有序进行。

四、护患冲突的处理技巧

（一）护患沟通的语言技巧

1.使用得体的称呼及文明语言

称呼是人际沟通的首要程序,无论是患者还是健康人,都非常重视对方对自己的称呼。护士应该根据自己的年龄,结合患者的年龄与职业,本着多用尊称的原则,选择得体的称呼,融洽护患关系。如对于年长的患者,称呼张大爷、张大叔、张大婶等;对比自己年纪大的,称呼老张、老王;对同龄或比自己小的,称呼小张、小李或直呼其名;也可根据职业、职务称呼,特别是对于异性患者,如张师傅、张老师、张工、张科长等。人们都喜欢被别人尊重,护士与患者交往中应根据人际交往的心理需要,尽量使用尊敬的称呼,切忌称呼××床、××号,这样会有伤患者的人格尊严。在与患者初次见面时,应该互相介绍,从而建立护患初始关系。尊严、心情与希望是人们基本的心理需要,护士在说话时要注意给患者尊严,能让患者感到喜悦,并能给患者以希望。尽量从积极的角度说话,不说不符合医疗服务宗旨和医德规范的行业忌语。在护患沟通时,护士得体的称呼,礼貌文明的语言,会让患者感到温暖、亲切,有利于建立和谐的护患关系。

2.善于引导患者交谈

护理人员是否能够移情、具有同情心,是患者是否愿意交谈的关键。如果患者不能从护理人员那里得到同情和关心,他就不愿主动提供自己的详细病情及相关信息,护理人员就不能获取完整的临床资料。护理人员对谈话内容感兴趣,也是使谈话成为可能的前提,特别是与沉默少言的患者交谈时,护理人员一方面要注意找患者感兴趣的事情,另一方面护理人员要对患者提出的任何话题都感兴趣,逐步引导患者深入交谈。如果没有新的问题提出,可以结束谈话。结束时护理人员要把交谈内容小结,并请患者提出意见以核实其准确性。

3.讲究交谈的方式

开放式的交谈,患者不能用"是"或"否"来回答提问,便于患者主动、自由地表达自我,也便于全面了解患者的情况。如患者说"我头痛",护士应避免说"吃片止痛片吧"这样的回答,应该说"哦,什么时候开始的?"这样可以从患者的回答中继续提问,深入交谈,弄清缘由。采取了封闭式的谈话,未弄清患者心里害怕什么,就不能解决患者真正害怕的问题。在与患者交谈时,主要采用开放式的交谈方式,适时采用封闭式的交谈方式,以便于医务人员提高工作效率和对关键信息有比较肯定的答案,但要避免使用审问式的交谈方式。

4.语言表达清楚适当

有效的护患沟通要求把话说清楚,就是要让沟通对象能明白沟通内容。交谈过程中护理人员要把语言组织得明白具体,说话速度不要太快,要吐字清楚,思路清晰,把内容意思表达完整;少用省略的语言,避免使用医学术语和非必要的专有名词;要考虑对方的情绪和理解能力,做适当的表达,使传递的信息容易被患者理解和接受。同时,护理人员还要说话得当,这要求护理人员的沟通语言要适合沟通对象的特殊心境,说话要留有余地;对于诊疗活动中的局限性、相对性和不可避免的不良后果,要及时向患者及家属解释说明,取得理解与支持。另外,护理人员在沟通中还要少用祈使句,多用商量言辞,吩咐性语言前多用"请"字,慎用否定语,多用肯定语。对不利于治疗或违反规定的要求,要委婉地劝阻;少用无主语句,如"过来一下""去把 CT 片拿来";忌用冒犯他人和有偏见的话语,多用鼓励和启示性语言;避免使用批评与责备的语言,多用可接纳性的语言。

5.注意谈话中的及时反馈

护理人员与患者交谈时,态度要认真,注意力要集中。不可一心多用,要用心听,了解患者的意愿与需求,不要随意中断患者说话,随意插话是不礼貌的。交谈时医务人员要尽量使用患者能理解的词语,重视谈话中的信息反馈,要及时把接受的和理解的内容反馈给患者,如及时地点头,适时应答。

6.处理好谈话中的沉默

与患者交谈中的沉默有以下几种:①故意的沉默。在寻求护理人员的反馈信息,以证实自己所提供的信息是否是护理人员感兴趣的,这时护理人员应给予一般性的插话或引导。②突然从自己的谈话中想到另外的事情,这时护理人员最好重复患者刚提到的内容,引导患者按照原来的思路说下去。③有难言之隐,这时护理人员应予以关切的态度,承诺只是诊疗工作需要并为之保密,慢慢引导,启发患者说下去。

7.不轻率评价他人的工作

由于每个医院的技术条件不同,医务人员的技术水平也有差异,对同一疾病或同一疾病不同阶段的认识可能不同,因而对同一疾病或同一疾病的不同阶段的诊疗方案也有可能不同。护理人员不能因为要突出自我而不考虑疾病的发生发展与诊疗是一个动态的过程,轻率地评价其他医务人员的诊疗效果,否则可能会导致患者的猜疑与不信任,甚至会引发医患纠纷。

8.战胜自我,提高技能

如果说患者的内心世界是一个彼岸,那么,护理人员的语言则是通向彼岸的桥梁,这充分说明了护理人员语言沟通的重要性。说话的技能既简单又复杂,因为几岁的小孩也能掌握它,但又有很多人觉得与人说话是一件非常吃力的事情,特别是一些高技术的专业人员。比如有些医务人员、工程师等对此的感受会特别深,虽然技术造诣高,但对于如何与人沟通交流却非常畏难。所以,护理人员要战胜自我,树立护患沟通的主观能动性,培养自身医德修养,建立信心,不断努力学习于实践,不断提高医患语言沟通技巧。

(二)护患沟通的非语言技巧

1.安排好交谈场地

患者和家属属于比较特殊的交谈者,医患谈话应该讲究谈话的场地,对于疾病诊断的坏消息或听到坏消息后的反应会使他们在谈话中很容易出现情绪化,如焦虑、哭泣,甚至愤怒等。所以,在安排谈话场地时应有所考虑,比如谈话的地方应有单独的隔离空间或单独的房间,这样一方面比较安静,便于患者及家属情绪的宣泄,又可保护患者及家属的隐私。交谈场地应备有足够的座位,需要时应请家属一同参与,特别是与异性患者交谈时,应有异性护理人员或家属陪同一起交谈。房间内应备有茶杯、纸巾等供患者及家属需要时使用。

2.建立良好的第一印象

人的仪表、言谈举止,在一定程度上反映了一个人的精神面貌,对初次交往的人来说极为重要。热情的握手、友好的请坐,不仅是礼仪的表示,更是对患者的尊重。护理人员着装整齐、态度和蔼、举止稳重、面目慈善,使患者感到亲切、可靠,也会产生对医务人员的尊重和信任。人们的交往都是从彼此的第一印象开始的,良好的开始能为后面的医患沟通打下坚实的基础。

3.重视目光的交流

眼神可以传达语言难以表达的情感,也可显示个性特征并影响他人的行为。在与患者的沟通中进行适度的目光交流会让患者感到护理人员很在意他。对护理人员来说,通过目光的交流感受患者所提示的信息并能正确理解;同时,要善于运用目光交流作用于患者,使其感受到鼓励和帮助,快速与患者建立和谐的关系。目光交流可以帮助双方的语言沟通的同步,保持思路一致。患者对护理人员的凝视多为求助,频繁地注视患者的护理人员更容易发现患者不舒服或不安的感觉。但如果患者很内向或痛苦哭泣时,护理人员则需要有意识地限制使用目光接触的次数,过多的注视会让患者感到有些难堪。在临床工作中,护理人员通过短促的目光接触检验信息是否被患者所接受,从对方回避的视线和瞬间的目光接触来判断患者的心理状态。理解并能熟练运用目光交流是医务人员进行良好医患沟通的基本功。

4.注意面部表情

面部表情动作是人们表达情感和情绪最直接也是最常用的方法,一般是不随意的。患者面部表情的变化可使护理人员获取病情的相关信息,护理人员在与患者沟通时要识别、理解患者的面部表情,同时,也要调控自己的面部表情。积极、正面的面部表情带来正面的效果,负面表情带来负性情绪,影响双方沟通的效果。例如,如果护理人员觉得患者和自己就某个方面所持有的观点或看法不同,护理人员可能会无意识地皱眉头表达不同意,患者却可能由于看到护理人员的态度而不愿继续表达他的意思和想法。有时护理人员还可能习惯性地表现某种面部表情而引起患者的误解。比如护理人员习惯性地表露一种类似于厌恶和不耐烦的面部表情,尽管医务人员内心并没有对患者厌恶和不耐烦的意思,却会极大地影响与患者的沟通。微笑是最好的语言,适时的微笑、关切的表情会让患者感受到医务人员的温暖和想患者之所想、急患者之所急的关心。但医务人员的微笑和关切需要发自内心,虚假、做作会适得其反。

5.讲究身体姿态和肢体动作

身体姿态和肢体动作能传递丰富多样的信息,反映交谈双方的态度、关系和对交谈的意愿,能帮助和加强护患之间的语言表达。如放松自然的身体姿态不仅可以让自己觉得舒服,还可以让患者感觉放松;反之,身体高度紧张也会让患者不自在。微微欠身表示谦和有礼,侧身表示礼让,适时地点头表示打招呼、同意,也可表示"我正在听,我对你说的表示理解",鼓励患者继续说下去,身体前倾表示自己在认真聆听。跷二郎腿不停抖动、用手中笔在桌上连续敲打、双臂抱拢胸前、东张西望、不停看钟表则表示护理人员对交谈不在乎、不耐烦和心不在焉,这些都会影响和干扰护患沟通的效果。

6.注意交谈的距离与位置

护患沟通的距离既不能太远也不能太近,太近了会让人有压抑感,而太远了则会使两个人感觉在喊话而不是在谈话。沟通的距离应根据双方的关系和具体情况而定。护理人员对患者表示安慰、安抚时,距离可近些,正常护患之间交谈的距离约一个手臂或一个办公桌宽度比较合适。护患交谈以对面或斜对面相对而坐比并排坐要感到舒服,双方的水平视线最好能在同一水平线上,这样可避免一方需要俯视或仰视对方。

7.保持适当的接触

接触是指身体的接触,据心理学家研究,适时、适当的接触动作有时会产生良好的效果。按照当地的文化背景和风俗,护患沟通中适当的接触,可收到良好的效果。如在患者痛苦时进行场合允许且适当的抚摸来表达对患者的安慰,当患者高热时用手背触摸一下患者的前额,为呕吐、咳嗽患者轻轻拍背,为动作不便者轻轻翻身变换体位,搀扶患者下床活动,做完检查后帮患者整理衣被并扶其坐起来,双手握住患者的手以示祝贺康复及治疗成功等,这些接触都有益于医患沟通的进行,改善护患关系。

8.理解患者的非语言信号

要与患者进行有效的沟通,护理人员不仅要善于非语言沟通技巧,还需要善于观察并理解患者的非语言信号。患者在感到疼痛或其他不舒服时,大多会自然表现出来,护理人员要善于捕捉,并做相应处理。如儿童患病后,往往会由活泼好动转变为无精打采、安静无力;老年患者非语言表达往往迟钝,护理人员应更仔细地观察老年患者的眼神、表情、步态等是否有病态反应;成年患者腹痛时会蜷曲身体或用手指顶住腹部,腰痛时会两手护住腰部且行动不便,并同时表现出痛苦的表情,有时还会发出呻吟声;忍受巨大心理压力的患者,往往表情忧郁、目光呆滞。这时,护理人员在察觉到患者的不适表情时,要及时给予关爱并采取适当的手段帮助患者缓解病痛。如果对患者的某种信号的意义不是很确定,护理人员应问他有什么不舒服的感觉或担心什么,然后进行解释与引导。这个时候,护理人员在某种意义上在扮演着心理医生的角色。

随着医疗卫生事业的不断发展和患者法律意识的提高,患者自我保护意识增强,加上媒体对医疗纠纷的放大作用,护患冲突呈上升趋势,护患冲突已成为当今社会的热点问题之一。从深层次研究护患冲突的原因,一方面是患者及家属维护合法权益意识的增强,另一方面护理人员的专业知识、技能技巧、法律法规知识、沟通技巧等存在一些薄弱环节,这些问题得不到重视和解决,就将成为护患发生冲突的隐患。护患冲突的处理需要法治环境,在尽量维护自己利益的同时,将双方关系和利益保持在最佳水平。一旦发生护患冲突,一定要找到行之有效且真正解决问题的办法,防止冲突进一步升级,以达到控制、解决冲突的目的。此外,院方也需要加强自身建设,提高护理人员的业务水平,提高护理质量,加强医德医风教育,提高责任心以及掌握相关法律法规知识,这样才能从根本上缓和护患关系的紧张气氛,减少护患冲突。

课堂互动

小组情景模拟—角色扮演

目标:体会护患冲突时,护士及患者家属的心理活动,讨论发生护患冲突时,护理人员的正确做法和如何安慰患者家属。

时间:30分钟。

实施:

1.教师布置情景。

2.小组情景模拟——角色扮演(事先找好案例,角色分工明确)。

3.结束后,学生进行总结,进行反馈。

4.教师进行点评。

拓展阅读

寄语

冬去春来,四季轮回。失去的是留不住的时光,而留下的是熠熠闪亮,永不褪色的光芒。

柳絮飞扬,梨花盛开,洁白的梨花是天使的装束,飞扬的柳絮汇聚成天使的翅膀。天使,精神抖擞,洋溢着笑脸,欢快地飞过抗击疫情的战场,越过了整日排队检测的队形,这是抗疫胜利的激昂,满怀喜悦翱翔在蓝天白云之间的希望,天使们欢声笑语迎来五月的芬芳,舞动着节日的盛装,徜徉在一片欢乐祥和的气场。

　　天使,为谁而忙碌,为谁,拖着一身的疲惫,背负着无言的指责和诸多的不理解,悄然地在痛离别愁的医疗行业中默默前行。不怕误解,不怕委屈,不畏艰辛。义无反顾地履行着曾经许下的诺言——"护士从业宣誓"。

　　三百六十五个白天,三百六十五个夜晚,白衣天使永远守候在你那个痛苦呻吟、辗转反侧的夜晚,陪伴在病魔折磨让你恐惧无助的白天。护士,年轻的女孩们勇敢地站在病魔的对垒,怒指乌云布满的天空,许下豪言壮志:"你敢过来,就从我的身体踏过去。"

　　护士们姣姣纤柔的身躯竖起了一道道坚固的防线,美丽的医德情操,遇危难而不自顾的职业情怀,渲染着一代又一代护理岗位上的传承人。

　　民间有句谚语:"夫妻本是同林鸟,大难来临各自飞。"这是让人鄙夷的人生态度,是胆怯,是逃避,是一种面对困难而表现出的挫败和溃逃的狼狈行径,也是因不能担负起同生死共患难的献身勇气而不屑一顾,让人唾弃和不齿。然而,白衣天使,永远和你同在,共同承担着战胜病魔的勇气,共同呼吸着病魔侵染的空气。她们没有退缩,没有嫌弃,没有白眼相看,毫不犹豫地伸出纤细的臂膀,搀扶着你,为你按摩,为你洗漱,精心照料、耐心呵护着你。

　　在护士平凡的岗位上,时常用温柔的话语激励患者战胜病魔的信心,匆匆的脚步伴随她忙碌的身影出现在病房、走廊、护士工作站。她甜甜的微笑里散发着火热的心肠,奉献给了每一位病患。重重的隔离,隔不断、驱不散亲人、朋友们的牵挂。她们每天送走满天星辰,迎来朝阳和曙光。她们是生命的捍卫者,是健康的守护神。

思维导图

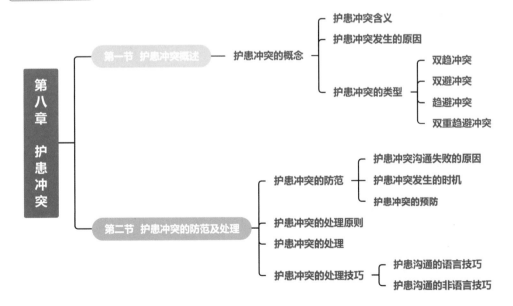

案例分析

1.护士小李在家和丈夫吵架后,到医院还余气未消。一位肝炎患者病情好转正待出院,家属买了许多保肝药来,患者便来问小李是否需要用这些保肝药。小李说:"你用不用关我什么事。"患者说:"你说话咋这么难听啊!"小李说:"什么话好听?唱歌好听,唱给你听?"患者当时气得脸色发白,后来病情急剧恶化。

请思考:

(1)怎么预防护患冲突?

(2)护士应该怎样与患者沟通,才能与患者建立良好的护患关系呢?

2.于女士,51岁,因子宫肌瘤入住某医院妇科病房。在住院期间,于女士对病房环境、治疗流程等表现出明显的不适应和焦虑。负责于女士的护士小李,年轻有活力,但在与于女士沟通时,缺乏耐心和沟通技巧,导致双方关系紧张。于女士多次向护士长反映小李服务态度问题,护士长对小李进行了批评和指导,但小李并没有明显改善。

请思考:护士小李与患者沟通漏洞是什么,该事件的解决策略是什么?

复习思考题

一、选择题

1.以下处理护患冲突的方法,正确的是( )。

A.以短期计划护理对待长期患者　　　　B.缺乏耐心,急于打发患者

C.适当让步,勇于承担　　　　　　　　D.言语激烈,态度恶劣

2.以下选项中不是目前护患冲突的主要原因的是( )。

A.理解分析　　　　B.权益差异　　　　C.信息缺乏　　　　D.个人信仰

3.护患冲突的预防措施不包括( )。

A.转变服务理念,增强超前服务意识

B.与患者及家属有效沟通

C.维护医院的利益,积极创收

D.加强法律知识学习,增强法律意识

4.患者女性,81岁,退休干部。冠心病住院治疗,住院前3天与护士们关系融洽。第4天,年轻护士张某在为其进行静脉输液时,静脉穿刺3次均失败,更换李护士后方成功。患者非常不满,女儿向护士长抱怨。从此,患者拒绝张护士为其服务,此事件中护患关系冲突的主要责任人是( )。

A.患者　　　　B.张护士　　　　C.护士长　　　　D.患者女儿

5.(多选题)易引起护患纠纷的情况是( )。

A.医疗过程有不满情绪　　　　　　　B.患者发生死亡

C.手术费用高,效果不佳　　　　　　D.患者及家属有抵抗情绪

6.(多选题)护理冲突产生的原因有(　　　)。

A.医院管理因素　　　B.护士因素　　　　C.患者因素　　　　D.科学因素

7.(多选题)处理护患冲突的注意事项有(　　)。

A.及时处理投诉　　　　　　　　B.以事实为依据

C.及时向领导及有关部门汇报　　D.满足患者的一切要求

8.(多选题)发生护患冲突时,护士的因素有(　　)。

A.护士职业道德思想滑坡　　　　B.专业知识缺乏

C.护理过程中态度恶劣　　　　　D.护士违反操作规范

9.(多选题)处理护患冲突时,护士应该做到的优良品质有(　　)。

A.高尚的职业道德　　　　　　　B.良好的心理素质

C.扎实的专业知识　　　　　　　D.优良的沟通技巧

10.护患冲突是指在护理服务过程中发生的护患之间的各种矛盾、分歧。(　　　)

A.正确　　　　　　　　　　　　B.错误

二、问答题

1.何谓护患冲突?

2.发生护患冲突的原因有哪些方面?

3.发生护患冲突时,身为护理人员应怎么处理?

4.如何防范护患冲突的发生?

复习思考题答案见二维码

第三篇　实训指导

实训一　护士仪表礼仪

教学内容

1.护士仪表礼仪。
2.工作中的化妆礼仪。

教学目的

1.了解适合自己的发型,达到修饰脸型的效果。
2.正确掌握化妆的技巧及方法,并且养成化淡妆上岗的职业习惯。

教学环节

1.先由实训指导老师集中讲授,示范操作流程及注意事项。
2.化妆工具由学生自备。
3.本课属于操作实训,以小组为单位进行对镜练习,采用随机抽考模式。

实训用物

1.化妆品。
2.化妆工具。

实训时间

建议 0.5 课时。

护士仪表礼仪要求及规范

实践环节	具体规范
护士仪表礼仪	一、发型修饰原则 (1)清洁干爽； (2)发型得体，原则上不宜佩戴色彩艳丽的发饰、发网。 二、发型修饰的要求 1.男生头发 (1)前发不附额，不要挡住额头，一般不要留刘海； (2)侧发不掩耳，两边头发不要挡住耳朵； (3)后发不及领，后面的头发不要碰到衬衣的领子。
	2.女性头发 (1)不要随便让头发披散过肩，如果留长发，要把头发盘起； (2)工作场合发型一般要求庄重保守，不能过分时尚。 三、保持面容清洁，眼、耳、鼻无异常分泌物，口气清新（男生无胡须） 四、常修指甲，常洗澡，勤洗手，不留指甲和涂指(趾)甲油
化妆礼仪	一、化妆的原则 稳重、端庄、大方，不可浓妆艳抹 二、化妆的步骤 粉底 ——→ 眼影 ——→ 眼线 ——→ 卷睫毛 ——→ 睫毛膏 完成 ←—— 唇膏 ←—— 提亮 ←—— 腮红 ←—— 眉毛

护士仪表礼仪考核标准

主要内容	考核要求	评分标准	分值	得分
护士仪表礼仪（发型、面容礼仪）	发型符合职业要求	女生：①留长发者需把头发盘起；②要求庄重保守，不能过分时尚 男生：①前发不附额；②侧发不掩耳；③后发不及领	20分	
	面容注意卫生与修饰	面容清爽、干净、无异味（男生无胡须）	10分	
护士职业妆容	大方得体，按职业要求进行化妆，不能浓妆艳抹，达到提升护士形象的效果	粉底	10分	
		眉毛	10分	
		眼影	10分	
		腮红	10分	
		口红	10分	
		熟练程度	10分	
		妆容效果	10分	
合计			100分	
教师总结	教师签名　　　　年　　月　　日			

实训二　护士着装礼仪

教学内容

1.护士服的穿着。

2.护士帽的佩戴。

3.护士鞋袜的穿戴。

教学目的

通过学习,掌握了解护士服饰礼仪及穿戴要求,提高自身的人文素质。

教学环节

1.先由实训指导老师集中讲授,示范着装流程及注意事项。

2.由学生自备实训用物。

3.学生对镜进行模仿练习。

4.以小组为单位,小组同学根据考核表点评,老师进行总结。

实训用物

1.护士服。

2.护士鞋。

3.护士帽。

4.袜子。

5.发网。

实训时间

建议 0.5 课时。

护士着装礼仪要求及规范

实践环节	具体规范
护士着装礼仪	1.上班之前,护士应做好个人卫生,对镜检查自己的仪表是否符合要求; 2.保持护士服整齐、洁白、干净,扣好衣扣,内衣不外露,穿着的裙边或裤子边缘不能超过工作服; 3.戴燕尾帽(女生),前发不过眉,帽檐距离发际线2~4 cm,后发不及领(长发需用发网盘起),选用白色的发夹固定燕尾帽,发饰素雅; 4.袜子颜色以肉色为主,不宜选用色彩反差很大的袜子,切忌袜口露出于裙摆或裤腿外面,切忌穿破损的袜子,也不宜当众整理袜子; 5.保持护士鞋干净整洁,凉鞋不宜选择露出脚趾的款式; 6.工作服有破损,要及时修补,勤更换; 7.不戴饰物(手链、戒指、脚链),举止端庄稳重大方

护士着装礼仪考核标准

主要内容	考核要求	评分标准	分值	得分
护士着装礼仪(护士服、护士鞋、护士帽)	正确穿着护士服	①护士服清洁、平整、无污迹,腰带平整、松紧适度,衣长、袖长适当;②无佩戴饰品、扣好衣扣;③内衣衣领、袖口不外露;④裙子不超过护士服	40分	
	学会正确佩戴护士帽	燕尾帽(女生):①前发不过眉,帽檐与前额距发际线2~4 cm;②燕尾帽整洁、居中、无皱褶;③长发需要用发网盘起,用白色发卡固定燕尾帽;④后发不过肩 圆帽(男生):①帽的前缘不遮眉;②头发不露出圆帽外缘;③中缝不能偏斜,与后正中线对齐;④帽子整洁	40分	
	学会正确穿戴护士鞋袜	①穿戴肤色袜子;②袜子不能露于裙摆或裤腿外;③护士鞋干净、整洁;④袜子干净、无破损	20分	
合计			100分	
教师总结	教师签名　　　　　　　年　　月　　日			

实训三　护士仪态礼仪

教学内容

1.护士的行姿、走姿、坐姿、蹲姿、站姿、手姿及行礼礼仪。

2.护理仪态礼仪的注意事项。

教学目的

学生通过学习,能够掌握正确的行姿、走姿、蹲姿、坐姿、站姿、手姿及行礼礼仪,为大一临床见习,展示护士优雅仪态奠定基础。

教学环节

1.集体观看教学视频。

2.由实训教师分解视频动作进行分析讲授,并进行动作要领示范。

3.分小组进行仪态训练,老师逐一进行纠错。

4.以宿舍为单位(5 人左右)进行考核,每个观看小组需要根据评分标准对表演组进行评分并讨论,老师做最后总结。

实训用物

1.护理操作用物由实训室提供(如治疗车、治疗盘、病历夹等)。

2.学生需要根据表演内容自备背景轻音乐。

实训时间

建议 3 课时。

护士仪态礼仪要求及规范

实践环节	具体规范
护士仪态礼仪	1.站姿:站时要直立,挺胸、收腹、颈正、立腰,双臂自然下垂或在前交叉,右手放在左手上,双脚呈"V"字形,眼睛平视,不可倚靠他物。 2.行姿:行走时,身体重心可稍向前,走路轻而稳,上身正直、抬头,自然摆臂,步履轻捷,弹足有力。 3.蹲姿:下蹲时,上身挺直,左腿平行后退半步。两腿平行,脚尖着地,脚跟提起,双手平扶工作服的同时下蹲。左、右手分别放在同侧大腿的中段。 4.坐姿 (1)女生坐姿:坐姿要端正。人体重心垂直向下,胸、腰挺直,双肩放松,左手在下,右手在上,重叠放在左腿后1/3处,双膝并拢,臀部落座于椅面1/2。 (2)男生坐姿:在基本站姿的基础上,落座,小腿与地面垂直,两脚自然分开与肩同宽,手指尖向前自然平放在大腿前1/3处。 5.手姿 (1)持治疗盘。双手托住治疗盘的外侧面,拇指和食指放在治疗盘两侧,其余手指托举治疗盘底部。持治疗盘时肘关节呈90°,并保持治疗盘与胸部一拳距离。 (2)持病历夹。两种方式:①左手持病历夹的1/3和2/3交界处,前臂屈曲,与地面垂直,使病历夹与躯干呈锐角。②病历夹与躯干呈一定角度,左手持病历夹上部,右手持病历夹下部。 (3)打开病历夹。左手将病历夹移至胸前,右手从病历夹上缘中央滑动至病历夹的右下角,打开病历夹。处理医学文件时,取钢笔书写,再还原钢笔和病历夹,呈基本姿势。 (4)推车行进。身体与治疗车保持15~30 cm,双手扶住把手平稳前行。入室前,推开房门,平稳进入房间后关闭房门,再推至病床前或治疗室进行治疗护理工作。 6.护理鞠躬礼仪 (1)平行级别之间行礼:一方行礼,取规范站姿,身体鞠躬15°~30°,对方回礼,鞠躬15°~30°,随即恢复原姿势。 (2)上下级之间行礼:下级先行礼,鞠躬30°;上级回礼,鞠躬15°,随即恢复原姿势。

护士仪态礼仪考核标准

主要内容	考核要求	评分标准	分值	得分
护士仪态礼仪〔仪容、站姿、坐姿、行姿、蹲姿(拾物)、端治疗盘、持病历夹(持物)、行礼礼仪〕	仪容	①精神饱满;②目光有神、面带微笑;③着装整洁规范;④燕尾帽、圆帽佩戴正确;⑤妆容得体,无佩戴饰品;⑥体态优雅端庄	10分	
	站姿	①头正、颈直、收颌;②挺胸、收腹;③沉肩放松;④夹腿、立腰、提臀、两手自然下垂或右手在上、左手在下握于腹前(男生:背手,两手放于背后)	15分	
	坐姿	1.女护士:①左进左出;②落座无声、落座1/2;③上身挺直、两腿并拢,双腿与地面呈90°。 2.男护士:两腿与肩同宽或自然分开	15分	

续表

主要内容	考核要求	评分标准	分值	得分
护士仪态礼仪〔仪容、站姿、坐姿、行姿、蹲姿（拾物）、端治疗盘、持病历夹（持物）、行礼礼仪〕	行姿	①步履适中（一脚宽）、行走呈"一字步"（男生不作要求）；②两臂前后摇摆30°，手臂前摆过腋前线	10分	
	蹲姿（拾物）	上身挺直、不低头、弯腰、翘臀，手放在大腿中后部	10分	
	端治疗盘、持病历夹（持物）	1.端治疗盘：①双手托住治疗盘的外侧面，大拇指和食指放在治疗盘的两侧面，其余手指托住治疗盘的底部；②肘关节呈90°；③持治疗盘走路平稳；④双肘紧靠两侧躯干，治疗盘与胸部距一拳距离。2.持病历夹：①左手持病历夹的1/3和2/3交界处；②病历夹与躯干呈30°；③左手将病历夹移至胸前，右手从病历夹上缘中央滑动至病历夹的右下角，打开病历夹；④翻开病历夹取笔记录，还原笔，盖住病历夹	20分	
	行礼礼仪	1.平级间行礼：①一方行礼，取规范站姿，身体鞠躬15°～30°；②对方回礼，鞠躬15°～30°，随即恢复呈基本站姿；③不要低头；④以腰部为轴，躯体前倾；⑤微笑，注视对方。2.上下级间行礼：①晚辈行礼，取规范站姿，身体鞠躬30°；②对方回礼，鞠躬15°，随即恢复呈基本站姿；③不要低头；④以腰部为轴，躯体前倾；⑤微笑，注视前方	10分	
	整体印象	①穿肤色袜子；②袜子不能露于裙摆或裤腿外；③护士鞋干净、整洁；④袜子干净、无破损	10分	
合计			100分	
教师总结		教师签名　　　　年　　月　　日		

实训四 护士求职模拟训练

教学内容

1.求职信的书写。

2.求职材料准备。

3.求职面试应对。

教学目的

熟悉就业面试流程,并且掌握面试应对技巧。

教学环节

1.设计护理毕业生模拟面试求职场景。

2.以小组为单位进行分组实训练习及考核(老师扮演面试官,学生分别扮演求职者,逐一进行面试)。

3.由小组同学共同修改一篇求职信教学评价。

实训用物

1.场地准备,标准化教室,采光充足、空气流通。

2.人选准备,模拟面试场景,出实训老师对每位同学的面试表现进行逐一打分。

3.物品准备,书面求职资料、横幅、面试评价表、试题等相关材料。

实训时间

建议 1 课时。

护士求职模拟面试成绩评分表

面试学号						
分		项　目　评　分				
面试要素		综合分析能力	逻辑思维能力	语言表达能力	人际沟通（应变）能力	举止仪表及岗位适应能力
分值		20分	20分	20分	20分	20分
评分标准及评分要点	好	15～20分 抓住实质，分析透彻，综合得力，创新合理，事业心、责任感强，自我评价客观	15～20分 思路清晰，主次分明，条理清楚，善于综合分析，逻辑性强，思维面广	15～20分 表达准确、简洁、大方，叙说流畅得体，无语病	15～20分 有极强的合作意识，注意协调，相处和谐，合作技巧高，协调沟通方法得当	15～20分 文化素养高，举止文雅，穿着得体，无多余动作，能胜任岗位
	中	10～14分 接触实质，分析较好，综合尚可，建议合理，有一定自信心和进取精神	10～14分 有条理，有主次，有一定逻辑性，能分析归纳问题	10～14分 表达尚准确，叙说较通顺，不够简明，有些语病	10～14分 有合作意识，注意协调，懂得一些合作方法	10～14分 有文化素质，举止不够大方，穿着整洁，适应岗位环境
	差	0～9分 未见实质，分析一般，综合不力，建议不合理，责任心不够强，进取心不足	0～9分 条理混乱，内容凌乱，缺乏逻辑性，思维面窄	0～9分 表达不准确，语言不通顺，说话累赘、啰唆、混乱	0～9分 缺乏合作意识，思想行为封闭，协调沟通方法差，效果差	0～9分 文化素质差，衣着不得体，举止不恰当，多余动作较多，基本适应岗位环境
总得分	分值					
	合计					
评委评语和签名						

结构化面试试题设计

一、简单寒暄

1.您怎么过来的？交通还方便吧！

2.从（待定）到济南要多长时间？路途辛苦吗？

3.以前来过济南吗？对这里的印象如何，跟你所在的城市有何不同的感受？

4.这几天的(或这边的)天气较(待定),您还能适应吧!

5.您来自哪里?(简单与面试者聊聊他出生地的特点)

二、闲聊式提问

1.衣着整齐度。

2.精神面貌。

3.行、坐、立动作。

4.口头禅、礼貌用语等。

三、口头表达能力(注意语言逻辑性、用语修辞度、口头禅、语言波幅等)

1.请您先用3～5分钟的时间介绍一下自己吧!

2.如果给你五个形容词来形容自己,你会用哪五个词?

3.从今以后的五年里,你都打算做什么?

4.你在老师和父母、朋友面前是什么样的人?

5.如果给你机会让你改变个性,你会先改变什么?

6.对你来说成功意味着什么? 失败又意味着什么?

7.在学校你都喜欢哪些课余活动? 这些活动教会你什么?

8.你为什么选择这个职业?

四、灵活应变能力(也涉及工作态度)

1.你为何选择我们单位?

2.你在选择工作中更看重的是什么?

3.你在薪酬方面有什么要求?

4.你认为自己的长处和短处是什么? 如何做到扬长避短?

5.对护理工作,你有哪些可预见的困难?

五、兴趣爱好(知识广博度)

1.你学习工作之余有哪些兴趣爱好?

2.你有什么特长?

3.谈谈你目前想去学习或弥补的知识。

4.你认为自己哪些技能需要加强?

六、人际沟通能力

1.一个好的沟通者应该具备哪些条件?

2.你认为良好沟通的关键是什么?

3.与朋友冲突时,你怎么处理?

4.假如你的领导是一个非常严厉、管理严格的人,你觉得这种领导方式对你有何利、弊?

5.谈谈你对当前社会中出现的医患纠纷的看法。

6.你认为我们应该如何建立和谐的医患关系?

七、自信心与主动性

1.说说你对成功的看法。

2.你认为自己为什么能胜任这份工作?

3.你觉得自己有什么与众不同的地方?

4.你认为这份工作中使你最满意的地方是什么?

注:面试完毕后,可以留出 3～5 分钟时间给面试者自由阐述。

实训五　护士工作人际沟通训练

教学内容

1.护士与患者的人际沟通。

2.护士与医生的人际沟通。

3.护士与护士的人际沟通。

教学目的

掌握建立良好的医护关系、护患关系的途径。

教学环节

根据不同的教学方法设计相应教学环节。

实训用物

根据教学要求准备道具。

实训时间

1 课时。

实训内容

任务一　护士工作人际沟通案例研讨训练

本次实训采用小组决策的教学方法。将学生分为 8～10 个小组,每组 5 人,其中 1 人做主持人,1 人做记录员,分别对给出的命题作出决策。在具体的操作中,主持人每提出一个问题,每个组员必须在第一时间作出决策,记录员记录每个人发言,小组讨论后作出最后决策。最后,各组代表发言,阐明对此问题的观点和原因,分析医护关系的特点,主持人总结本组此次实训课的心得体会,教师做全面总结与评价。旨在通过小组内充分交流、讨论、决策等,提高学生的研究和分析问题的能力、协作和互助能力、交际和交流能力,强化学生团队认识。

考核标准

班级:＿＿＿＿＿＿　　姓名:＿＿＿＿＿＿　　学号:＿＿＿＿＿＿

成员姓名	回答问题			语言表达			团队意识(10分)	总分(100分)
	规范性、职责分明、具有法律与风险意识(30分)	条理分明,突出重点(20)	应变能力强(10分)	普通话标准(10分)	语言表达流畅(10分)	声音洪亮(10分)		

教师课后总结

教师签名　　　　　年　　　月　　　日

任务二　医护人际沟通训练

本次实训采用场景模拟的教学方法。学生以小组为单位进行考核,根据课前给予的情景演练案例分配角色,选择表演方式进行演出。观看演出的小组同学根据情景剧所设问题进行讨论及发言,并由观看小组同学根据考核评分标准对演出组同学打分并说明理由,老师做最后总结(护理操作用物由实训室用物提供,小道具由学生自备)。旨在通过模拟场景,让学生真实体验护士的角色功能,掌握临床实践中正确的医护沟通模式,树立团队意识。

场景一　儿科病房

某医院,李护士与陈医生因为一点小事儿发生了争吵,过后,李护士很后悔,但是碍于情面双方都不愿意主动和解。最后李护士找到了缓解的机会。

场景二　办公室

第2天,李护士在开完晨会的时候,发现陈医生笔忘记带了,叫住陈医生说:"陈医生,你的笔忘带了。今天你看上去神清气爽,看来今天我们的工作一定会非常顺利的。"陈医生听了十分开心,心想李护士这么热情,自己就不要较劲儿了,从此两人消除了隔阂,改善了医护关系。

思考问题

如果你在将来的工作中与医生发生了小摩擦,你会如何处理?

考核标准

班级:_____ 姓名:_____ 学号:_____

考核项目	分值	扣分	得分	备注
角色诠释到位	20 分			
表情自如、与情景交融	10 分			
语音、语速合适,语言流畅	10 分			
具有良好的沟通能力	20 分			
仪容仪表符合护理职业要求	10 分			
时间使用	10 分			
综合印象(精神面貌、感情投入)	20 分			
总分	100 分			

教师课后总结

教师签名　　　　年　月　日

任务三　护患人际沟通训练

本次实训采用场景模拟的教学方法。学生以小组为单位进行考核,根据课前给予的情景演练案例分配角色,选择表演方式进行演出。观看演出的小组同学根据情景剧所设问题进行讨论及发言,并由观看小组同学根据考核评分标准对演出组同学打分并说明理由,老师做最后总结(护理操作用物由实训室用物提供,小道具由学生自备)。旨在通过模拟场景,让学生真实体验护士的角色功能,掌握临床实践中正确的护患沟通方式及健康教育用语,增强护理工作中的沟通艺术。

模拟场景一:护患沟通方式

场景导入

内分泌科,5 床患者王某(45 岁,男)输液的药液接近结束,王某的妻子按压护士铃,但没有护士前往换瓶,于是前往护士站询问。

场景情况一

王某妻子对着护士吴某说道:"护士你好,5 床王某的静脉输液的药已经快完了,需要换瓶。"吴某去病房看了一眼王某后径直进入加药室进行配药。

场景情况二

王某妻子对着护士张某说道:"护士你好,5 床王某的静脉输液的药已经快完了,需要换瓶。"

护士张某："知道了,你回去等着!"

场景情况三

王某妻子对着护士田某说道："护士你好,5床王某的静脉输液的药已经快完了,需要换瓶。"

护士田某："好的,我现在先去看看您丈夫的情况。"

于是,田某跟随王某妻子回到病室,调节好王某的输液速度之后,回复道："我现在就去加药,马上回来给你接瓶!"

问题思考

如果你是王某的责任护士,你会采用哪种方式回复患者家属的换瓶要求,为什么?

考核标准

班级:_____　　姓名:_____　　学号:_____

考核项目	分值	扣分	得分	备注
角色诠释到位	20分			
表情自如、与情景交融	10分			
语音、语速合适,语言流畅	10分			
具有良好的沟通能力	20分			
仪容仪表符合护理职业要求	10分			
时间使用	10分			
综合印象(精神面貌、感情投入)	20分			
总分	100分			

教师课后总结

教师签名　　　　年　　月　　日

模拟场景二:乙肝患者的健康教育

责任护士："孙师傅您好,您的病情平稳,医生认为您现在可以出院了,所以今天就要给您办理出院手续了。为了您和您家人的健康,我和您探讨以下关于乙肝保健及护理的小常识好吗?"

患者："好,我正想跟您咨询一下呢,我一直不敢与朋友、同事一起吃饭,我也害怕我不知道什么时候又犯病了,再给家里人传染了。"

护士："乙肝在活动期是可以传播的,但是只要懂得合理的方法,还是可以和家人、朋友们一起玩儿及吃饭的。比如在吃饭的时候您准备一双公共筷子,这样就不怕把疾病传染给他人了;一般的日常接触是不会传染的,您的朋友知道这些情况后就不会嫌弃您了。我给您一些这方面的资料,您多学习学习。"

患者很开心地说:"是吗? 您这么说我实在是太高兴了,我回家后还要注意什么呢?"

护士:"肝炎治疗的过程要长一些,要注意休息,按时用药,适当锻炼,多吃一些易消化有营养的食物。另外还要保持好的心情,积极的心态有利于治疗,恢复也就快些。"

患者:"我回家后用物如何消毒?"

护士:"最简单有效的方法是进行高温消毒,用过的食具煮沸 20~30 分钟,即可达到消毒效果;而衣服、家具、地板等可用 1‰~3‰漂白粉或 0.1‰~0.5‰浓度过氧乙酸浸泡或喷雾,保持 2 分钟后再进行洗刷等处理。"

患者:"那我多长时间应复查一次呢?"

护士:"您出院后第一个月复查一次,以后每 1~2 个月复查一次,半年后每 3 个月复查一次,定期复查 1~2 年。如果病情有变化,请随时来院诊治。"

患者:"好,我记住了,护士,非常感谢你们在这段时间的关心和照顾。"

护士:"不客气,这是我们应该做的,您还有什么需要帮忙的吗?"

患者:"没有了,谢谢您。"

护士:"不客气。"

问题思考:

1.面对愤怒的患者,你将如何应对?

2.在健康教育中,如何运用沟通礼仪与患者进行交流?

考核标准

班级:_____ 姓名:_____ 学号:_____

考核项目	分值	扣分	得分	备注
角色诠释到位	20 分			
表情自如、与情景交融	10 分			
语音、语速合适,语言流畅	10 分			
具有良好的沟通能力	20 分			
仪容仪表符合护理职业要求	10 分			
时间使用	10 分			
综合印象(精神面貌、感情投入)	20 分			
总分	100 分			

教师课后总结

教师签名   年   月   日

任务四　护护人际沟通训练

本次实训采用角色扮演法进行训练及考核。教师课前公布教学案例，由学生自行选题，并以小组为单位进行实训考核。最后，由观看小组根据评分标准进行评分、说明理由，阐明对案例问题的观点并讨论，老师做最后总结（护理操作用物由实训室用物提供，小道具由学生自备）。通过角色扮演，旨在让学生了解影响护护关系的因素，掌握正确处理护护人际沟通的技巧。

角色扮演

1.作为一名新入职的护士，对于科室的物品摆放不太熟悉，你会如何与科室其他资历较深的护士请教呢？

2.作为一名资历较深的护士，在工作中不太会使用电脑操作，你会如何向电脑操作娴熟的年轻护士寻求帮助呢？

考核内容

1.根据题目的要求，自行展开剧情进行表演。

2.运用所学的护护沟通技巧，完成题目所设定的问题。

考核标准

班级：_____　　姓名：_____　　学号：_____

考核项目	分值	扣分	得分	备注
角色诠释到位	20分			
表情自如、与情景交融	10分			
语音、语速合适，语言流畅	10分			
具有良好的沟通能力	20分			
仪容仪表符合护理职业要求	10分			
时间使用	10分			
综合印象（精神面貌、感情投入）	20分			
总分	100分			

教师课后总结

教师签名　　　　　年　　月　　日

实训六　护患沟通角色扮演训练

教学内容

1.模拟场景使用语言与非语言沟通在护理工作中的沟通技巧。

2.赞美、批评、说服、聆听、有效沟通等在护理工作中的沟通技巧。

教学目的

通过学习,学生掌握并运用沟通技巧,建立良好的护患沟通模式。

教学环节

课前由老师带领学生进行案例分析,每组同学自行选择扮演角色,以小组为单位分别进行表演。

实训用物

1.模型人。

2.治疗车、治疗盘、输液架等。

实训时间

1课时。

实训内容

任务一　护理语言沟通情景模拟

本次实训采用临床体验——情景模拟的教学方法。课前由老师带领学生进行案例分析,每组同学自行选择扮演角色,以小组为单位分别进行表演。评价环节由观看小组根据评分标准进行评分,阐明各自的理由并讨论,最后由老师做出总结分析(护理操作用物由实训室用物提供,小道具由学生自备)。旨在通过实训让学生掌握运用多种语言进行沟通的技巧,并将其应用于评估性和治疗性沟通中,最终让学生学会运用所学知识,消除患者不良情绪,使患者拥有愉快积极的心情接受治疗。

场景导入

为一测血压患者进行护理操作,并做操作前解释、操作中指导、操作后嘱咐。

操作前解释

护士敲门进来:"您好,我是您的责任护士,您可以叫我小冯,您可以告诉我您的床号和姓名吗?"

患者:"我是 5 床,林××。"

护士微笑地说:"林叔叔,您好,现在我要为您常规测量下血压,您可以配合我一下吗?"

患者:"好的,需要怎么配合你等下跟我说就行。"

护士:"好。"

操作中指导

护士:"陈叔叔,您躺好,天气有点凉,我帮您盖点被子好吗?"患者:"好的。"

护士:"陈叔叔,我帮您绑好袖带,您看这样紧吗?感觉还可以吗?"患者:"还可以。"

护士:"好,我现在帮您测血压,您不要感觉太紧张,正常呼吸就行。"

护士:"陈叔叔,您的血压是 120/80 mmHg,血压控制较好,还是在正常范围。"患者:"好的,谢谢护士。"

操作后解释

护士:"陈叔叔,我已经帮您测量好血压了,可以好好休息一会儿。如果您有什么需要都可以呼叫我,呼叫铃就在您枕边。现在您好好休息吧。"

患者:"好的,谢谢护士。"

思考问题

操作过程中体现了哪些礼仪要求?

考核标准

班级:_____　　姓名:_____　　学号:_____

项目	指标	分值	得分
沟通能力	有效沟通	15 分	
角色人物	个性鲜明	10 分	
礼仪修养	表现得体	20 分	
表情自然	情景交融	15 分	

续表

项目	指标	分值	得分
声音行为	声调、音调、重音等	5分	
	普通话是否标准	5分	
	语言是否流畅	5分	
综合印象	整体表演流畅	10分	
	团队配合度高	5分	
时间使用	时间行为	10分	
合计		100分	

任务二　护理语言沟通角色扮演

本次实训采用角色体验——角色扮演的教学方法。课前由老师带领学生进行案例分析，每组同学自行选择扮演角色，以小组为单位分别进行表演。评价环节由观看小组与老师根据评分标准一同进行评分并说明理由，最后由老师进行总结分析（护理操作用物由实训室用物提供，小道具由学生自备）。旨在通过实训让学生学会应用评估性和治疗性方式与患者进行沟通。

角色扮演

1.设计分析感冒患者与癌症患者所处的心态和存在的问题。（学会应用评估性和治疗性沟通）

2.一位68岁的女性患者在其丈夫的陪同下来到导诊台，向护士借轮椅。护士询问了解到患者脚部溃烂，无法行走。由于两位老人不擅长言语，只能简单描述疼痛。作为护士，在等待医生来的过程中如何向患者询问情况？

3.儿科病房，一个小女孩需要进行肌内注射，父母暂时不在身边，看到护士拿着注射器就开始哭闹。面对哭闹的小女孩，你该如何进行言语交谈？

姓名	开场方式（10分）	话题选择（10分）	提问方式（10分）	简述道理（10分）	适当沉默（10分）	安慰鼓励（10分）	含蓄暗示（10分）	反馈控制（10分）	结束谈话（10分）	其他（10分）	合计100分

教师课后总结

教师签名　　　年　月　日

实训七　护患冲突处理的训练

教学内容

掌握应对人际冲突的积极处理方式和护患冲突的处理方法。

教学目的

通过实训模拟课程,真实体验护患沟通中护士的角色作用,换位思考面对护患冲突,了解患者及患者家属的角色特征,学生采用语言沟通和非语言沟通技巧化解护患冲突。在沟通中融入人文关怀的理念,取得患者的信任和配合,建立融洽的人际关系。

教学环节

根据不同的教学方法设计相应教学环节。

实训用物

1.护理操作用物由实训室提供(治疗车、治疗盘、输液架等)。
2.小道具由学生自备。

实训时间

2课时。

实训内容

护患冲突的应对技巧实践练习

本次实训采用情景模拟的方式进行教学。学生以小组为单位进行考核,根据课前给予的情景演练案例分配角色,选择表演方式进行演出。观看演出的小组同学根据情景剧所设问题进行讨论及发言,并由观看小组同学根据考核评分标准对演出组同学打分并说明理由,老师做最后总结。

情景模拟

场景导入

儿科门诊,患儿(女,2岁),疑似口腔疱疹入院检查。

场景一　儿科门诊室(初诊)

剧情:小患者疑似口腔疱疹入院检查,第一次入院由张护士长协作医生检查孩子口腔黏膜情况。

张护士长:"小朋友,我们来玩一个游戏好吗?"患儿:"好的。"

张护士长:"阿姨知道你的牙齿一定很漂亮,可以让阿姨看看吗?"患儿得意地说:"阿姨,你看我的牙齿又白又整齐!"

张护士长:"阿姨要用这块可爱的小木板来一个个地看看你漂亮的小牙齿,可以吗?"患儿欣然接受了张护士长的提议。在交谈的过程中,张护士长顺利完成了对孩子口腔黏膜的检查。

(自行设计:与患儿进行沟通时,采用已学沟通技巧)

场景二　儿科门诊室(复诊)

剧情:三天后,患儿来医院复诊,由王护士协助给孩子做口腔黏膜检查。王护士:"嘴巴张开!"小朋友配合地张开了嘴巴。

王护士在毫无预警的情况下直接把压舌板插入孩子嘴里,小孩吓得到处躲闪,导致头部磕到桌角流血,孩子的父亲情急之下出手打伤了王护士。护士长得知这种情况,立即出面进行调解和处理,并对王护士进行了教育。

思考问题

1.观看角色扮演后,谈谈个人感受,同一患者,同样一个操作,为什么会有不同的两个结果?

2.如果你是护士,你会采用哪种方式给患儿进行检查?

3.护士长该如何进行调解?

考核标准

班级:_____　　姓名:_____　　学号:_____

考核项目	分值	扣分	得分	备注
角色诠释到位	20分			
表情自如、与情景交融	10分			
语音、语速合适,语言流畅	10分			
具有良好的沟通能力	20分			
仪容仪表符合护理职业要求	10分			
时间使用	10分			
综合印象(精神面貌、感情投入)	20分			

考核项目	分值	扣分	得分	备注
总分	100分			

教师课后总结

教师签名　　　　年　　月　　日

实训八　护生临床实习的人际沟通

教学内容

1.护生与患者的人际沟通。

2.护生与护士的人际沟通。

3.护生与医生间人际沟通。

教学目的

1.通过学习,提高护生与医务人员的沟通能力及团队意识。

2.增强学生的人文关怀意识,建立良好的护患关系。

教学环节

根据不同的教学方法设计相应教学环节。

实训用物

1.护理操作用物由实训室用物提供(治疗车、治疗盘、输液架等)。

2.小道具由学生自备。

实训时间

1 课时。

实训内容

任务一　护生与患者的人际沟通实践练习

本次实训采用角色扮演法进行训练及考核。教师课前公布教学案例,由学生自行选题,并以小组为单位进行实训考核。最后,由观看小组根据评分标准进行评分、说明理由,阐明对案例问题的观点并讨论,老师做最后总结。旨在通过角色扮演,提升护生的表达能力,增强学生在护患沟通中的人文关怀意识,建立融洽的护生与患者模式。

角色扮演

1.普外一区,实习生小丁在带教老师的带领下给病区患者静脉输液,5床的老爷爷由于是长期病号,当看见实习生小丁给他扎针的时候,特别不情愿,说明自己的血管非常差,不易操作。如果你是实习生小丁,你会如何与老爷爷解释说明。

2.患者王大爷88岁,患有高血压及糖尿病,但是在平时的日常饮食中摄取大量的糖及有抽烟的习惯,带教老师希望你给王大爷做一次健康教育,你会如何开展?

3.心内科,一名刚到医院实习的护理学生给病区患者量血压。该实习护士一边给患者测量血压,一边嚼口香糖。测量完35床患者王某(68岁,男)后,因为嚼着口香糖并未把测量结果告知患者王某。患者主动询问实习护士血压情况,实习护士不予理会当作没听见走出了病房,导致患者不满。如果是你应该如何做?

4.乳腺科,6床患者林某准备手术,由于未被通知具体手术时间,自行前往护士站向护士进行询问。一名护理实习生看都没看患者直接回答道:"不知道!等着就是!"如果是你应该如何做?

考核内容

(1)根据题目的要求,自行展开剧情进行表演。

(2)运用所学的沟通技巧,完成题目所设定的问题。

考核标准

班级:_____　姓名:_____　学号:_____

考核项目	分值	扣分	得分	备注
角色诠释到位	20分			
表情自如、与情景交融	10分			
语音、语速合适,语言流畅	10分			
具有良好的沟通能力	20分			
仪容仪表符合护理职业要求	10分			
时间使用	10分			
综合印象(精神面貌、感情投入)	20分			
总分	100分			

教师课后总结

教师签名　　　年　　月　　日

任务二 护生与护士的人际沟通实践练习

本次实训采用情景模拟的方式进行教学。学生以小组为单位进行考核,根据课前给予的情景演练案例分配角色,选择表演方式进行演出。观看演出的小组同学根据情景剧所设问题进行讨论及发言,并由观看小组同学根据考核评分标准对演出组同学给予打分并说明理由,老师做最后总结。旨在通过情景模拟,提升护生的交流能力和团队意识,建立融洽的护生与护士间的人际沟通模式。

情景模拟

场景导入

实习生小芳马上就要结束实习了,自认为护理水平已经完全达到了护士的要求。

场景一:科室护士站

5床患者家属要求换瓶,小芳并没有和带教老师沟通,就带着自行加好的药准备给患者接瓶,结果把头孢克肟当成头孢克洛加入患者的药液。所幸被带教老师及时发现,并没有输入,未造成不良后果。

场景二:科室办公室

护士长了解此事后,对小芳的行为进行了严肃的批评,并希望她能在今后的工作中与老师建立有效沟通,加强查对,在老师的指导下操作,杜绝此次事件的发生。

1.如果你是小芳,你会如何做? 你该如何进行有效沟通?

2.护士长如何针对小芳的错误,进行有效批评? 分别采用哪种批评方式?

考核标准

班级:_____ 姓名:_____ 学号:_____

考核项目	分值	扣分	得分	备注
角色诠释到位	20分			
表情自如、与情景交融	10分			
语音、语速合适,语言流畅	10分			
具有良好的沟通能力	20分			
仪容仪表符合护理职业要求	10分			
时间使用	10分			
综合印象(精神面貌、感情投入)	20分			
总分	100分			

教师课后总结

教师签名　　　　　年　　月　　日

任务三 护生与医生的人际沟通实践练习

本次实训采用角色扮演法进行训练及考核。教师课前公布教学案例,由学生自行选题并以小组为单位进行实训考核。然后,由观看小组根据评分标准进行评分、说明理由,阐明对案例问题的观点并讨论,老师做最后总结。旨在通过角色扮演,提升护生的表达能力及建立融洽的护生与医生沟通模式。

角色扮演

眼科,5床患者陈某(65岁,男)做完手术回到病房。实习护士没有咨询医生就直接告诉陈某的儿子,患者需要静脉输液,于是患者家属在病房等待护士给其父亲进行静脉输液治疗。但是等待许久之后,未见有护理人员前来进行护理操作,于是陈某的儿子前往护士站向护士进行询问,得知其父亲并不需要输液治疗。如果是你应该如何做?

考核内容

(1)根据题目的要求,自行展开剧情进行表演。

(2)用所学的沟通技巧,完成题目所设定的问题。

考核标准

班级:＿＿＿＿＿＿ 姓名:＿＿＿＿＿＿ 学号:＿＿＿＿＿＿

考核项目	分值	扣分	得分	备注
角色诠释到位	20分			
表情自如、与情景交融	10分			
语音、语速合适,语言流畅	10分			
具有良好的沟通能力	20分			
仪容仪表符合护理职业要求	10分			
时间使用	10分			
综合印象(精神面貌、感情投入)	20分			
总分	100分			

教师课后总结

教师签名　　　年　　月　　日

参考文献

[1]冯海鹰,安晓妤,丁海玲.护理礼仪与人际沟通[M].武汉:湖北科学技术出版社,2019.

[2]徐晓霞,常翠鸣,张秀平.护理礼仪与人际沟通[M].济南:山东人民出版社,2017.

[3]赵爱平,单伟颖.护理礼仪与人际沟通[M].北京:北京大学医学出版社,2017.

[4]徐晓霞,许红霞.护士礼仪教程[M].北京:人民卫生出版社,2006.

[5]刘义兰,瞿惠敏.护士人文素养[M].北京:科学出版社,2017.

[6]黄建萍.临床护理礼仪[M].北京:人民军医出版社,2012.

[7]李晓阳.护理礼仪[M].北京:高等教育出版社,2019.

[8]李晓玲,单伟颖.护理礼仪[M].北京:高等教育出版社,2017.

[9]唐庆蓉,李珺.护理人文修养[M].上海:上海交通大学出版社,2022.

[10]诸葛慧香.护理礼仪与人际沟通[M].杭州:中国科学技术出版社,2016.

[11]郑彦离.礼仪与形象设计[M].北京:清华大学出版社,2015.

[12]秦东华.护理礼仪与人际沟通[M].2版.北京:人民卫生出版社,2019.

[13]吴欣娟.实用临床护理操作手册[M].北京:中国协和医科大学出版社,2018.

[14]魏丽丽,黄霞.临床护士职业礼仪手册[M].北京:科学出版社,2019.

[15]王岳,官锐园.医患沟通艺术[M].北京:北京大学出版社,2019.

[16]李小寒.护理中的人际沟通学[M].上海:上海科技出版社,2017.

[17]干一方,甄橙.北京大学医患关系蓝皮书:语言与沟通[M].北京:北京大学医学出版社.2019.

[18]韩继明.护理美学[M].北京:科学出版社,2019.

[19]刘义兰,官春燕,胡德英,等.医院护理人文关怀规范化管理及成效[J].中华医院管理杂志,2016,32(3):226-229.

[20]史瑞芬.让专业课堂"思政飘香"——从护理"人文课程"到护理"课程人文"[J].护士进修杂志,2019,34(14):1253-1256.